Tara Fraser
Ashtanga Yoga
für Einsteiger

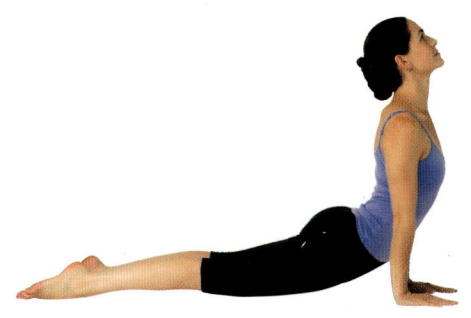

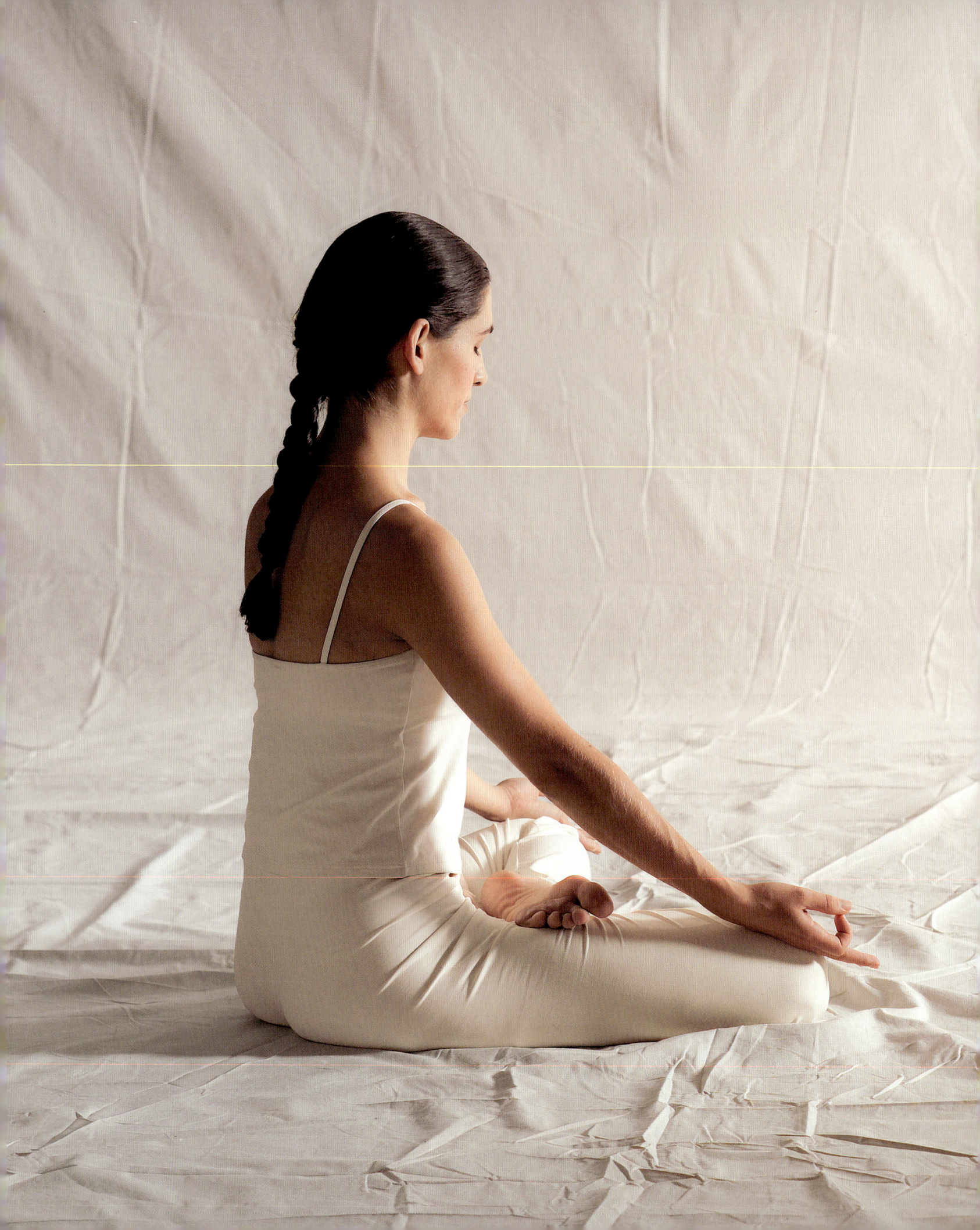

Tara Fraser

Ashtanga Yoga
für Einsteiger

Schritt für Schritt
zu neuer Energie

Das vollständige
Übungsprogramm
für zu Hause

TRIAS

**Bibliografische Information
der Deutschen Nationalbibliothek**
Die Deutsche Nationalbibliothek verzeichnet diese Publikation in der Deutschen Nationalbibliografie; detaillierte bibliografische Daten sind im Internet
über http://dnb.d-nb.de abrufbar.

Programmplanung: Sibylle Duelli

Umschlaggestaltung und Layout: CYCLUS Visuelle Kommunikation, Stuttgart

Umschlagfoto vorn: Getty Images
Umschlagfoto hinten: Tara Fraser, Nigel Jones
Fotos im Innenteil: Corbis/ Liba Taylor (S. 12), KYM Archives (S. 13), Dinodia Photo Library, Mumbai/& S Satyan (S. 15, 16, 20), AKG-images/ British Library (S. 19), Corbis/ Dennis Degnan (S. 25), Corbis/ Raoul Minsart (S. 30), Art Archive, London/ Musée Guimet/ Dagli Orti (S. 34), British Library, London (S. 133)

Model: Tara Fraser
Fotografische Beratung: Nigel Jones
Visagisten: Jo Jenkins, Fay De Bremaeker, Tinks Reding

Originaltitel: Ashtanga Yoga for You
Originalverlag: Duncan Baird Publishers
All Rights Reserved
Copyright © Duncan Baird Publishers Ltd 2005
Text copyright © Tara Fraser 2005
Commissioned photography copyright © Duncan Baird Publishers 2005

© Deutsche Ausgabe, 1. Auflage: Knaur Ratgeber Verlag 2007

© Deutsche Ausgabe, 2. Auflage: 2011 TRIAS Verlag in MVS Medizinverlage Stuttgart GmbH & Co. KG
Oswald-Hesse-Straße 50, 70469 Stuttgart

© Deutsche Ausgabe, 3. Auflage: 2019 TRIAS Verlag in Georg Thieme Verlag KG,
ein Unternehmen der Thieme Gruppe,
Rüdigerstraße 14, 70469 Stuttgart

Printed in China

Übersetzung: Eva Lepold
Redaktion und Satz: Print Company Verlagsgesellschaft mbH, Wien
gesetzt in (Satzsystem): QuarkXPress

ISBN 978-3-432-10819-3   2 3 4 5 6

Wichtiger Hinweis: Wie jede Wissenschaft ist die Medizin ständigen Entwicklungen unterworfen. Forschung und klinische Erfahrung erweitern unsere Erkenntnisse, insbesondere was Behandlung und medikamentöse Therapie anbelangt. Soweit in diesem Werk eine Dosierung oder eine Applikation erwähnt wird oder Ratschläge und Empfehlungen gegeben werden, darf der Leser zwar darauf vertrauen, dass Autoren, Herausgeber und Verlag große Sorgfalt darauf verwandt haben, dass diese Angaben dem Wissensstand bei Fertigstellung des Werkes entsprechen, jedoch kann eine Garantie nicht übernommen werden. Eine Haftung des Autors, des Verlags oder seiner Beauftragten für Personen-, Sach- oder Vermögensschäden ist ausgeschlossen.

Geschützte Warennamen (Warenzeichen) werden nicht besonders kenntlich gemacht. Aus dem Fehlen eines solchen Hinweises kann also nicht geschlossen werden, dass es sich um einen freien Warennamen handelt.

Das Werk, einschließlich aller seiner Teile, ist urheberrechtlich geschützt. Jede Verwertung außerhalb der engen Grenzen des Urheberrechtsgesetzes ist ohne Zustimmung des Verlags unzulässig und strafbar. Das gilt insbesondere für Vervielfältigungen, Übersetzungen, Mikroverfilmungen und die Einspeicherung und Verarbeitung in elektronischen Systemen.

SERVICE

Liebe Leserin, lieber Leser,

hat Ihnen dieses Buch weitergeholfen? Für Anregungen, Kritik, aber auch für Lob sind wir offen. So können wir in Zukunft noch besser auf Ihre Wünsche eingehen. Schreiben Sie uns, denn Ihre Meinung zählt!

Ihr TRIAS Verlag
E-Mail Leserservice: Kundenservice@trias-verlag.de
Lektorat TRIAS Verlag, Postfach 30 05 04, 70445 Stuttgart,
Fax: 0711 89 31-748

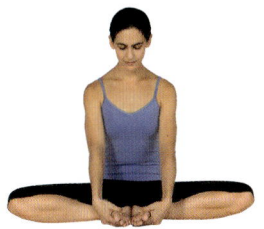

»Du kannst keinen Menschen etwas lehren;
du kannst ihm nur helfen,
es in sich selbst zu finden.«
Galileo Galilei

Inhalt

Einleitung	8
Zum Gebrauch dieses Buchs	9

Kapitel 1: Die Wurzeln einer Tradition — 10

Geschichte des Ashtanga Yoga	12
Shri K. Pattabhi Jois	14
Professor Krishnamacharya	16
Patanjalis achtgliedriger Pfad	18
Ashtanga Yoga in der modernen Welt	20

Kapitel 2: Eine persönliche Praxis aufbauen — 22

Vorteile von Ashtanga Yoga	24
Ashtanga Yoga im täglichen Leben	26
Ashtanga Yoga und Sie	28

Kapitel 3: Grundprinzipien — 32

Ashtanga Yoga verstehen	34
Meditation in Bewegung	40
Eröffnungs- und Schlussmantra	42

Kapitel 4: Ashtanga-Vinyasa-Haltungen — 44

Surya namaskara A	46
Surya namaskara A – Übungsvarianten	48
Surya namaskara B	50
Surya namaskara B – Übungsvarianten	52
Padangusthasana	54
Padahastasana	55
Utthita trikonasana	56
Parivritta trikonasana	57
Utthita parsvakonasana	58
Parivritta parsvakonasana	59
Prasarita padottanasana A	60
Prasarita padottanasana B, C, D	61
Parsvottanasana	62
Utthita Hasta Padangusthasana A	63
Utthita Hasta Padangusthasana B	64
Utthita Hasta Padangusthasana C, D	65
Ardha Baddha Padmottanasana	66
Utkatasana	67
Virabhadrasana A	68
Virabhadrasana B	69
Halbes Vinyasa	70
Halbes Vinyasa – Übungsvarianten	72
Dandasana	74
Paschimottanasana A, B, C	75
Purvottanasana	76
Ardha Baddha Padma Paschimottanasana	77
Trianga Mukhaikapada Paschimottanasana	78
Janu Sirsasana A	79

Janu Sirsasana B	80
Janu Sirsasana C	81
Marichyasana A	82
Marichyasana B	83
Marichyasana C	84
Marichyasana D	85
Navasana	86
Bhujapidasana	87
Kurmasana	88
Supta Kurmasana	89
Garbha Pindasana	90
Kukkutasana	91
Baddha Konasana A	92
Baddha Konasana B	93
Upavishta Konasana A und B	94
Supta Konasana	95
Supta Padangusthasana A	96
Supta Padangusthasana B und C	97
Chakrasana	98
Ubhaya Padangusthasana	100
Urdhva Mukha Paschimottanasana	101
Setu Bandhasana	102
Die Abschlusssequenz	103
Urdhva Dhanurasana	104
Salamba Sarvangasana	105
Halasana	106
Karnapidasana	107
Urdhva Padmasana	108
Pindasana	109
Matsyasana	110
Uttana Padasana	111
Sirsasana A	112
Sirsasana B	113
Baddha Padmasana	114
Padmasana	115
Tolasana	116
Savasana	117
Eine adaptierte Praxis für Anfänger	118
Eine kurze Praxis für alle	120
Sonnengruß	122
Standhaltungen	124
Sitzhaltungen	126
Abschlusssequenz	128

Kapitel 5: Weiteres Studium — 130

Einen Lehrer finden	132
Eigenpraxis	134
Wege der Vertiefung	136
Ashtanga-Yoga-Organisationen	138
Bibliografie und Videos/DVDs	139
Register	140
Danksagungen	144

Einleitung

Als man mich bat, dieses Buch zu verfassen, befand ich mich in einem Dilemma. Ich liebe Yoga und betreibe Ashtanga Yoga, dessen kraftvollen und flüssigen Stil ich sehr schätze, als Amateurin schon seit Jahren. Die Möglichkeit, diese einzigartige Form des Hatha Yoga zu erkunden und darzustellen, reizte mich zwar, doch gleichzeitig stellte sich mir die Frage, ob ich dieser Aufgabe auch gewachsen war. Denn anfangs fand ich viele der Haltungen sehr schwierig und musste doch für das Buch einwilligen, mich in all diesen fotografieren zu lassen!

Da ich nicht behaupten konnte, eine »Expertin« für Ashtanga Yoga zu sein, war dieses Buch ein Forschunsprojekt für mich. Ich habe mich bemüht, einen Beitrag aus der Sicht einer Außenstehenden zu geben. Indem ich die Erfahrung und den Rat von Ashtangalehrern und Fachleuten als auch meine Erfahrungen beim Lernen, Üben und Lehren zusammentrug, konnte ich mir ein klareres Bild davon machen. Ich ging an das Thema mehr als Forscherin und Anfängerin denn als Könnerin heran. Wo nur möglich, habe ich Fragen gestellt und Thesen hinterfragt. Ich nutzte mein Wissen und meine Fachkenntnis in anderen Yogaformen, um einen kritischen Blick auf diesen Yogastil zu werfen, seine essenziellen Merkmale zu beschreiben und zu untersuchen, warum er so beliebt ist.

Ich habe in diesem Buch einige Antworten auf die vielen Fragen, die sich mir gestellt haben, zusammengetragen. Ich fühlte mich in der Praxis inspiriert, frustriert, beschwingt und verzweifelt und bin jedem dankbar, der mich im Prozess, meine Erfahrungen auf Papier zu bringen, überredete, drängte, bestärkte und begleitete. Ich möchte das Buch bescheiden als Leitfaden Einsteigern und interessierten Amateuren widmen und hoffe, es inspiriert Sie, tiefer darin einzutauchen. Ashtanga Yoga ist auf seine Art unvergleichlich: Es ist herrlich, fesselnd, erstaunlich und – was wohl das Wichtigste ist – etwas für Sie!

Zum Gebrauch dieses Buchs

Dieses Buch ist als Referenzwerk für Ashtanga Yoga gedacht. Ich empfehle Ihnen, Ashtanga Yoga nicht allein auf Basis eines Buchs zu lernen, da es aufgrund seiner Eigenart nahezu unmöglich und unter Umständen gefährlich wäre. Sollten Sie mit anderen Formen des Yoga vertraut sein, so hilft Ihnen dieses Buch, eine Ashtanga-Yoga-Praxis aufzubauen und es mit der Yogaform, die Sie ausüben, zu vergleichen. Sollten Sie kompletter Anfänger sein, so finden Sie genug grundlegende Information, um entscheiden zu können, ob Sie diese Yogaform anspricht – falls nicht, so können Sie einen Blick in mein Buch *Yoga für Einsteiger* werfen, das eine Auswahl von sanften Übungen beinhaltet, die Sie sicher daheim ausführen können. Auf jeden Fall benötigen Sie einen guten Lehrer. Dank der großen Beliebtheit von Ashtanga Yoga ist dies sicherlich möglich.

Nutzen Sie dieses Buch ergänzend zu den Yogakursen, die Sie besuchen. Es hilft Ihnen, die wichtigsten Aspekte und die Abfolge der Positionen in Erinnerung zu behalten. Kapitel 1 bis 3 informieren Sie über die Geschichte, Theorie und Grundprinzipien der Praxis. In Kapitel 4 finden Sie Abfolgen von Ashtanga-Yoga-Haltungen mit Vorschlägen zu deren Abwandlung. Bitte lesen Sie zumindest Kapitel 3 und 4, bevor Sie auf die Matte springen, um mit der Praxis zu beginnen! Kapitel 5 bietet einige Anregungen und Quellen, um Ihr Verständnis von Yoga allgemein oder von Ashtanga Yoga zu vertiefen oder zu erweitern. Ich habe zur weiteren Lektüre einige Buchtitel angeführt, denken Sie jedoch daran: »99 Prozent Praxis, 1 Prozent Theorie!«

IN DIESEM BUCH VERWENDETE SYMBOLE

- Eine einfachere Abwandlung einer Haltung, falls Sie Anfänger sind, Sie mit einer Stellung Probleme haben oder einfach eine sanftere Yogapraxis vorziehen.

- Anregungen, Tipps oder Anmerkungen, die Ihnen bei der Haltung hilfreich sind.

- Drishti (Blickpunkt, siehe Seite 39).

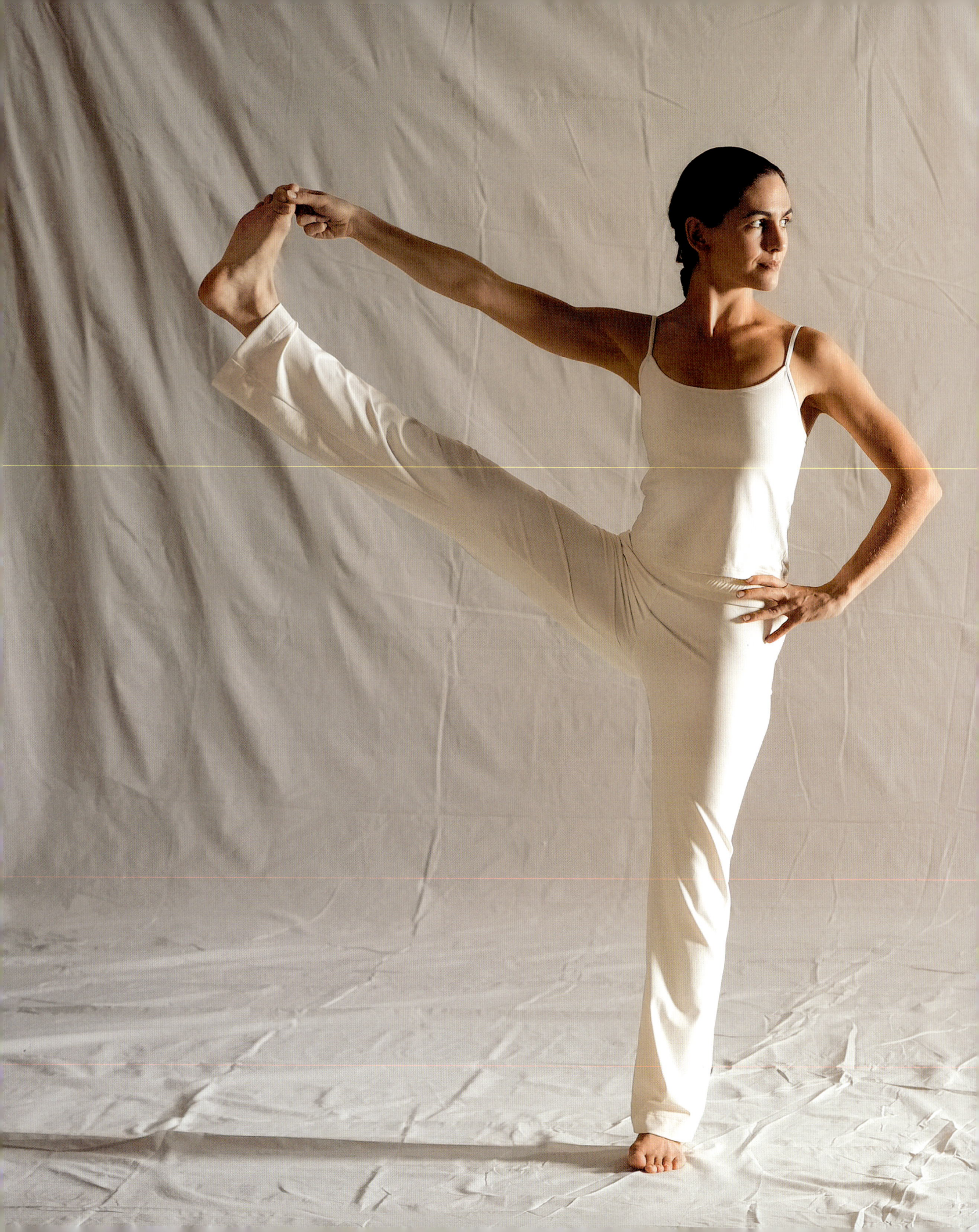

Kapitel 1

Die Wurzeln einer Tradition

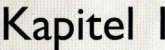

Ashtanga Vinyasa Yoga hat in der modernen westliche Welt einen außergewöhnlichen Widerhall gefunden. Menschen aus allen Berufsklassen – von Filmstars bis zu Börsenmaklern – schwören auf seine magischen Eigenschaften. Yogabücher und -magazine verkünden häufig die Vorteile dieser »2000 Jahre alten Praxis« aus Indien. Doch wie alt ist die Praxis des Ashtanga Vinyasa Yoga tatsächlich und was wissen wir über die Menschen, die es in der Welt verbreitet und ihm besonders im Westen zu seiner Massenpopularität verholfen haben? Weshalb erfreut sich gerade so eine anstrengende und anspruchsvolle Praxis, die ungemein viel Selbstdisziplin erfordert, in einer Kultur, die besser für ihre zunehmend sitzenden Berufe und einen konsumorientierten Lebensstil bekannt ist, einer so großen Beliebtheit?

Geschichte des Ashtanga Yoga

Die Geschichte des Yoga ist schwer nachvollziehbar, da sie eine große Zeitspanne, ein riesiges Gebiet umfasst und nicht gänzlich erfassbar ist. Obwohl Texte zu Yoga existieren, sind wohl viele verloren gegangen oder zerstört worden. Daher lässt sich seine Geschichte nicht exakt klären, was das Geheimnis um Yoga bewahrt.

Yoga ist Teil eines Systems der indischen Philosophie, die vor etwa 2000 Jahren ihren Ursprung hat. Ihr Schlüsseltext, die *Yoga Sutras des Patanjali* (siehe Seite 18–19), beschäftigt sich primär mit der Natur des Geistes. Er beschreibt keine Yogahaltungen, sondern erwähnt lediglich eine sitzende Haltung zur Meditation. Jene Yogaform, die über den physischen Körper mittels verschiedener Haltungen, Atemübungen und Reinigungspraktiken wirkt, nennt man Hatha Yoga, welcher verschiedenen Traditionen entstammt, einschließlich dem klassischen Yoga und tantrischen Texten. Das Ziel von Hatha Yoga ist die Befreiung aus dem Zyklus der Wiedergeburt innerhalb einer Lebenszeit (der Begriff »Hatha« bedeutet »kraftvoll«). Yoga kann in Form der Andacht (Bhakti Yoga), selbstloser Taten (Karma Yoga) oder von Streben nach Wissen (Jnana Yoga) praktiziert werden.

Hatha Yoga wird schon sein Jahrhunderten in diversen Formen und Stilen praktiziert, Ashtanga Vinyasa ist ein Teil davon.

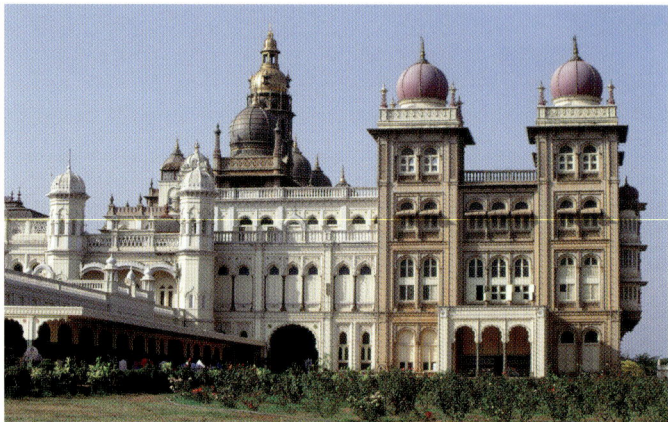

Der Mysore Palast in Indien stellt einen Schlüsselort in der Geschichte von Ashtanga Yoga dar. Dort lehrte Professor Krishnamacharya von 1933–1955 die Techniken von Ashtanga Yoga, die angeblich der *Yoga Korunta* entstammen.

Yoga Korunta

Die Hauptpraxis von Ashtanga Vinyasa besteht aus einer fixen Serie von Körperhaltungen oder -stellungen (*Asanas*). Es heißt, diese wären in einem Text namens *Yoga Korunta* beschrieben worden. Über diesen legendären Text, der nicht eindeutig datiert werden kann (auch wenn er 1000 Jahre alt sein könnte), ist nur sehr wenig bekannt. Sein Verfasser, ein *Rishi* (Seher) namens Vamana, soll die Methode des Ashtanga Yoga aufgezeichnet oder entwickelt haben. Wir kennen die *Yoga Korunta* über Professor Krishnamacharya (siehe Seite 16–17), einen der weltweit bekanntesten Yogis. Dieser berichtete, dass sein Lehrer Sri Ramamohan Brahmachari ihm die ganze oder Teile der *Yoga Korunta* in den 1920er Jahren im Himalayagebiet gelehrt und er selbst Anfang der 1930er Jahre eine Kopie des Manuskriptes in der Bibliothek von Kalkutta gelesen hätte. Unglücklicherweise wurde diese offenbar einzige Kopie angeblich von Ameisen zerfressen. Verwirrenderweise verwendet ein anderer Stil des Hatha Yoga – Iyengar Yoga – auch den Begriff »Yoga Korunta«, bezeichnet damit jedoch den Einsatz von Seilen in der Yogapraxis.

Die Merkmale von Ashtanga Vinyasa

Es heißt, die *Yoga Korunta* beschreibt drei Serien von Yogahaltungen: *Yoga Chikitsa* (Yogatherapie), die wir als »Erste Serie« kennen; *Nadi Sodhana* (Reinigung der Energiebahnen), die »Zweite Serie«, und *Sthira Bhaga* (Göttliche Standfestigkeit), die »Dritte Serie«, welche wiederum vier Teile umfasst. Die Haltungen in jeder Serie werden durch »Vinaysa«, das heißt bestimmte, atemsynchrone Bewegungsabfolgen, die als kurze Gegenpositionen dienen, miteinander verbunden. Diese drei Serien stellen wahrscheinlich die körperlich forderndste Art von Yoga dar, die es jemals gab. Dieses Buch zeigt nur die Haltungen der Ersten Serie, die primär aus unterschiedlichen Arten von Vorbeugen besteht. Die Zweite Serie umfasst viele Rückbeugen und die Dritte Serie mehrere Varianten beider Haltungen und einige sehr schwere Gleichgewichtshaltungen.

Neben Vinyasa gehört der konstante Einsatz von zwei Techniken während der Praxis zu den in der *Yoga Korunta* genannten Schlüsselmerkmalen des Ashtanga Yoga: die Ujjayi-Atmung (siehe Seite 36) und die *Bandhas* (siehe Seite 35–37). Dabei steigt die Körperwärme, wodurch die Yogaübenden ins Schwitzen kommen, was reinigend wirkt und tiefes Dehnen ohne Verletzung ermöglicht.

Ashtanga Yoga in der westlichen Welt

Ashtanga Yoga verbreitete sich in den 1970er Jahren in den USA, als jene Studenten, die in Indien bei Sri K. Pattabhi Jois (siehe Seite 14–15) Yoga gelernt hatten, heimkehrten und diese Techniken anderen beibrachten. Viele dieser frühen Schüler setzten ihre Ausbildung bei Sri K. Pattabhi Jois fort und lehrten seine Methode über Jahrzehnte. Manche davon hielten sich streng an das ihnen vermittelte System, andere wiederum entwickelten Varianten, die auf ihrer eigenen Erfahrung beruhten, wodurch sich verschiedene auf »Vinyasa beruhende« Stile entwickelten. Diese Formen von Hatha Yoga behalten die fließende Bewegung, den Stil und die Atemtechnik von Ashtanga Vinyasa Yoga bei, beinhalten jedoch andere Haltungen als jene, wie sie Sri K. Pattabhi Jois in ihrer ursprünglichen Form lehrte.

Es ist schwer zu sagen, warum Ashtanga Yoga weltweit so viele Menschen in den verschiedensten Lebenslagen anspricht. Vielleicht gibt es Halt, in einem Leben, das verwirrend viele Wahlmöglichkeiten bietet, einem strengen System zu folgen.

Professor Krishnamacharya reiste oft mit seinen Yogaschülern herum und führte Yoga vor, um die Menschen für seine Praxis zu gewinnen. Hier sieht man ihn mit seinen Schülern im Hof des Mysore-Palastes.

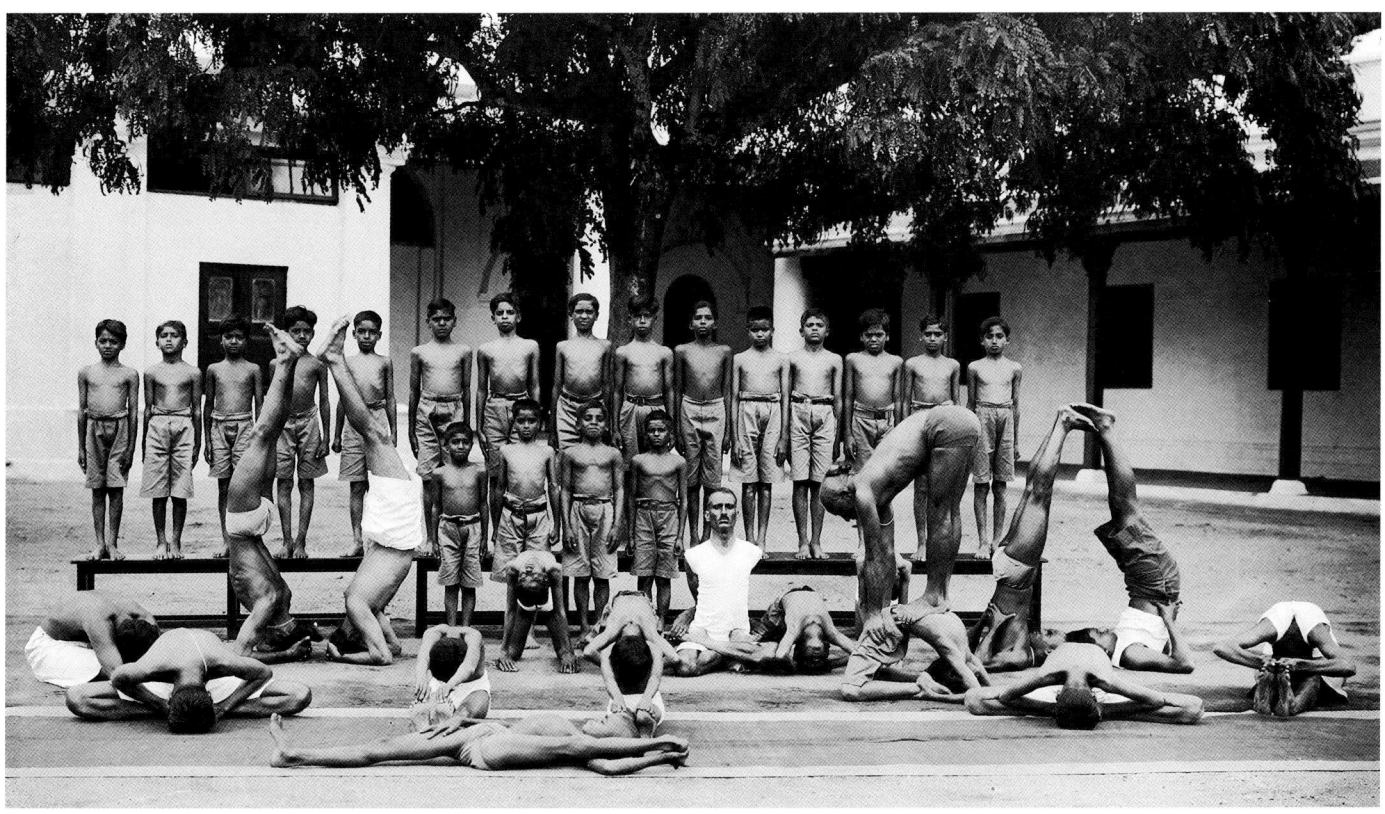

Sri K. Pattabhi Jois

Sri Krishna Pattabhi Jois ist der moderne Guru des Ashtanga Yoga. Er ist weltweit bei seinen Schülern, die ihn liebevoll »Guruji« nennen, beliebt. Er erwarb seinen Ruhm nicht durch Reden über Yoga oder eine aufsehenerregende Persönlichkeit, sondern dadurch, dass er seine Doktrin »99 Prozent Praxis, 1 Prozent Theorie« tatsächlich lebt. Er lehrt einfach, unterstützt seine Schüler aktiv durch praktische Korrekturen und begleitet diese durch die Serien von Haltungen, denen er sein Leben – in Studium, Praxis und als Lehrer – gewidmet hat.

Die ersten Jahre

Sri K. Pattabhi Jois wurde im Juli 1915 als fünftes von neun Kindern einer Familie der Brahmanenkaste (Priesterkaste im Hinduismus) geboren. Die Familie lebte in einem kleinen Dorf in einem Bezirk von Mysore in Südindien. Sein Vater war Astrologe und Priester, der kein besonderes Interesse an Yoga zeigte – Yoga galt in manchen Brahmanenfamilien als esoterische Praxis, die einem Familienmitglied oder jungen Brahmanen nicht anstand. Daher verheimlichte Pattabhi Jois seinen Eltern, dass er einen Vortrag und eine Darbietung von Yoga in der Dorfschule besuchte. Er war damals zwölf Jahre alt und verstand kaum, wovon der Vortrag handelte, doch die Darbietung beeindruckte ihn sehr. Der Yogi war eine kraftvolle und athletische Erscheinung. Er schien durch die Luft zu gleiten, geschmeidig wie eine Katze zu landen und vollführte erstaunliche Kunststücke der Atemlenkung. Pattabhi Jois entschloss sich, diesen Mann zu bitten, ihn als Schüler aufzunehmen. Damit begann seine Lehre bei Professor Krishnamacharya (siehe Seite 16–17).

Die Lehrzeit bei Krishnamacharya

Jeden Morgen vor der Schule übte Pattabhi Jois bei Krishnamacharya *Asanas* (Haltungen oder Stellungen), die er sehr schnell lernte, da er jung und in guter Form war. Zwei Jahre später, als er an die Sanskrit-Universität in Mysore ging, beendete er seine Yogaausbildung bei Krishnamacharya, und sie verloren den Kontakt zueinander. 1931, als Pattabhi Jois einer weiteren Yogadarbietung, die Krishnamacharya in Mysore gab, beiwohnte, kreuzten sich ihre Wege zufällig wieder. Danach nahm Pattabhi Jois sein Yogastudium wieder auf, welches er die folgenden zwanzig Jahre fortsetzte. Nachdem er die *Asanas* gemeistert hatte, lernte er *Pranayama* (Atemtechniken) und Meditation. Pattabhi Jois beschreibt Krishnamacharya als einen strengen und fordernden Lehrer, der ein hohes Niveau verlangte und die kleinsten Fehler bestrafte. Er spricht jedoch mit großer Zuneigung über ihn.

Im März 1937 bestimmte der Maharaja von Mysore Pattabhi Jois, Yoga an der Sanskrit Universität zu leiten, obwohl dieser noch studierte. 1956 wurde er auch zum Professor für Sanskrit und Advaita Vedanta an dieser Universität ernannt, wo er bis zu seiner Pensionierung im Jahr 1973 arbeitete.

Familienleben

Im Juni 1937 vermählte sich der 22-jährige Sri K. Pattabhi Jois mit der damals 14-jährigen Savitramma. Die Tochter des Sanskrit-Gelehrten Narayana Shastria wurde fortan schlicht Amma (Mutter) genannt. Sie war selbst Pattabhi Jois Schülerin und lernte angeblich alle Serien des Ashtanga Yoga von ihm persönlich und erhielt von Krishnamacharya die Lehrberechtigung. Das Leben war anfangs hart; sie hatten wenig Geld zum Leben und bald drei Kinder – Saraswati, Manju and Ramesh – zu versorgen. Auf den Fotografien, die Amma und Guruji bei der Feier seines 80. Geburtstages zeigen, lächelt sie vertrauensvoll und gütig (obwohl es heißt, sie hätte in den ersten Jahre ihrer Ehe ehrfürchtig zu Pattabhi Jois aufgeblickt). Nach Ammas Tod im Jahr 1997 initierte Pattabhi Jois einige Projekte, um im Gedenken an sie einige Tempel in seinem Heimatort renovieren und neu erbauen zu lassen. Ihre Tochter Saraswati gebar 1972 einen Sohn, Sharath Rangaswamy, der gegenwärtig der Vize-Direktor der Yogaschule in Mysore ist.

Der 1915 geborene Sri K. Pattabhi Jois oder »Guruji« ist der gegenwärtige Guru des Ashtanga Yoga. Er hat die Techniken des Ashtanga Yoga Schülern aus aller Welt beigebracht.

Das Ashtanga Yoga Research Institute

Seine Schüler halfen Sri K. Pattabhi Jois 1948, etwas Land in Laxmipuram zu erwerben, wo er das Ashtanga Yoga Research Institute gründete. Der große Name täuschte über das kleine und bescheidene Haus hinweg, in dem das Institut untergebracht war. Das Institut sollte Pattabhi Jois Raum geben, um seine Schüler zu unterrichten und den heilenden und gesundheitlichen Nutzen von Yoga zu erforschen.

Bis 1964 nahm die Zahl der Schüler stetig zu. Daher wurde das Institut erweitert, um mehr Raum für Yoga und einen Ruheraum zu bieten. Der erste westliche Schüler, der in jener Zeit rund zwei Monate lange bei Pattabhi Jois Ashtanga Yoga lernte, war Andre van Lysebeth, der später ein Buch namens *Pranayama* schrieb, in dem er Pattabhi Jois' Name und Adresse vermerkte. Dies markiert den Beginn eines langsamen Einsickerns von westlichen Schülern in Mysore, was sich rasch zu einen großen Strom entwickelte, der Tausende von Schülern – von neugierigen Anfängern bis zu erfahrenen und treuen Anhängern – zum Yogastudium dorthin brachte. Erstaunlicherweise kommt die große Mehrheit der Schüler aus westlichen Ländern, während nur wenige Inder an Ashtanga Yoga Interesse finden.

Yoga Mala

1958 begann Pattabhi Jois seine Arbeit an seinem Buch *Yoga Mala*, einer detaillierten Einführung in alle Yogahaltungen, die er in der Ersten Serie lehrt, samt Hintergrundinformationen über die Methodik und Theorie der Yogapraxis. *Yoga Mala* wurde 1962 in der Sprache von Kodagu (Provinz in Indien) veröffentlicht; eine englische Übersetzung erschien 1999. Pattabhi Jois erwähnt darin auch die *Yoga Korunta* (siehe Seite 12), den Text, von dem Ashtanga Yoga abstammen soll. Obwohl er zugibt, den Text selbst nie gesehen zu haben, ist er überzeugt, dass Krishnamacharya diesen gelesen und ihm das alte System des Ashtanga Yoga getreu der *Yoga Korunta* gelehrt habe.

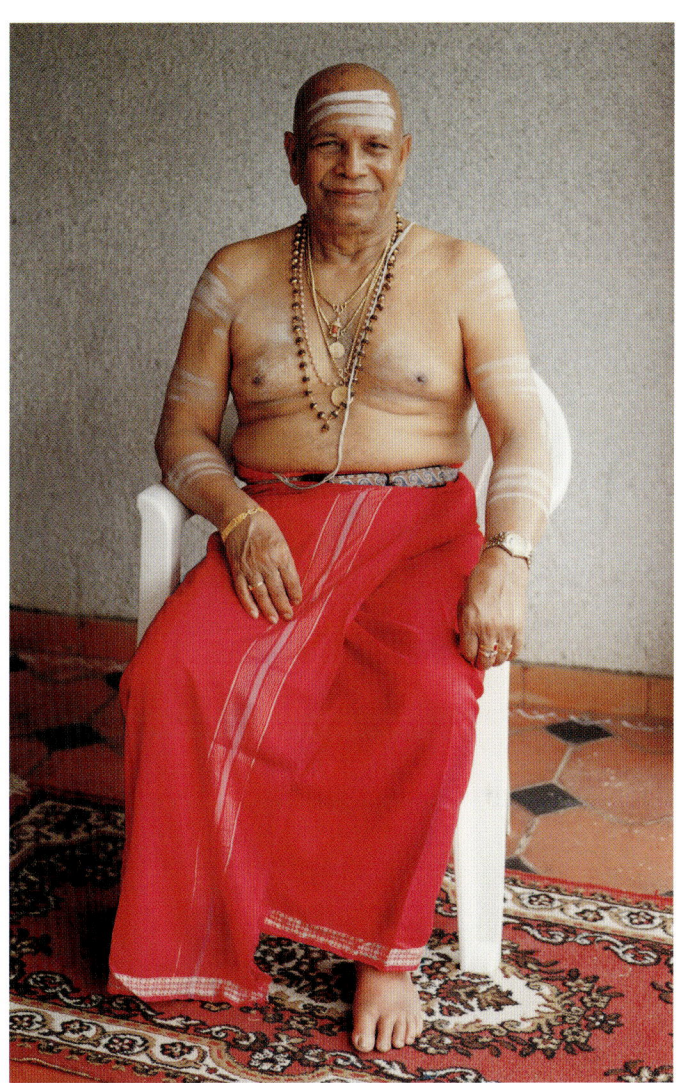

Sri K. Pattabhi Jois heute

In den frühen 1970ern lehrte Pattabhi Jois Yoga an der Ayurvedischen Universität in Mysore als therapeutische Technik. 1975 wurde er in die USA eingeladen, um eine Hand voll Studenten in Kalifornien zu unterrichten – dies war der Beginn von Ashtanga Yoga im Westen. Heute bereist er in Begleitung seines Enkels Sharath die Welt und lehrt daheim in seiner Yoga-*Shala* (Schule). Auch im hohen Alter zeigt Pattabhi Jois große Standfestigkeit und Stärke, gütige Augen und ein warmes Lächeln und ist damit lebendes Beispiel für die positiven Kräfte des Yoga.

Professor Krishnamacharya

Tirumalai Krishnamacharya, der am 18. November 1888 in Mysore in Indien geboren wurde, wurde zum einflussreichsten Yogalehrer der modernen Welt. Seine Betonung der heilenden und transformierenden Kräfte der *Asana*-Praxis wurde zu einem der Eckpfeiler des modernen Yoga.

Yogastudium

Krishnamacharya begann im Alter von fünf Jahren Yoga und Sanskrit zu lernen. Später studierte er Sanskrit, Logik und Grammatik an der Universität Banaras, wo er für seine herausragenden akademischen Fähigkeiten bekannt war. Während seiner Studienzeit hörte er von einem großen Yogi, Sri Ramamohan Brahmachari, der nahe des Manasarovar-Sees in Tibet lebte. Krishnamacharyas tiefster Wunsch war es, bei diesem Mann zu lernen, und so unternahm er 1916 die gefährliche Reise in den Norden zum Berg Kailash im Himalayagebiet. Nach einigen Überzeugungsversuchen (wie es die Tradition verlangt) nahm ihn Sri Ramamohan Brahmachari als Schüler auf. Es heißt, Krishnamacharya hätte in sieben Jahren mehr als 3000 *Asanas* und *Pranayama* gelernt sowie zahlreiche Schriften einschließlich der *Yoga Sutras des Patanjali* (siehe Seite 18–19) und die *Yoga Korunta* (siehe Seite 12) studiert.

Die Botschaft hinaustragen

Bei seinem Abschied sagte Sri Ramamohan Brahmachari Krishnamacharya, er solle eine Familie gründen, jedoch auch sein Talent nutzen, um die Botschaft des Yoga zu verbreiten und Kranke zu heilen. So kehrte er, statt eine akademische Laufbahn einzuschlagen, die ihn ordentlich entlohnt hätte, nach Südindien zurück, um dort die Ayurveda zu lernen und Yoga zu lehren – eine Tätigkeit, die wenig Geld und Achtung einbrachte. Er studierte Schriften, die in seiner Muttersprache Tamil geschrieben waren, und verband diese mit dem, was Sri Ramamohan Brahmachari ihn gelehrt hatte, wodurch er ein extrem weites Wissensspektrum erwarb.

Die Yoga-*Shala* im Mysore Palast

1924 kehrte Krishnamacharya in seinen Heimatbezirk von Mysore zurück und lehrte dort von 1933 bis 1955 im Mysore-Palast Yoga, da ihn der Maharajah (Fürst) von Mysore, Krishnarajendra Woodyar IV., der dem Yoga zugetan war, unterstützte. Dort schrieb Krishnamacharya auch sein erstes Buch, *Yoga Makarandam* (»Geheimnisse des Yoga«). Er schien in der Umgebung des Palastes aufzublühen. Die Turnhalle des Palastes wurde seine Yoga-*Shala* (Schule). Fotografien aus dieser Zeit zeigen einen hohen Raum mit Sprungpferd, Seilen, Barren, Matten und

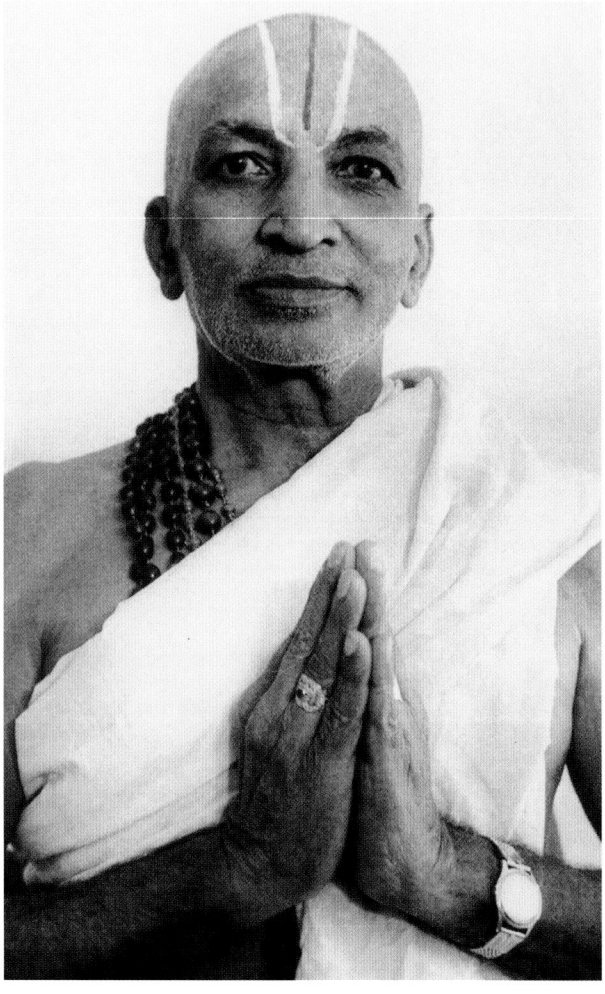

Krishnamacharya widmete sein Leben dem Studium von Yoga, Philosophie, Ayurveda, Grammatik, Astrologie, Musik und Religion. Er wird als energischer Mensch mit herausragender Intelligenz beschrieben.

Geräten, die wie frühe Rudermaschinen anmuten. Krishnamacharya selbst war eine eindrucksvolle, athletische Erscheinung.

Krishnamacharyas Yoga-*Shala* im Palast musste letztendlich schließen, teils, weil der Maharaja 1940 starb und sein Sohn seine Liebe zu Yoga nicht teilte – und teils, weil Krishnamacharya der Ruf vorauseilte, seine Schüler sehr hart zu behandeln.

Krishnamacharyas Schüler

Auch wenn Professor Krishnamacharya selbst nie in den Westen reiste, exportieren seine Schüler seine Lehren mit großem Erfolg. Die vier wichtigsten sind Sri K. Pattabhi Jois (siehe Seite 14–15), Indra Devi, BKS Iyengar und TKV Desikachar (Krishnamacharyas Sohn).

Indra Devi (eine Lettin, die ursprünglich Zhenia Labunskaia hieß) kam 1937 nach Indien, um bei Krishnamacharya zu lernen. Er wies sie vorerst ab, da sie eine Frau und aus dem Westen war. Mit der Zeit, als sie all den Herausforderungen, die er ihr stellte, gewachsen war, nahm er sie als Schülerin auf. Dies war für einen Brahmanen eine bedeutsame Entscheidung – sie widersprach der Tradition und bedrohte seinen Ruf und sein Ansehen. In der Folge setzte sich Krishnamacharya jedoch dafür ein, dass Frauen und Mädchen Yoga lernen konnten, und alle seine eigenen Kinder lernten Yoga.

BKS Iyengar – sein späterer Schwager – lernte ein Jahr lang bei Krishnamacharya Yoga. Er zeigte immer sehr viel Respekt für seinen Lehrer und widmete ihm auch sein wegweisendes Werk *Licht auf Yoga*, auch wenn er sein Training als übertrieben hart und seinen Lehrer als »intellektuell vergiftet« bezeichnete.

Es gibt viele große Persönlichkeiten in der Geschichte, denen nicht leicht nachgefolgt werden kann, dennoch entwickelten Krishnamacharyas Schüler seine Lehren auf unterschiedliche Weisen weiter, während sie gleichzeitig für ihren Guru und seine Methoden den tiefsten Respekt bewahrten.

Späteres Leben

Schließlich zog Krishnamacharya mit seiner Familie nach Madras, wo er weiterhin unterrichtete. Von seinen sechs Kindern lehrten zwei, Sri Bashyam und TKV Desikachar, ebenfalls Yoga. TKV Desikachar lernte gegen Krishnamacharyas Lebensende bei seinem Vater Yoga und gründete 1976 mit dem Krishnamacharya Yoga *Mandiram* ein Yogazentrum, wo er die Arbeit seines Vaters bis heute fortsetzt.

Krishnamacharyas spätere Lehren betonen – im Gegensatz zu seinem früheren Zugang, der auf dem strengen System des Ashtanga Yoga beruht – die individuelle Natur der Yogapraxis und des Heilens: Kein Mensch gleicht dem anderen. Er nutzte Pulsdiagnose und ayurvedischen Kenntnisse, um eine Diagnose zu erstellen und seinen Studenten eine spezielle Yogapraxis, Diät und Änderungen des Lebensstiles zu verschreiben. Während seines ganzen Lebens waren die *Yoga Sutras des Patanjali* der wichtigste Text für ihn, er bezog jedoch über sein umfangreiches Wissen auch andere Systeme, wie etwa den *Yoga Rahasya* und ayurvedische Abhandlungen, in seine Lehren ein. Krishnamacharya unterrichtete mit seiner kräftigen Konstitution und grenzenlosen Energie noch bis sechs Wochen vor seinem Tod 1989 Yoga.

Krishnamacharyas Vermächtnis

Das volle Ausmaß von Krishnamacharyas Vermächtnis liegt noch im Dunklen. Seine Techniken wurden in vielen Fällen zu »Standard«-Methoden des Yoga. Die Kombination von Atem und Körperhaltung, um damit eine Meditation in Bewegung zu schaffen, die Entwicklung einer sorgfältig geordneten Praxis, die die heilende Qualität von *Asana* und die Wichtigkeit von Umkehrpositionen wie Kopf- und Schulterstand betont, entspringen primär Krishnamacharyas Arbeit.

Es lässt sich schwer sagen, wieviel des Lehrstoffs, den Krishnamacharya vermittelte, er von Ramamohan und der *Yoga Korunta* übernommen hatte und wieviel davon seiner eigenen Synthese oder Erfindung entspringt. Gewiss ist, dass er in seinem Leben nie Lorbeeren für all die Arbeit, die er machte, einforderte; er verwies stets auf seinen eigenen Lehrer oder ältere Quellen. Nichtsdestotrotz war er ein großer Wegbereiter, und es ist ziemlich wahrscheinlich, dass vieles ihm selbst zugeschrieben werden kann – auch wenn er von einer höheren Kraft inspiriert wurde.

Patanjalis achtgliedriger Pfad

Der Begriff Ashtanga Yoga bedeutet »achtgliedriges Yoga« und bezieht sich auf einen Aphorismus eines etwa zwei Jahrtausende alten Sanskrittexts, den so genannten *Yoga Sutras des Patanjali* – der Grundstein der klassischen Yoga-Philosophie. Haltung und Atemlenkung – die zwei grundlegenden Praktiken des Ashtanga Yoga – werden als drittes und viertes Glied in Patanjalis achtgliedrigem Pfad zur Selbstverwirklichung beschrieben.

Die indische Kultur verfügt reichlich an *Sutras* zu verschiedensten Themen. Das Wort *Sutra* bedeutet wörtlich »Faden« und bezeichnet eine spezielle Art schriftlicher und mündlicher Verständigung. Die dichte und kompakte Form der *Sutras* erfüllt deren Zweck perfekt: Die kurzen und prägnanten Bemerkungen sind sowohl einfach zu merken als auch zu rezitieren und können von Guru zu Schüler mit großer Genauigkeit ohne Bücher weitergegeben werden. Aufgrund des knappen Stils der *Sutras* sind die Yogaschüler auf einen Guru angewiesen, um die Philosophie, die in ihnen verborgen ist, zu deuten, zu entwirren und darzulegen. Der Sinn jeder *Sutra* lässt sich an die persönlichen Bedürfnisse der Schüler anpassen, was die mündliche Überlieferung und die Guru-Schüler-Beziehung am Leben hält.

Patanjalis Werk bestehen aus 195 *Sutras*, die in vier Kapitel unterteilt sind. Das erste Kapitel beschreibt den Weg des Yoga und enthält gleich zu Beginn die klassische Definition des Yoga: *Yoga citta vrtti nirodha* (»Yoga ist das Zur-Ruhe-Bringen der Fluktuationen des Geistes«). Die »acht Glieder« werden im zweiten Kapitel beschrieben, dessen Titel *Sadhanapada* mit »Methode« übersetzt werden kann. Dort werden unter *Sutra* 2:29 die acht Prinzipien dargelegt, nach denen wir, so keine widrigen Umstände herrschen, leben sollten:

1. **Yama**: Soziales Verhalten; umfasst *Ahimsa* (Gewaltlosigkeit), *Satya* (Wahrhaftigkeit), *Asteya* (Nicht-Stehlen), *Brahmacarya* (Mäßigung im Sex und allen anderen Dingen) und *Aparigraha* (Nicht-Gier).
2. **Niyama**: Persönliches Verhalten; umfasst *Sauca* (Reinheit oder Sauberkeit), *Santosa* (Zufriedenheit), *Tapas* (Einfachheit), *Svadhyaya* (das Studium von Texten), *Isvarapranidhana* (Bewusstheit des und Hingabe zum Höchsten – das »Höchste« muss kein religiöses Konzept sein; es kann persönlich definiert werden).
3. **Asana**: Körperhaltungen, die stabil (*Sthira*) und offen (*Sukha*), d.h. für die Meditation geeignet sein sollten.
4. **Pranayama**: Atemlenkung, die so weiterentwickelt wird, dass sie hilft, die Gedanken zu sammeln.
5. **Pratyahara**: Sinnesausblendung zur Verbesserung der inneren Wahrnehmung.
6. **Dharana**: Konzentration (auf einen bestimmten Punkt).
7. **Dhyana**: Meditation, ein Zustand in hoher Konzentration.

WER WAR PATANJALI?

Obwohl die *Yoga Sutras des Patanjali* zu den wichtigsten alten Yogatexten gehört, gibt sein Verfasser Rätsel auf, da nur sehr wenig über sein Leben bekannt ist. Man nimmt an, Patanjali hätte den Text »gesammelt« und nicht verfasst, da die Lehren Teil einer viel älteren, mündlichen Überlieferung scheinen. Es gibt unter den Gelehrten Streitigkeiten über die Zusammensetzung des Textes, beispielsweise, ob eines oder mehrere seiner vier Kapitel später hinzugefügt wurden oder ob verschiedene Denkrichtungen in einem einzigen Text vereint wurden und so fort.

Der Name Patanjali setzt sich aus zwei Teilen zusammen: »Pat« bedeutet »fallen« und »anjali« bezeichnet eine Geste des Gebens und Empfangens. Daher scheint Patanjali ein passender Name für einen Textsammler einer Philosophie, die als Geschenk in die offenen Arme der Menschheit gefallen ist.

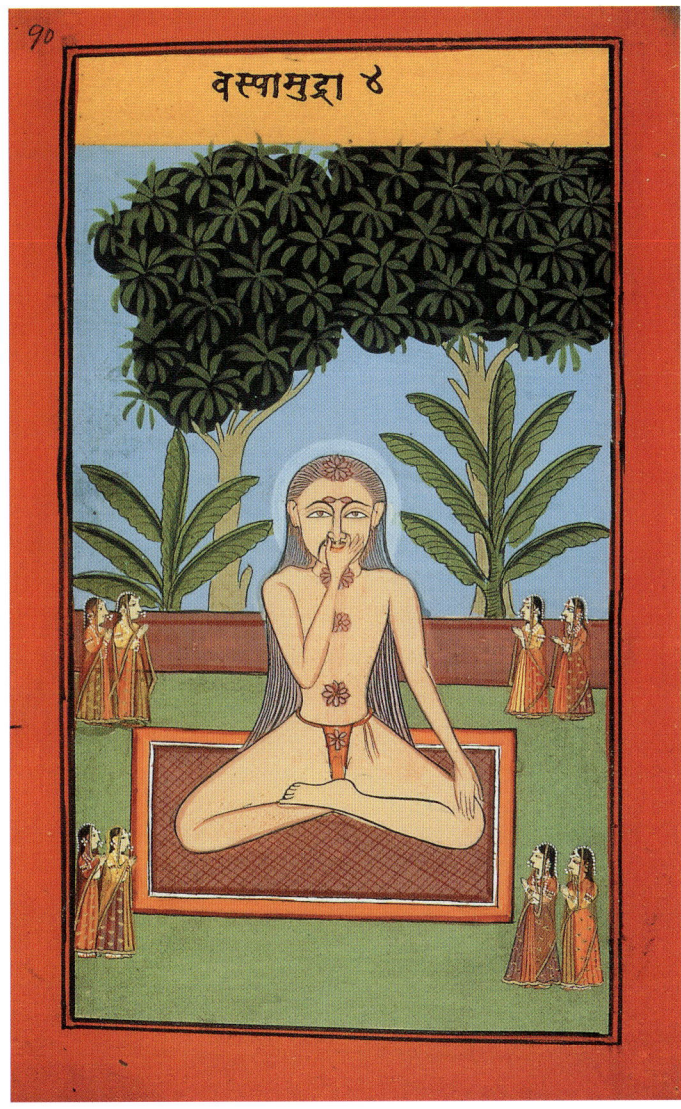

Diese indische Miniatur aus dem 18. Jh. v. Chr. zeigt einen Yogi bei *Pranayama* (Atemlenkung), dem vierten Glied von Yoga.

Sri K. Patthabi Jois (siehe Seite 14–15) bezeichnet die ersten vier Glieder als »äußere« und die letzten vier als »innere«. Obwohl er die Yogapraxis von *Asana* als die wichtigste Basis für jede weitere Arbeit sieht, legt er großen Wert auf die Reihenfolge der Glieder und meint, es sei unmöglich, zurückzugehen, um später Fehler auszubessern, wenn man ohne Sorgfalt voranschreitet. Jedes Glied (und jede Haltung seiner Serien) muss vervollkommnet werden, bevor das nächste versucht wird.

Die Reihenfolge der Praxis der acht Glieder ist eine Streitfrage in der Yoga-Welt. Es ist schwer zu sagen, ob man die ersten zwei Glieder (*Yama* und *Niyama*) begriffen haben muss, um mit der *Asana*-Praxis zu beginnen. Eine wörtliche Übersetzung des Textes scheint anzudeuten, dass die Schritte in einer strikten Reihenfolge ausgeführt werden müssen. Andere meinen jedoch, dass man an mehreren Gliedern gleichzeitig arbeiten kann. Tatsächlich beginnen viele mit der Praxis der Körperhaltungen, die uns unsere Atmung bewusster werden lässt und mit der Zeit unsere Atemlenkung und Konzentration verbessert. Es scheint, dass eine größere Bewusstheit auf diesem körperlichen Niveau Yogapraktizierende dazu bringt, ihr soziales und persönliches Verhalten zu überprüfen. Nach einiger Zeit des Studiums ändern viele ihr Leben radikal.

Die Praxis von Ashtanga Yoga umschließt weitgehend die »inneren Glieder« von Patanjalis *Sutras*. Die intensive Konzentration, die aufgebracht werden muss, um die Erste Serie auszuführen, mündet in einer Art Bewegungsmeditation. Mit der Zeit kann ein Gefühl der vollkommenen Vertiefung erreicht werden, das mit unteren Stufen des Zustands von *Samadhi* verwandt ist. Selbst wenn es nicht Ihr Ziel ist, die inneren Glieder in Ihrer Ashtanga-Yoga-Praxis zu erforschen, könnten Sie feststellen, dass diese ganz natürlich passieren. Die Prinzipien von Sinnesausblendung, Konzentration, Meditation und Selbstverwirklichung finden – sobald Sie in Ihrem Geist gepflanzt sind – einen Weg, um sich dann auszudrücken, wenn Sie gerade offen genug sind, um diese zu empfangen und danach zu handeln.

8. **Samadhi**: überbewusster Zustand; Selbstverwirklichung; geistige Einheit. Der Zustand von *Samadhi* entwickelt sich stufenweise und hat »Nebenwirkungen« – übernatürliche Kräfte (*Siddhis*). Das höchste Ziel ist Freiheit von allen Fesseln der Existenz.

Die acht Glieder in der Praxis

Laut den *Sutras* kann ein fleißiger Schüler durch das Befolgen der acht Glieder die nötige Klarheit in der Wahrnehmung erlangen, um Erleuchtung oder Selbstverwirklichung zu erreichen.

Ashtanga Yoga in der modernen Welt

Im Westen gab es einen Yoga-Boom. Er begann in den USA und verbreitete sich über die ganzen westlichen Industrieländer bis wieder nach Indien, wo es bis vor kurzem eher als Randerscheinung betrachtet wurde. In den USA ergab eine Umfrage des *Yoga Journal*, dass mehr als sechs Millionen Amerikaner Yoga praktizieren und nahezu 17 Millionen Interesse an Yoga bekundeten.

Die Zeiten haben sich seit der ersten Entwicklung von Ashtanga Yoga stark verändert. Die Menschen in Industriestaaten führen ein gänzlich anderes Leben als Krishnamacharya und seine Zeitgenossen. Ein Teil der Anziehung des Yoga liegt darin, dass es aus einer »einfacheren« Zeit kommt, wo das Leben weniger komplex war und mehr im Einklang mit der Natur stand. Als solches wird Yoga oft als Abkürzung zu einem ganzheitlicheren und ausgeglicheneren Leben verstanden. Mit dieser Sicht riskieren wir, dass, wenn wir den Lebensstil nicht grundlegend ändern und Yoga zu einem schon gedrängten Zeitplan hinzufügen, unser allgemeines Stressniveau und der Leistungsdruck steigen. Es ist nicht dasselbe, Yoga in klösterlicher Einsamkeit auszuüben oder es mit einer Vollzeitbeschäftigung, Familie und Sozialleben zu verbinden.

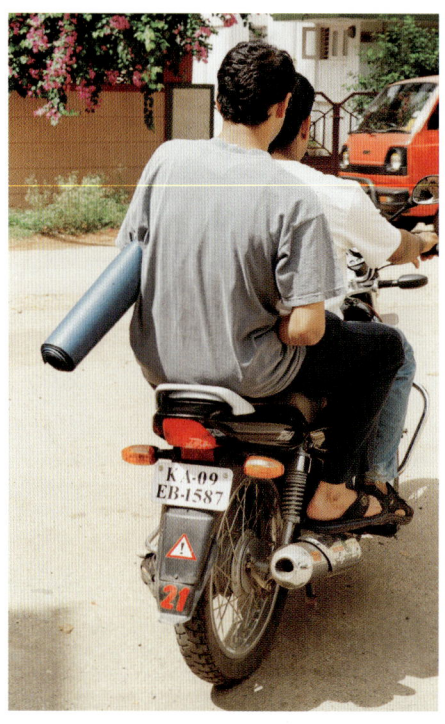

Die steigende Beliebtheit von Ashtanga Yoga bringt mit sich, dass viele Menschen ihre Yogapraxis in einem bereits dichten Terminplan unterbringen.

Ashtanga Yoga auch unser Wettbewerbsdenken ansprechen – unsere eigene Praxis lässt sich leicht mit der von anderen vergleichen oder stellt ein weiteres erstrebenswertes Ziel wie eine schönere Sonnenbräune oder ein schnelleres Auto dar. In einem positivieren Sinne könnten auch seine strengen Methoden und Serien von Körperstellungen für die Popularität von Ashtanga Yoga verantwortlich sein. In einer Kultur, in der wir von der Vielfalt überwältigt werden, bietet uns Ashtanga Yoga eine willkommene Ruhepause. Man tut es einfach – und stellt keine Fragen!

Vor- und Nachteile

Ashtanga Yoga ist eine beeindruckende Technik, um Ruhe zu finden – eine Oase in einer hektischen Welt. Sie bietet jenen, die sich dieser Praxis widmen, einen Weg, den Körper von angestauten Verspannungen und den Geist von Stress zu befreien. Letztlich ist es auch ein guter Weg, seine

Die Popularität von Ashtanga Yoga

Ashtanga Yoga hat sich im Westen zu einem sehr modischen Yogastil entwickelt. Es gibt dafür mehrer Gründe. Viele Berühmtheiten praktizieren Ashtanga, weil es als Weg gilt, einen schönen, wohlgeformten und muskulösen Körper zu entwickeln. Außerdem wirkt das akrobatische und ästhetische Erscheinungsbild der Körperhaltungen auf viele ansprechend und beeindruckend.

In den letzten Jahren wurde Yoga derartig kommerzialisiert, dass man mittlerweile Yoga-Designer-Outfits kaufen und einen »Fünf-Stern-Yoga-Urlaub« buchen kann. Außerdem kann eigenen Grenzen zu erkennen und jene Stärken zu entwickeln, die man in einer modernen urbanen Umgebung benötigt.

Die Vorteile einer Ashtanga-Yoga-Praxis stehen außer Zweifel, man sollte sich jedoch bewusst sein, dass dieser kraftvolle Yogastil tiefgehende körperliche und emotionale Wirkungen auslösen kann. Wenn Sie es zusätzlich und nicht anstelle Ihres sonstigen Lebensstils praktizieren, könnten Sie auf unwillkommene Nebenwirkungen stoßen (siehe Seite 5). Dies ist kein Grund, die Praxis aufzugeben, jedoch ein Grund, einige Änderungen vorzunehmen. Falls Sie ohnehin schon reif für die Insel sind und sich gestresst fühlen, könnte Ashtanga Yoga eher einen Kampf darstellen. Es wäre einen Versuch wert, eine reduzierte Praxis (siehe Seite 120–121) auszuprobieren. Sie können alternativ dazu auch überdenken, ob Sie Ihren Lebensstil etwas verändern wollen.

Ashtanga Yoga setzt Unmengen von Energie frei, die Sie sinnvoll ins tägliche Leben einfließen lassen sollten, da sie sonst außer Kontrolle geraten. Nutzen Sie diese für positive Dinge im Leben, egal wie einfach und gering diese auch scheinen. Auch sind hier die traditionellen Warnungen, ein *sattvisches* (reines) Leben zu führen, nicht fehl am Platz – auch oder gerade in einem modernen Umfeld. Sie sollten bewusst essen, genug schlafen und Drogen und Genussmittel vermeiden. Die Veränderung der Ernährung und des Lebensstils stellen sich allmählich ein, vielen erscheinen sie spontan. Je mehr Yoga Sie praktizieren, desto bewusster nehmen Sie jedoch die Reaktionen des Körpers auf Essen, Drogen und Chemikalien wahr.

Der Geist des Ashtanga Yoga

Der Yoga-Boom hat die Einführung von Ashtanga- und anderen Yoga-Kursen in Gesundheitsclubs und Fitnesszentren in den Städten, mittlerweile auch in Kleinstädten und auf dem Land erleichtert. Manche fürchten, dass dies zu einer Verdummung des Ashtanga Yoga führt, das – losgelöst von seinem noblem Ursprung als spirituelle Praxis – zu einem rein körperlichen Workout schrumpft. Dies ist zwar eine berechtigte Angst, doch sollte man sich vor Augen halten, dass Krishnamacharya in seinen frühen Lehrjahren vom Training der indischen Turner und Ringkämpfer beeinflusst wurde. Krishnamacharya selbst erneuerte höchstwahrscheinlich viele Aspekte des Ashtanga Yoga, die wir heute »traditionell« nennen. Wie es eine lebendige Tradition verlangt, sollten wir diese ständig verbessern und weiterentwickeln. Sport, Gymnastik und Tanz bieten viele positive Aspekte und Fertigkeiten, die sinnvoll in eine Yogapraxis integriert werden können – eine gegenseitige Befruchtung ist nicht negativ zu sehen. Yoga ist eher eine Geisteszustand als eine strikte Serie von Bewegungen und lässt sich auf jede zu bewältigende Aufgabe anwenden, sei es nun der Abwasch, ein Marathon oder die Erste Serie.

> **VARIATIONEN BEI ASHTANGA YOGA**
>
> Manchen Lehrern ist es wichtig, sich an die genaue Abfolge der Körperhaltungen der Ersten Serie zu halten. Andere betrachten Ashtanga Yoga als lebende Tradition, die in ihren Einzelheiten von einem zum anderen Lehrer variiert. So sind bespielsweise westliche Yogalehrer, die bei Sri K. Pattabhi Jois ausgebildet wurden, mit kleinen Variationen in der Serie zurückgekehrt. Andere Lehrer haben die Serien stark verändert und ihren eigenen Stil daraus entwickelt – dabei wurden die Prinzipien von Hitze, *Bandha* und Vinyasa beibehalten, jedoch andere *Asanas* ausgewählt. Viele dieser Formen sind für durchschnittliche Schüler leichter zugänglich als die ursprünglichen Ashtanga-Vinyasa-Serien.

Einige Lehrer und Schüler fanden Ashtanga Yoga in seiner strikten Form zu beschränkt oder zu schwierig. Dies führte zu Kursen, die zwar auf Ashtanga Yoga beruhen, jedoch als Dynamisches Yoga oder Vinyasa Flow bezeichnet werden. Auch wenn man diese als Verfälschung des Stils sehen kann, haben sie Tausenden von Menschen, die sonst nie darauf gestoßen wären, den Zugang zu Yoga ermöglicht.

Yoga in Fitnesszentren

Das Lehrniveau in Gesundheitsclubs und Fitnesszentren liegt zwischen grauenhaft und weltklasse. Da die Ashtanga-Yoga-Ausbildungen nicht klar geregelt sind, müssen Sie sich bei der Wahl eines Kurses auf Intuition und gesunden Menschenverstand verlassen. In Fitnesszentren steht oft sportliche Konkurrenz im Vordergrund, was Ihren Geisteszustand ungewollt in diese Richtung beeinflussen könnte – was der Yoga-Philosphie komplett widerspricht. Außerdem riskieren Sie Verletzungen, wenn Sie Ihren Körper in eine bestimmte Stellung zwingen. Sollten Sie Yoga in einem sportlichen Umfeld lernen, bleiben Sie ausgeglichen und bei sich – und konkurrieren Sie nicht mit anderen!

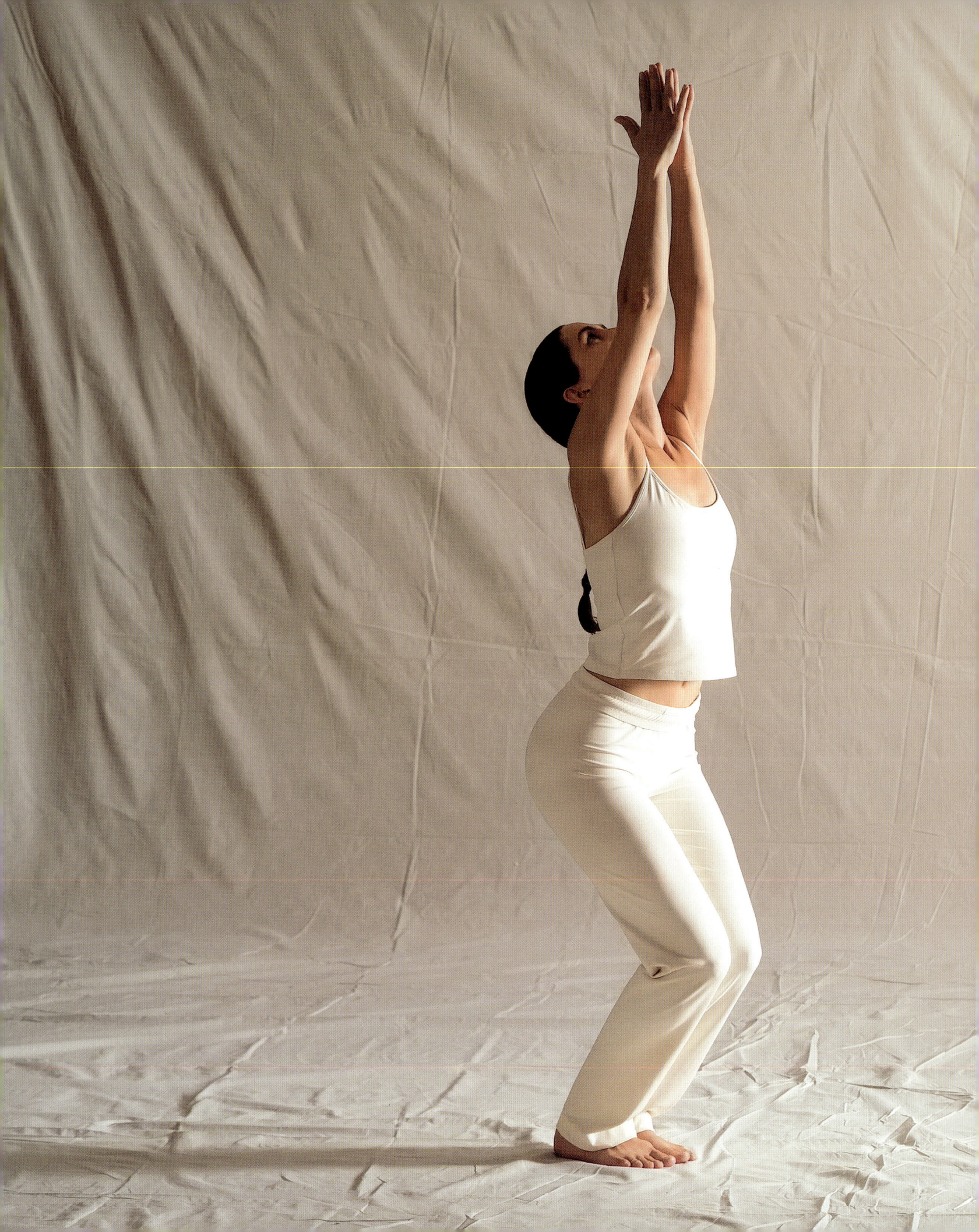

Kapitel 2

Eine persönliche Praxis aufbauen

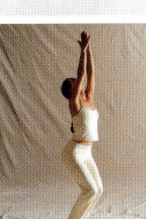

Ashtanga Yoga besitzt die einzigartige Qualität, einen Maßstab zu bieten, an dem wir unser Leben und unser tieferes Selbst messen können. Da wir jedes Mal der gleichen Praxis folgen, lässt es uns jegliche Veränderung, wie wir uns fühlen oder uns verhalten, sehr bewusst wahrnehmen. Wir können die Praxis dazu nutzen, um – Tag für Tag und Jahr für Jahr – in Kontakt mit unserem inneren Selbst zu sein. Um jedoch den Nutzen einer solchen Praxis voll ausschöpfen und diese jahrelang aufrecht erhalten zu können, müssen wir umsichtig an Ashtanga Yoga herangehen und seine unheimliche Kraft anerkennen. Dieses Kapitel erkundet den Ursprung und die Zielsetzungen der Lehren des Ashtanga Yoga und wie Sie diese im hektischen Umfeld, in dem viele von uns leben, nutzbringend einsetzen können.

Vorteile von Ashtanga Yoga

Yoga kann Ihre Lebensanschauung, wie Sie sich fühlen und Ihr Leben gestalten wollen, von Grund auf verändern. Ashtanga Yoga stellt eine besonders intensive und disziplinierte Form der Praxis dar und selbst, wenn Sie einige positive Veränderungen von Anfang an spüren, brauchen andere Jahre, um offenkundig zu werden.

Körperliche Vorteile

Zum raschen Nutzen einer Ashtanga-Yoga-Praxis gehören die Verbesserung der Balance und Koordination. Außerdem fühlen Sie sich gesünder, wacher, dynamischer und energiegeladener. Die konsequente Wiederholung einer breiten Palette von Haltungen steigert rasch Ihre Fitness. Sie entwickeln Stärke, Standfestigkeit und Flexibilität. Besonders Vinyasa (siehe Seite 70–73) und der Sonnengruß (siehe Seite 46–53) bauen enorme Kraft im Oberkörper auf. Ihre Haltung verbessert sich nicht nur während der Praxis, sondern auch im restlichen Leben.

Langfristig führt Ashtanga Yoga zu einer tieferen Atmung und einer guten, störungsfreien Verdauung. Alle wichtigen Körpersysteme reagieren positiv auf das Lösen tiefsitzender Verspannungen: Haut, Haare und Nägel spiegeln die gute Verfassung des Körpers wider und werden fest und gesund. Auch eine bessere Schlafqualität gehört zu den häufigen und willkommenen Nebeneffekten jeder Yogapraxis. Viele Menschen berichten von geradezu wundersamen Genesungen von einer Krankheit oder Verletzung mit Hilfe von Ashtanga Yoga. Eine kraftvolle körperliche und geistige Disziplin kombiniert mit einer erhebenden spirituellen Botschaft setzt auf vielen Ebenen außergewöhnliche Veränderungsprozesse in Gang.

Psychische Vorteile

Ashtanga Yoga ist sehr anspruchsvoll; wenn Sie es zum ersten Mal sehen, könnten Sie daran zweifeln, die komplizierten Körperhaltungen jemals ausführen zu können. Hingebungsvolles Üben ermöglicht jedoch mit der Zeit jede Haltung. Das kann Ihrem Selbstwert Auftrieb geben und Ihnen ein neues Körperbewusstsein und ein Wohlgefühl im eigenen Körper vermitteln.

Viele bemerken nach einigen Monaten und Jahren der Yogapraxis eine Veränderung ihrer Stimmungen, ihres Verhaltens und ihrer Lebensanschauung. Dies beginnt oft mit einer Steigerung der geistigen Energie und Konzentrationsfähigkeit. Allmählich wird Ihnen auffallen, wie die Praxis von Ashtanga Yoga Ihnen innere Stärke, Klarheit und Stabilität verleiht, wodurch Sie mit Stress und den Schwankungen des tägliches Lebens besser umgehen können.

Mit der Zeit steigert sich Ihre Beobachtungsgabe bezüglich der Außenwelt und sich selbst. Die Fähigkeit, sich selbst klar beobachten zu können, ist sehr bedeutsam, da sie tiefgreifende innere Veränderungen auslöst. Sobald Sie empfänglicher für Ihr inneres Selbst werden, werden Sie die acht Glieder von Patanjalis Yoga (siehe Seite 18–19) in einer neuen Weise ansprechen.

Einer der Vorteile des Ashtanga Yoga ist seine Struktur. Da Sie jedes Mal die gleichen Haltungen in der gleichen Reihenfolge wiederholen, ist Ihre Praxis immer einheitlich. Dies erlaubt Ihnen täglich zu beobachten, wie Sie sich fühlen – Ashtanga Yoga bietet einen Hintergrund, der auch die subtilsten emotionalen und körperlichen Veränderungen aufzeigt.

Für manche Menschen wird Yoga immer vorrangig eine körperliche Betätigung bleiben – für andere wird sie jedoch zu einer andächtigen Praxis. Yoga ist eine spirituelle Tradition mit einem außergewöhnlich reichen Erbe. Sie müssen kein Hindu sein, um diesen spirituellen Aspekt zu integrieren; Sie können Ihre Praxis schlicht etwas »Höherem« widmen als sich selbst. Patanjali führt nicht genau aus, wer oder was diese höhere Kraft ist. Aus diesem Grund kann Yoga Menschen jeglicher – oder auch keiner – Glaubensrichtung spirituellen Sinn geben.

Mögliche Nachteile

Obwohl Ashtanga Yoga unglaubliche Vorteile bietet, birgt es einige Schwierigkeiten und Risiken. Das Erlernen der komplizierteren Körperhaltungen wird oft durch ein großartiges Gefühl von Leistung und Vollendung begleitet. Wenn Sie allerdings glauben, nicht rasch genug »Fortschritte zu machen«,

VORTEILE VON ASHTANGA YOGA 25

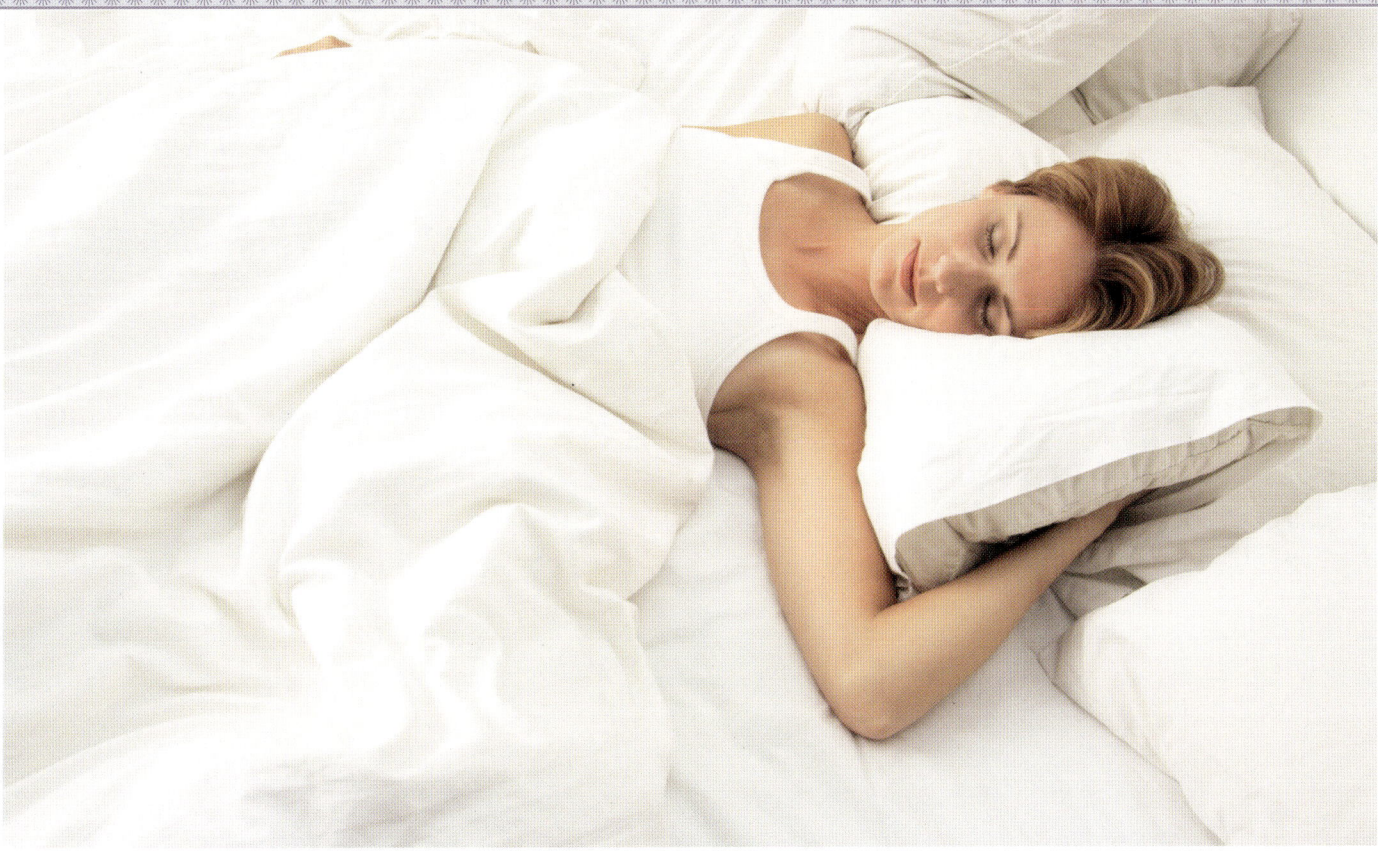

Die Vorteile einer Ashtanga-Yoga-Praxis sind im ganzen Körper spürbar. Viele Menschen bemerken, dass sich die Qualität ihres Schlafs verbessert, wenn sie mit Yoga beginnen.

könnten Sie unter Ihrer Zwanghaftigkeit und Selbstkritik zu leiden beginnen oder Yoga als hoffnungslose Aufgabe aufgeben – das ist die Kehrseite der Medaille.

Manche Ashtangapraktizierenden durchlaufen eine Zeit intensiven Trainings, in der sie obsessiv, überdreht bis hin zu aggressiv sind. Danach reifen sie in der Praxis und werden ruhiger. Ich bin mir nicht sicher, ob dies für einige Menschen einen notwendigen Teil des Prozesses oder einen Nebeneffekt darstellt, es ist jedoch wichtig zu wissen, dass es in der Praxis des Yoga nichts gibt, was obsessive und exzessive Praxis propagiert. Wenn Sie sich selbst Schmerzen aussetzen, um eine Haltung einnehmen zu können, oder sich selbst vorwerfen, »nicht gut genug« zu sein, dann ist es Zeit, etwas zu pausieren und Ihren Zugang zu Yoga neu zu überdenken.

Sollte Ihre Ashtanga-Yoga-Praxis Nebenwirkungen wie Zornausbrüche, Angst oder Aggression mit sich bringen (diese können bei jeder Yogaform auftreten, wenn Sie intensiv zu üben beginnen), ändern und mildern Sie Ihre Übungspraxis. Probieren Sie die von mir vorgeschlagenen Übungsvarianten (siehe Kapitel 4) und setzen Sie die *Bandhas* (siehe Seite 35) weniger ein, da diese den Energiehaushalt zu sehr anregen können.

Der berühmte Yogagelehrte Georg Feuerstein sagte einmal: »Narzissmus ist unter den Hatha-Yogis eine ebenso große Gefahr wie unter den Bodybuildern.« Wenn wir Ashtanga Yoga nicht mit Umsicht praktizieren, so enden wir eher mit einem aufgeblähten als mit einem transzendierten Ego. Ziel jeglicher Form der Yogapraxis ist, das Bewusstsein bis zu der direkten Erfahrung oder Erkenntnis der allerhöchsten Wirklichkeit zu erweitern. Wir sollten uns auf dieser Reise vor Selbsttäuschungen hüten, da entlang dieses Weges viele Fallen lauern.

Ashtanga Yoga im täglichen Leben

Es gibt strikte traditionelle Anweisungen, wie, wann, wo und wie lange man Ashtanga Yoga täglich üben soll. Wenn Sie jedoch eher Ihrer Intuition und weniger der strikten Vorgabe vertrauen, trägt dies sicher dazu bei, Ashtanga Yoga in Ihr tägliches Leben integrieren und somit eine langfristige Praxis aufbauen zu können.

Die eigene Praxis maßschneidern

Eines der herausragenden Merkmale von Ashtanga Yoga ist, dass es wirklich hart ist: Es bedarf Konzentration, Standfestigkeit und Ausdauer. Selbst wenn Ashtanga Yoga manchen durch schwierige Zeiten geholfen hat, so haben endlos viele mehr, die mit Enthusiasmus begonnen haben, es aufgegeben, wenn die Lebensumstände eine derartig intensive Praxis nicht zuließen.

Dazu gibt es zwei Ansätze: Sie können Ashtanga Yoga als nicht reduzierbaren fixen Standard sehen, den Sie sich selbst auferlegen (mit der Möglichkeit regelmäßigen Versagens), oder Sie gestalten Ihre Praxis flexibler. Ich bevorzuge letzteren Zugang, da Sie die Yogapraxis auf Ihre individuellen Bedürfnisse zuschneiden und somit konsequent eine tägliche Übungspraxis, sei es auch mit variablem Inhalt, aufrecht erhalten können.

In anderen Worten, geben Sie Yoga nicht gleich auf, wenn Sie nicht täglich früh morgens oder zwei Stunden üben können! Ich habe Serien für jene, die mit Ashtanga Yoga beginnen, und für jene, die nur begrenzt Zeit haben, entworfen – beide stellen adaptierte Versionen der Ersten Serie (siehe Seite 118–121) dar.

Traditionell muss der Schüler jede Haltung zuerst perfektionieren, bevor er zur nächsten geht. Dies bietet einen ausgezeichneten Schutz, da die Schüler gebremst werden und jede Haltung wirklich verstehen müssen, bevor sie die nächste beginnen. Allerdings werden manche Schüler nicht in der Lage sein, über gewisse Stellungen hinauszukommen, wodurch sie monate- oder jahrelang keine vollständige Praxis üben können. Es ist daher sinnvoll, gewisse Körperhaltungen anzupassen, um die ganze Serie zugänglicher zu machen.

Die Tageszeit

Traditionell wird Ashtanga Yoga in Indien sehr zeitig am Morgen (vor fünf Uhr) geübt. Frühes Aufstehen gilt als Zeichen von Disziplin, spirituellem Eifer und Hingabe. Es bietet allerdings auch praktische Vorteile: Der Geist ist hellwach, es gibt wenig Ablenkung, und in Indien entgeht man so der glühenden Hitze der Sonne.

So unrealistisch es ist, Yoga vor fünf Uhr morgens zu praktizieren, so sinnvoll ist es, Yoga gleich nach dem Aufstehen, bevor Sie mit dem gewohnten Tagesablauf beginnen, zu üben. Ashtanga Yoga ist am Abend nicht empfehlenswert, da Sie geistig weniger wach und erschöpfter sind und das Verdauungssystem noch mit der Verdauung der untertags zu sich genommenen Nahrung beschäftigt ist. Außerdem ist Ashtanga Yoga sehr anregend – wenn Sie am Abend üben, bleiben Sie wahrscheinlich länger als gewöhnlich munter.

Der Übungsraum

Sie benötigen keinen eigenen Raum für Yoga, sondern ein Zimmer oder einen Teil davon, der genug Platz lässt, um die Yogamatte auflegen, sich am Boden ausstrecken und die Arme frei um sich bewegen zu können. Sie sollten Yoga in einer warmen, friedvollen und schönen Umgebung mit genug Licht und Frischluft (außer diese würde den Raum zu sehr abkühlen) üben. Wählen Sie möglichst einen störungsfreien Ort. Sie können auch im Freien üben – jedoch weder in der prallen Sonne noch wenn Ihnen zu kalt ist. (Laut Sri K. Pattabhi Jois sollten Sie sich, wenn Ihnen kalt ist, nicht durch Joggen oder an einem Feuer aufwärmen!)

Keine Sorge, wenn Sie nicht den perfekten Yogaraum besitzen: Innerhalb der ersten zwei Minuten Ihrer Praxis wendet sich Ihre Aufmerksamkeit nach innen, und Ihnen wird Ihre Umgebung weniger auffallen.

Besorgen Sie sich eine angenehme Yogamatte. Am Markt werden verschiedene Typen angeboten, darunter »rutschfeste« Baumwoll- und Schaumstoffmatten. Rutschfeste Matten geben den Füßen guten Halt, Baumwollmatten sind sehr bequem und

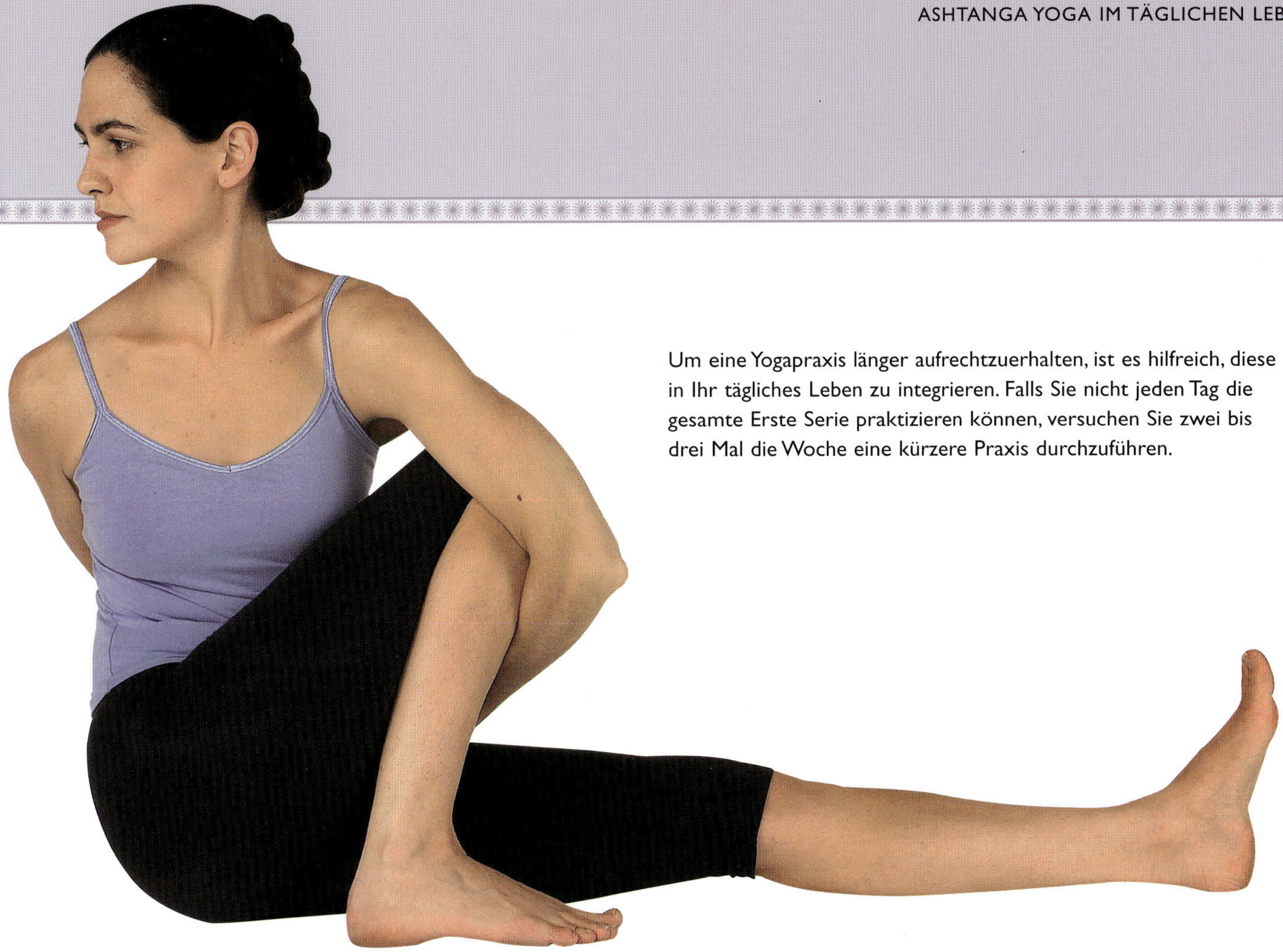

ASHTANGA YOGA IM TÄGLICHEN LEBEN

Um eine Yogapraxis länger aufrechtzuerhalten, ist es hilfreich, diese in Ihr tägliches Leben zu integrieren. Falls Sie nicht jeden Tag die gesamte Erste Serie praktizieren können, versuchen Sie zwei bis drei Mal die Woche eine kürzere Praxis durchzuführen.

absorbieren gut Feuchtigkeit, und dickere Schaumstoffmatten sorgen für eine gute Polsterung, obwohl es vielen schwerer fällt, darauf das Gleichgewicht zu halten.

Dauer und Häufigkeit

Idealerweise sollte man täglich einmal Ashtanga Yoga üben und zwei Ruhetage im Monat einlegen – Yoga-Anhänger in Mysore (siehe Seite 15) pausieren meist an Vollmond- oder Neumondtagen. Allerdings ist dieser Zeitplan vielen Menschen, die einer Vollzeitbeschäftigung nachgehen, eine Familie und soziale Verpflichtungen haben, zu anstrengend. Versuchen Sie daher, einen für sich selbst tragbaren Zeitplan zu entwickeln. Sie könnten beispielsweise zwei bis drei Mal die Woche eine kurze Praxis (siehe Seite 120–121) und einmal die Woche die gesamte Erste Serie durchführen. Setzen Sie sich keine unrealistischen Ziele, die Sie nicht erreichen können. Vermeiden Sie ebenfalls eine sehr unregelmäßige Praxis, wie etwa eine Woche lang nicht zu trainieren und dann auf einmal die gesamte Erste Serie zu üben, da Sie damit Ihre Verletzungsgefahr erhöhen.

Der Fokus der Aufmerksamkeit

Da Sie bei jeder Ashtanga-Yoga-Praxis die gleiche Abfolge von Haltungen üben, können Sie dabei den Fokus Ihrer Aufmerksamkeit jedes Mal verlagern. Wenn Sie Ihre Aufmerksamkeit über eine gesamte Praxiseinheit auf einen einzigen Punkt lenken, so liefert Ihnen dies genug Stoff, an dem Sie in der Folge arbeiten können, und lässt Sie die Feinheiten von Ashtanga Yoga erforschen. Ihr Fokus kann körperlich, etwa auf die Entspannung von Kiefer und Nacken oder die bewusste Wahrnehmung der Füße, oder mental, etwa auf das Zählen der Länge jedes Atemzuges, ausgerichtet sein.

Nach der Praxis

Lassen Sie sich nach jeder Praxis Zeit, um die positiven Wirkungen der Körperhaltungen setzen zu lassen und aufzunehmen. Hetzen Sie nicht von der Praxis direkt zur Arbeit oder zu einem Treffen – geben Sie sich die Zeit, um wieder aufzutauchen. Essen Sie nicht sofort danach, selbst wenn Sie Hunger verspüren – lassen Sie sich zumindest eine halbe Stunde Zeit.

Ashtanga Yoga und Sie

Gemäß des Ayurveda sind manche Menschen von ihrer Konstitution besser für Ashtanga Yoga geeignet, wogegen andere von sanfteren oder nährenderen Yogastilen stärker profitieren. Kinder, Senioren, schwangere oder stillende Frauen gehören zu dieser Gruppe. Ashtanga Yoga kann jedoch an Ihre Veranlagung und Lebensumstände angepasst werden, sodass Sie trotzdem die Vorteile dieses Trainingssystems genießen können.

Was ist Ayurveda?
Ayurveda ist die traditionelle indische Medizin, die Yoga sowohl als präventive als auch als heilende Technik einsetzt. Laut Ayurveda besitzt jeder eine einzigartige körperliche Konstitution, die bei der Geburt entschieden wird. Ihre Konstitution, die Körperbau, Gesundheit, Persönlichkeit und Verhalten prägt, besteht aus einer Kombination von drei *Doshas*: *Vata*, *Pitta* und *Kapha*.

Vata bezeichnet das Element Luft, *Pitta* das Element Feuer und *Kapha* Wasser. Eines dieser Elemente herrscht gewöhnlich in Ihrer Konstitution vor, während die anderen beiden Elemente untergeordnete Rollen spielen. Nur wenige Menschen sind *Tridosha*, das heißt, dass alle drei *Doshas* ausgeglichen sind, und nur wenige scheinen nur zwei Elemente und nichts vom dritten zu haben.

Wenn Sie sich für Ashtanga Yoga interessieren, ist es sinnvoll Ihr vorherrschendes *Dosha* (siehe Kasten) zu bestimmen und zu beurteilen, ob dieser Yogastil gut zu Ihnen passt. Manche sind von ihrer Konstitution weniger für Ashtanga Yoga geeignet und sollten es in einem besonders stabilen und nährenden Umfeld lernen oder einen anderen Yogastil wählen. Beziehungsweise kann, wenn Sie schon Ashtanga praktizieren, die Bestimmung Ihres vorherrschenden *Doshas* helfen, mögliche Probleme Ihrer Yogapraxis, wie Burn-out, Leistungsdruck oder eine unregelmäßige Übung, zu erkennen und zu bewältigen.

Die *Vata*-Konstitution
Vata ist das Element der Bewegung, und Menschen mit einer *Vata*-Konstitution werden von der ständigen Bewegtheit von Ashtanga Yoga angezogen (die große Mehrheit in Ashtanga-Kursen sind *Vata*-Typen). Sie sind schnell darin bewandert, da sie schnell lernen und leichte, wendige Körper besitzen. Sie weisen jedoch wenig Standfestigkeit auf, daher ist ihre Praxis oft sprunghaft und schwankt zwischen enthusiastischen Ausbrüchen und Tagen, Wochen und Monaten der Erholung. Somit ist Ashtanga Yoga nicht immer für *Vata*-Menschen ideal. Mit einer *Vata*-Konstitution profitieren Sie von einer sanfteren, nährenderen Praxis stärker. Verlangsamen und festigen Sie Ihre Ashtanga-Praxis und gleichen Sie diese aus, indem Sie dafür sorgen, dass andere Aspekte Ihres Lebens gut geerdet und stabil sind: Nehmen Sie beispielsweise regelmäßige Mahlzeiten zu sich, gönnen Sie sich genug Ruhe und vermeiden Sie Überarbeitung und ein zu hektisches Leben.

Die *Pitta*-Konstitution
Pitta-Typen sind von Natur aus – mit sich selbst und anderen – wetteifernd. An Ashtanga Yoga zieht sie an, dass es scheinbar eine Erfolgsleiter bietet, die man erklimmen kann. *Pitta*-Menschen können am meisten von Ashtanga Yoga profitieren, wenn sie ihren Konkurrenzdrang drosseln und Yoga statt als Reihe von Zielsetzungen als stete Reise zur Selbstentwicklung betrachten. Als *Pitta*-Typ sollten Sie darauf achten, konstant und sorgfältig zu üben, da Sie zu Überhitzung und Burn-out neigen könnten.

Die *Kapha*-Konstitution
Kapha-Menschen sind fest und beständig und verfügen über Stehvermögen und Entschlossenheit. Deswegen können sie großen Nutzen aus einer Ashtanga-Yoga-Praxis ziehen. Die dynamischen Stellungen helfen ihnen, sich leichter und aufgeweckter zu fühlen, und geben ihnen innere Hitze, die sie inspiriert und neu belebt. Somit wirkt Ashtanga Yoga der Neigung zur Trägheit der *Kapha*-Typen entgegen.

Kinder und Ashtanga Yoga
Ashtanga Yoga ist für junge Kinder nicht geeignet, da ihre Knochen, Gelenke und Organe noch nicht fertig ausgebildet sind.

MERKMALE DER VERSCHIEDENEN *DOSHA*-TYPEN

	PERSÖNLICHKEIT	KÖRPERBAU	GESICHT	HAUT	HAARE
VATA	Lernt und vergisst rasch. Anpassungsfähig; wenig Standfestigkeit. Verliert das Interesse, schließt Dinge oft nicht ab.	Leicht und zierlich	Oval	Trocken, dunkel	Trocken, dünn, kraus
PITTA	Hochkonzentriert, zielorientiert. Tendenz, sich zu verausgaben (Burnout).	Mittel	Herzförmig	Fett, blass, Sommersprossen	Dünn, fein, fett; oft blond/rötlich
KAPHA	Große Standfestigkeit. Langsame Auffassung, doch verlässlich und bei Aufgaben zielorientiert. Fährt sich manchmal fest.	Robust und stark	Rund oder quadratisch	Blass, kühl	Fest, wellig, glänzend

Die tiefgehenden Dehnungen und athletischen Anforderungen der Ersten Serie belasten ihren Körper und können überdehnte Bänder, Gelenksinstabilität, Hormonstörungen und später Osteoporose auslösen (dieselben Probleme, die bei früh trainierten Turnern und Tänzern auftreten). Außerdem ist die strenge Disziplin, die Ashtanga Yoga erfordert, wenig für Kinder geeignet. Falls Sie mit Ihrem Kind Yoga machen wollen, sollten Sie einen Yogalehrer, der schon mit Kindern Erfahrung hat, suchen oder ein Buch darüber lesen (siehe Seite 139). Kinder lieben es, mit Yoga ihren Körper zu erforschen, sprechen jedoch am besten darauf an, wenn es einfach und spielerisch vermittelt wird.

Ältere Menschen und Ashtanga Yoga

Obwohl es einige bemerkenswerte Ausnahmen gibt, sind die meisten Ashtanga-Anhänger zwischen 20 und 40. Ashtanga Yoga ist im Wesentlichen die Praxis für junge Menschen, ältere Menschen finden es meist eher zehrend als kräftigend. Wenn Sie Ashtanga Yoga schon längere Zeit praktizieren, dann können Sie es auch gut in Ihrem späteren Leben fortsetzen. Wenn Sie jedoch um die 60 sind und mit Yoga beginnen wollen, profitieren Sie von einem sanfteren Yogastil sicherlich mehr. Dies gilt besonders, wenn Sie an einer Skelettmuskelerkrankung wie Osteoarthritis oder Osteoporose leiden. Sri K. Pattabhi Jois (siehe Seite 14–15) empfiehlt älteren Menschen, sich mehr auf yogische Atemübungen (*Pranayama*) als auf die Praxis der Körperhaltungen zu konzentrieren und, wenn Sie Ashtanga Yoga ausüben, Vinyasa auszulassen.

Yoga während der Menstruation
Die Tradition besagt, dass Frauen während der Menstruation nicht Ashtanga Yoga betreiben sollten. Auch wenn man dies als veraltet zurückweisen könnte, macht es Sinn, sich in dieser Zeit sowohl auf einem körperlichen als auch energetischen Niveau auszuruhen. Umkehrstellungen wie Kopf- und Schulterstand sowie halbe Umkehrpositionen wie der abwärts blickender Hund sind zu vermeiden, da das Blut dabei wieder zurück in den Uterus statt aus dem Körper hinausfließt. Auf einem allgemeinen Niveau heißt es, der erhitzende Charakter von Ashtanga Yoga (siehe Seite 34) sei mit der Menstruation unvereinbar.

Viele Yogalehrer glauben, eine an den Menstruationszyklus angepasste Yogapraxis würde Regelbeschwerden (PMS, schmerzhafte Krämpfe) lindern. Sie empfehlen die Menstruation als Zeit des Rückzugs und der Kontemplation. Pausieren Sie während der Regel einige Tage und praktizieren Sie einige sanfte, offene und passive Stellungen wie etwa *Baddha Konasana* A (siehe Seite 92). Viele Frauen fühlen sich während ihrer Tage ohnehin zu einer sanfteren und stärker nach innen gerichteten

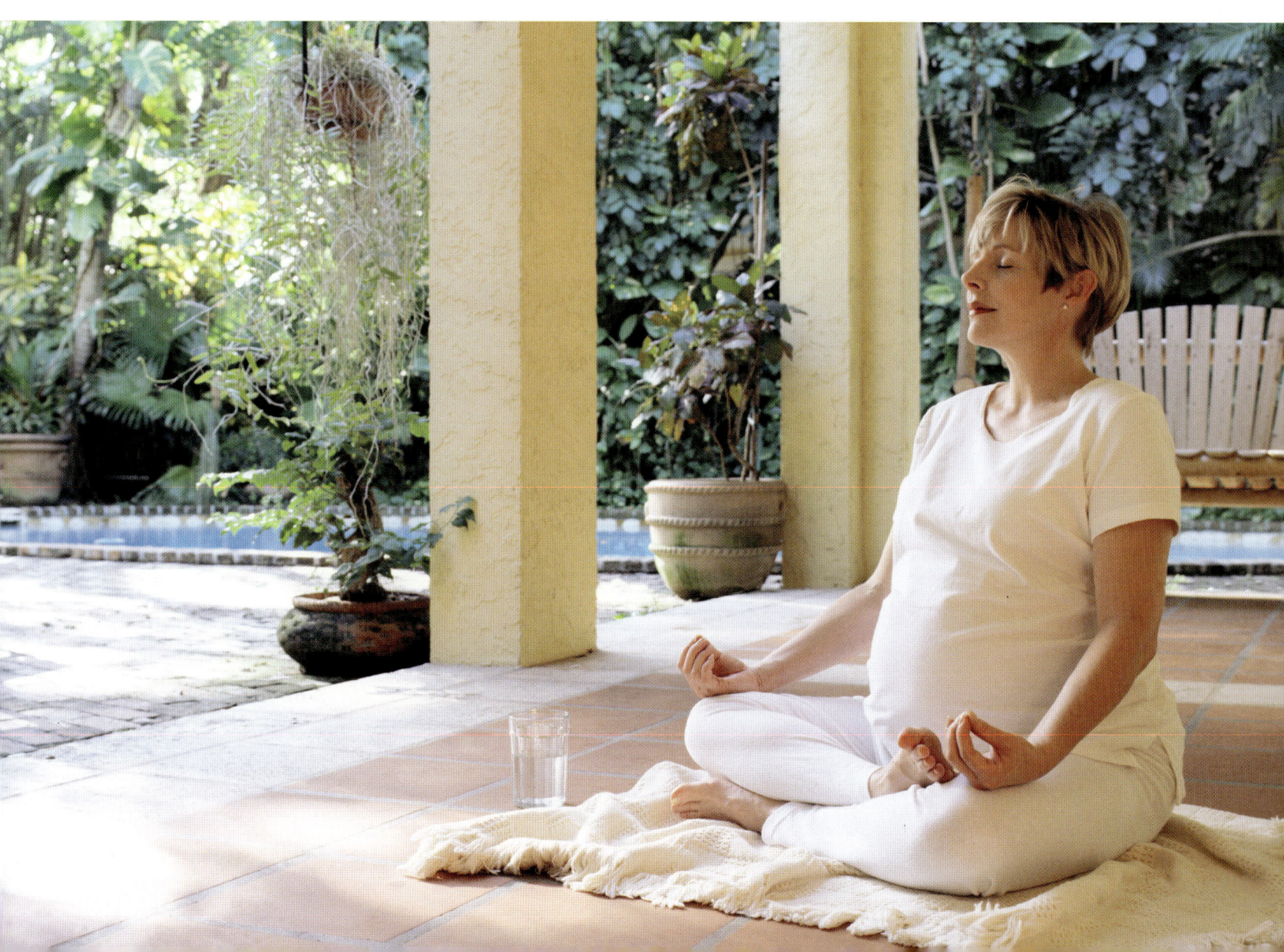

Yogapraxis hingezogen. Es könnte Ihnen in dieser Zeit auch leichter fallen, zu meditieren.

Ist Ihre Regel unregelmäßig oder schmerzhaft bzw. setzt sie aus oder haben Sie Empfängnisprobleme, dann könnten Sie zu hart geübt haben und Sie könnten von einem sanfteren Yoga mehr profitieren. Üben Sie ein langsames und behutsames Ashtanga Yoga, lassen Sie Vinyasa aus und ziehen Sie eventuell eine sanftere Yogaform als Alternative in Betracht.

Yoga während der Schwangerschaft

Obwohl ich viele Frauen getroffen habe, die während der Schwangerschaft die Ashtanga-Yoga-Praxis mit vielen Abänderungen fortgesetzt haben, glaube ich, dass dieser Yogastil für schwangere Frauen nicht ideal ist. Sie sollten ohnehin in den ersten 14 Wochen, in denen die Schwangerschaft noch nicht gefestigt und eine Fehlgeburt leicht möglich ist, intensives Training vermeiden. Zu einem späteren Zeitpunkt ist die Erste Serie praktisch unmöglich, da sie primär aus Vorbeugen besteht.

Als Vorbereitung auf die Geburt sind die Sehnen und Bänder in der Schwangerschaft weich und dehnbar. Eine Überdehnung kann Ihre Gelenke dauerhaft destabilisieren, und die Produktionssteigerung muskelbildender Hormone aufgrund intensiven Trainings kann die embryonale Entwicklung stören.

Wenn Sie noch nie zuvor Ashtanga Yoga betrieben haben, ist die Schwangerschaft nicht die richtige Zeit, um damit anzufangen. Sie können hingegen von einem speziell für schwangere Frauen ausgerichteten Yogakurs, wo Sie Stellungen und Atemübungen lernen, die Sie mental und physisch auf die Wehen und die Geburt vorbereiten, sehr profitieren. Die Meinungen darüber, was die beste Yogapraxis für Schwangere darstellt, sind gespalten. Man ist jedoch einig, dass sanftes, entspannendes Yoga am besten geeignet ist. Interessanterweise rät Sri K. Pattabhi Jois (siehe Seite 14–15) in seiner *Yoga Mala* von jeglicher Yogapraxis außer *Pranayama* (Atemübungen), *Mahamudra* (ein »Verschluss«, der *Janu Sirsasana* ähnelt; siehe Seite 79) und *Padmasana* (Lotossitz; siehe Seite 115) ab dem vierten Schwangerschaftsmonat ab. Auf Seite 139 finden Sie Buchempfehlungen zu Yoga in der Schwangerschaft.

Yoga nach der Geburt

Im Westen liegt auf den Frauen ein enormer kultureller Druck, nach der Geburt wieder in den »normalen« Zustand zurückzukehren. Vielleicht rät man Ihnen zu intensivem Training, um so rasch wie möglich wieder in Ihre vorherige Figur »hineinzuwachsen«. Meiner Meinung nach ist dies eine ausgesprochen negative Einstellung zur Mutterschaft, die man vermeiden sollte. Erstens werden Sie nie wieder dieselbe sein wie zuvor (Sie haben gerade die tiefgreifendste Veränderung, die Menschen möglich ist, erlebt!), und zweitens benötigt Ihr Baby eher eine entspannte und nährende Mutter als ein erschöpftes Muskelpaket.

Postnatales Training soll maßvoll und sanft sein. Wenn Sie stillen, sind die Bänder und Sehnen noch weich, und intensives Dehnen ist nicht zu empfehlen. Nach dem Abstillen möchten Sie vielleicht wieder mit der Ersten Serie beginnen (die Vorbeugen und *Bandhas* helfen Ihnen, körperlich wieder ein Kraftzentrum herzustellen), oder finden, wie die meisten Mütter, dass die Verbindung von Ashtanga Yoga und die des Elterndaseins in den ersten Jahren nicht wirklich umsetzbar ist. Sie möchten vielleicht in den wenigen freien Stunden lieber mit Ihrem Partner kuscheln oder ausspannen! Sie können Ashtanga Yoga auch später, wenn Ihr Kind älter ist, (wieder) beginnen – wenn die Zeit reif ist, tut es unheimlich gut, zu einer fordernden Praxis zurückzukehren, die erlaubt, tief in Ihr Inneres einzutauchen.

Sanfte, kurze Yogaeinheiten, die in Ihrem Leben Platz finden, tun Ihnen jedoch sicher gut. Realistisch betrachtet haben Sie in der postnatalen Zeit nie länger als eine Viertelstunde auf einmal Zeit für sich. Nutzen Sie die Zeit für sanfte Dehnungen; konzentrieren Sie sich darauf, den Brustkorb zu öffnen und Hüften und Knie eng beieinander zu lassen. Sie können sich zur Entspannung mit angewinkelten Beinen flach auf den Boden legen, um Rückenbeschwerden zu mildern. Auf Seite 139 finden Sie Buchempfehlungen für postnatales Yoga.

Sehnen und Bänder sind in der Schwangerschaft weich und dehnbar, was bei Überdehnung leicht zu Gelenksinstabilität führen kann. Dies ist nur einer der Gründe, warum die intensive Ausübung von Ashtanga Yoga während der Schwangerschaft zu vermeiden ist. Hilfreich sind stattdessen einfache Positionen im Sitzen und Atemübungen.

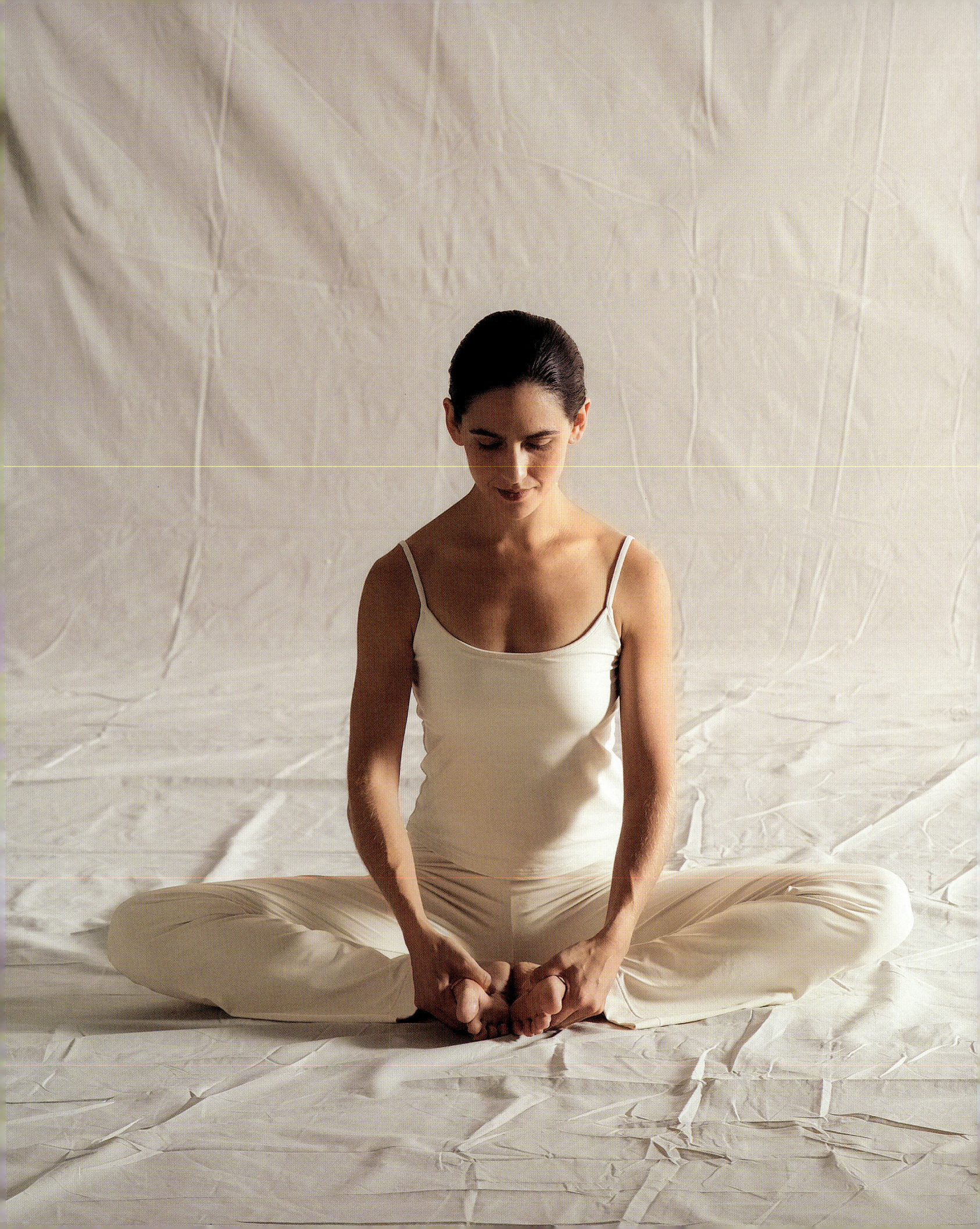

Kapitel 3

Grundprinzipien

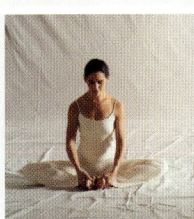

Ashtanga Yoga hat nichts mit Schlangenmensch-Gymnastik zu tun! Ohne eine Kenntnis der grundlegenden Prinzipien des Systems können wir uns selbst schaden oder die immensen positiven Wirkungen, die wir ansonsten erfahren könnten, übersehen. Dieses Kapitel gibt einen Überblick über die Grundprinzipien, auf denen Ashtanga Yoga aufbaut, und erklärt, welche Auswirkungen Yoga auf Körper und Geist hat. Die charakteristische tiefe Atmung und die energetischen «Körperschlüsse» werden sowohl von einem anatomischen als auch feinstofflichen Standpunkt detailliert erklärt. Die Anwendung dieser Grundprinzipien trägt dazu bei, die in Kapitel 4 beschriebenen Körperhaltungen von einem Körpertraining in eine wirkliche Yogapraxis mit den damit verbundenen positiven Wirkungsweisen auf Körper, Seele und Geist zu verwandeln. Das Kapitel schließt mit zwei Mantras, die traditionell am Anfang und Ende einer Yogapraxis rezitiert werden.

Ashtanga Yoga verstehen

Ashtanga Vinyasa Yoga ist auf einem Fundament von zentralen Prinzipien aufgebaut, die in vielen Stilen des Hatha Yoga gelten, denen allerdings in diesem System eine besondere Stellung zukommt. Wenn Sie diese Prinzipien verstehen, so können Sie nicht nur die traditionelle Form dieser Praxis begreifen, sondern es ermöglicht Ihnen, die Form wenn nötig zu verändern, ohne ihre Essenz zu verlieren.

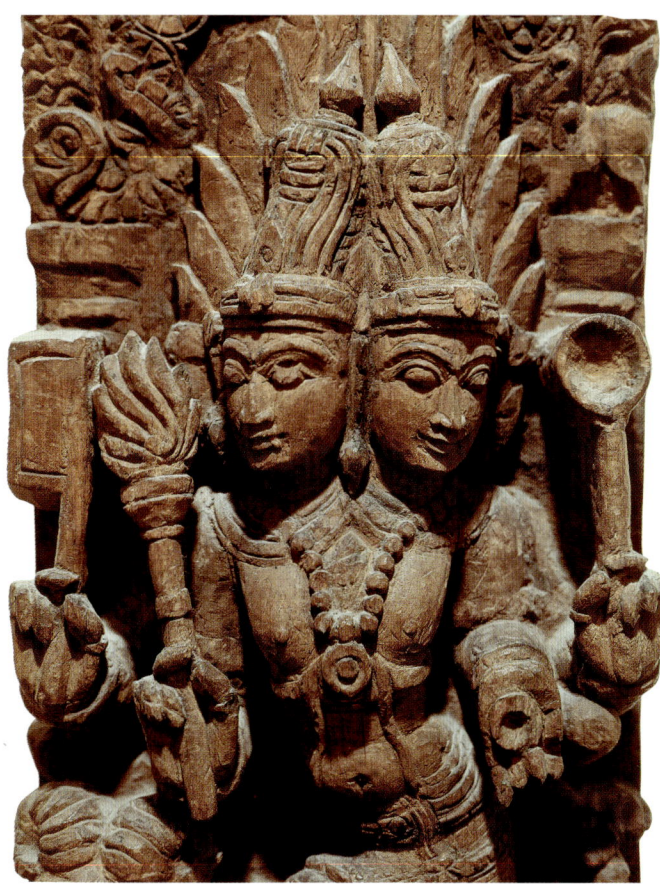

Agni, der vedische Feuergott, in einer südindischen Holzschnitzerei aus dem 17. Jh. v. Chr.

Die Körperhaltungen des Ashtanga Yoga sind so beeindruckend, dass wir uns manchmal so auf die technischen Details konzentrieren, dass wir alles andere rundherum vergessen. Die Grundprinzipien dieser Praxis bestehen aus der kombinierten Anwendung einer konstanten, regelmäßigen *Ujjayi*-Atmung, muskulärer Körperverschlüsse (*Bandhas*), der Verbindung von Atem und Bewegung beim Vinyasa und der ruhigen Ausrichtung des Blicks (*Drishti*). Die Kombination dieser kraftvollen Techniken, die den Rahmen für Ihre Praxis bilden, nennt man *Tristana*. Obwohl all diese Elemente auch in anderen Yogaformen praktiziert werden, sind deren Verbindung und Stellenwert in dieser Praxis einzigartig, denn genau diese Elemente untscheiden Ashtanga Yoga von einem Gymnastik- oder Stretching-Workout.

Hitze – Reinigung durch Feuer

Die reinigende und entgiftende Wirkung der Hitze während der Yogapraxis nennt man *Tapas*. Dieses Konzept ist in vielen Yogarichtungen und Yogatexten präsent. In manchen Yogastilen wird der Übungsraum stark aufgezeigt. In Ashtanga Yoga muss die Hitze innen erzeugt werden.

Die Hitze, die beim Üben von Ashtanga Yoga entsteht, hat eine stark reinigende und entgiftende Wirkung auf Ihren Körper und verbrennt mentalen, emotionalen und spirituellen Abfall. Die Hitze entspringt drei Quellen: der athletischen Natur der Bewegungen selbst, dem schnellen Rhythmus der Ashtanga-Yoga-Serie und dem kombinierten Einsatz der *Ujjayi*-Atmung und der *Bandhas* (siehe Seite 35–39).

Auf einem körperlichem Niveau macht die Hitze Ihren Körper viel flexibler. Wenn Muskeln und Gelenke gut aufgewärmt sind, werden sie biegsam und weich und dehnen sich viel weiter als normal. Dies ist bei Ashtanga Yoga besonders wichtig, da es Sie bei den Körperhaltungen, die viel Beweglichkeit verlangen, vor Verletzungen schützt. Das Schwitzen während des Yoga ist reinigend, da es Giftstoffe aus Ihrem Körper ausscheidet.

Hitze reinigt Geist und Seele ebenso wie den physischen Körper. Die Philosophie von Yoga lehrt, dass menschliche Wesen sowohl in einer feinstofflichen als auch physischen Form existieren. Der feinstoffliche Körper besitzt seine eigene Anatomie, die aus Energiebahnen (*Nadis*) und Energiezentren (*Chakras*) besteht. Im Bereich des Nabels befindet sich *Agni*, das Verdauungsfeuer. Die durch Yoga erzeugte Hitze schürt *Agni*, was zur Folge hat, dass »Verunreinigungen« wie emotionale Blockaden und mentale Muster verbrannt werden, wodurch die Energie wieder frei in der feinstofflichen Anatomie des Körpers fließen kann.

Bandhas: die Verschlüsse des Yoga

Der Begriff *Bandha* bezeichnet im Yoga eine Kontraktion der Muskeln und damit einen »Körperverschluss«. *Bandhas* erzeugen bestimmte Wirkungen auf körperlicher und feinstofflicher Ebene: Sie steigern die Körperkraft, entwickeln Muskelkontrolle, unterstützen die Wirbelsäule und regen den Fluss der feinstofflichen Energie an. Die starke Wirkung auf den Anstieg der feinstofflichen Energie ist nicht zu unterschätzen; in gewisser Weise ist es genau dieser Punkt, der diese Praxis überhaupt körperlich realisierbar macht.

Bei Ashtanga Yoga werden bei der Übung der Körperhaltungen drei *Bandhas* eingesetzt: *Mula*, *Uddiyana* und *Jalandhara Bandha*. *Mula* und *Uddiyana Bandha* werden bis zu einem gewissen Grad die gesamte Yogaeinheit lang gehalten. In vielen anderen Yogaschulen werden *Bandhas* nur in Verbindung mit Atemübungen, *Mudras* (Siegel) und Meditation – oder isoliert – eingesetzt.

Bandhas können leicht, mittel und stark kontrahiert werden. Anfangs kann man meist nur ein voll aktiviertes von einem nicht angespannten *Bandha* unterscheiden. Ist zum Beispiel Ihre Beckenboden- und Unterleibsmuskulatur schwach, können Sie die Kontraktion nur einige Sekunden lang halten, bevor Ihre Muskeln »nachgeben«. Man braucht Zeit und Übung, um die *Bandhas* wirklich präzise einsetzen zu können.

Es gibt viele Stellen in der Ersten Serie, wo eine Bewegung, die körperlich sehr anstrengend oder scheinbar unmöglich ist, machbar wird, wenn Sie dabei die *Bandhas* aktivieren. So werden die Arme bei vielen Stützpositionen oder beim Durchspringen bei Vinyasa (siehe Seite 70–73) oft als zu schwach oder kurz empfunden. In diesen Fällen gibt Ihnen das Anspannen der *Bandhas* sofort das Gefühl, leichter und kräftiger zu sein, wodurch die jeweilige Bewegung möglich wird.

Außerdem erhöht der Einsatz der unteren *Bandhas* indirekt Ihre Atemkapazität. Beim normalen Einatmen senkt sich das Zwerchfell von seiner bogenförmigen Ruheposition am Rand der Rippenbögen und drückt so den Bauch heraus. Sind Ihre unteren *Bandhas* angespannt, kann sich das Zwerchfell nicht wie üblich senken und den Bauch wölben. Stattdessen trifft Ihr Atem auf Widerstand und verteilt sich nach oben und außen in Ihrem Brustkorb. Dadurch blähen sich die Lungen voll auf und dehnen von innen her die Brustmuskulatur (interkostale Muskulatur). Diese Art der Atmung nennt man auch »verstärkte Brustkorbatmung«, die einen positiven und konzentrierten Geisteszustand hervorruft. Wenn Sie mehr über Atmung und *Bandhas* wissen wolllen, können Sie in David Coulters hervorragendem Buch *Anatomy of Hatha Yoga* (siehe Seite 139) nachlesen.

Mula Bandha: »Dammverschluss«

Der Sanskrit-Begriff *Mula* bedeutet »Wurzel«. Es ist allgemein anerkannt, dass dieses *Bandha* im Yoga von großer Bedeutung ist. Die Experten sind allerdings im Hinblick auf den genauen Einsatz der Techniken nicht vollkommen einig. Der Begriff bringt auch einige Übersetzungsschwierigkeiten mit sich. Manche Texte bezeichnen *Mula Bandha* als »Analverschluss«, was irreführend ist, da sich ein anderer Verschluss, *Ashwini Mudra* (Pferdesiegel), der ebenso die Kontraktion des Schließmuskels erfordert, von *Mula Bandha* unterscheidet. In der Ersten Serie von Ashtanga Yoga lernen wir, dass *Mula Bandha* die gesamte Praxis kontrahiert sein sollte (wenn Sie den Schließmuskel kontrahieren und dabei ein Vorbeuge machen, so werden Sie merken, dass dies unmöglich ist). Andere Experten beschreiben *Mula Bandha* als eine Kontraktion des Dammbereichs. Da dies meiner Sicht entspricht, beschreibe ich diese näher.

Mula Bandha besteht aus dem Hochziehen der Beckenbodenmuskulatur. Daraus entsteht ein Gefühl einer zentralen Kraft im Körper sowie mentaler und physischer Leichtigkeit. Der Begriff »Damm« (Perineum) bezeichnet den gesamten diamantförmigen Beckenbodenbereich (siehe Abbildungen auf Seite 37). Ihn bilden zwei Dreiecke, die durch eine zwischen den Sitzbeinhöckern (Tubera ischiadica) verlaufende Linie verbunden sind. Der Begriff steht ebenso für den kleinen Muskelfaserknoten in der Mitte des Beckenbodens, in den einige Muskeln münden. Genau diesen Bereich – speziell die zentrale Sehne des Perineums – müssen Sie beim *Mula Bandha* heben.

Trainieren Sie das *Mula Bandha* mit einigen einfachen statischen Haltungen, bevor Sie versuchen, es in der Bewegung zu aktivieren. Zuerst versuchen Sie den gesamten diamantförmigen Bereich (siehe Abbildung gegenüber) hochzuziehen. Am besten legen Sie sich dazu auf den Rücken und heben die Hüften etwas an, sodass Sie eine leichte Brückehaltung einnehmen. Spannen Sie die Gesäßmuskeln und den Beckenboden an, während Sie das Schambein Richtung Decke drücken. Versuchen Sie nun die gleiche Position zu halten und dabei allmählich die Gesäßmuskeln und Schenkel etwas zu lockern. Falls Sie es schaffen, diese Position mit dem Beckenboden zu halten, verwenden Sie dazu eine Form des *Mula Bandha* (eine eher plumpe Form, die sich allerdings mit Übung verfeinern lässt).

Es kann sein, dass die Muskeln in diesem Bereich eher unterentwickelt sind und es Ihnen anfangs schwerfällt, sie länger zu kontrahieren. Etwas Praxis kräftigt jedoch die Muskulatur rasch. Versuchen Sie dann zwischen dem vorderen Blasendreieck und dem hinteren Analdreieck zu unterscheiden. Setzen Sie sich dazu auf einen flachen Sitz, neigen Sie sich etwas nach vorne und versuchen Sie dabei den Beckenboden hochzuziehen. Dabei spüren Sie das Heben des Blasendreiecks stärker. Neigen Sie nun das Becken in die andere Richtung und lehnen Sie sich etwas zurück, dann sollten Sie stärker spüren, wie sich das Analdreieck hebt. Setzen Sie sich nun aufrecht hin und versuchen Sie die zentrale Sehne des Perineums hochzuziehen, während das Analdreieck weich und entspannt bleibt. Dies ist eine subtilere Version des *Mula Bandha*, die während einer Asana-Praxis unterschiedlich stark gehalten werden kann. Frauen spüren bei *Mula Bandha* die Kontraktion des vorderen Beckenbodenmuskels etwas höher (in der Gebärmutterhalsgegend) als Männer.

Probieren Sie nun das *Mula Bandha* bei einer Vorbeuge im Stehen oder einem abwärts blickenden Hund (siehe Seite 46–47) zu aktivieren. Die Perfektion der simultanen Kontraktion des vorderen Beckenbodens und der Entspannung des Anus benötigt Zeit, Konzentration und Übung.

Uddiyana Bandha: »hochfliegender« Verschluss

Der Begriff *Uddiyana Bandha* bezieht sich im Ashtanga Yoga auf das Hochziehen der unteren Bauchmuskulatur (unter dem Nabel), um die Wirkung des *Mula Bandha* zu erhöhen, den unteren Rücken kräftig zu unterstützen und die Energie im Körper hochsteigen zu lassen. In anderen Yogaschulen bezeichnet *Uddiyana Bandha* die totale Kontraktion des Bauches, während der Atem angehalten wird (was offenkundig Ihre Fähigkeit, verschiedene Körperhaltungen einzunehmen, etwas einschränkt).

Um das *Uddiyana Bandha* zu kontrahieren, ziehen Sie sanft die Muskeln unter dem Nabel ein und hoch. Dabei wird oft *Mula Bandha* gleichzeitig hochgezogen. Atmen Sie einige Male: Ihr Unterleib sollte beim Ein- und Ausatmen ruhig bleiben und der Brustkorb sich bei jedem Einatmen weiten. Obwohl *Mula Bandha* und *Uddiyana Bandha* eigene und getrennte Praktiken sind, so aktivieren Sie meist, wenn Sie sich auf eines konzentrieren, automatisch auch das andere.

Achten Sie darauf, beim Kontrahieren des *Uddiyana Bandha* nicht den Zwerchfellbereich und den unteren Brustkorb zu verspannen – beide Bereiche sollten stets weich bleiben.

Jalandhara Bandha: Kehlverschluss

Dies ist eine einfache Bewegung, bei der Sie den Brustkorb zum Kinn und das Kinn zum Brustkorb hinziehen. Dies drückt die Kehle zusammen und verhindert somit den Austritt von Atem und Energie durch Mund und Nase. Beim Ashtanga Yoga ergibt sich für gewöhnlich *Jalandhara Bandha* automatisch als Teil bestimmter Körperhaltungen – zum Beispiel in jeder Version des Schulterstandes (siehe Seite 105–109), da die Kehle dabei ganz natürlich durch den Winkel zwischen Kopf und Brustkorb verengt wird. Während *Jalandhara Bandha* setzen Sie eine sanfte Form der Ujjayi-Atmung ein.

POSITION DES *MULA BANDHA* BEI FRAUEN

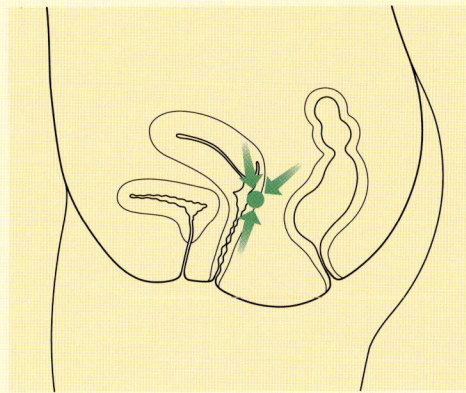

POSITION DES *MULA BANDHA* BEI MÄNNERN

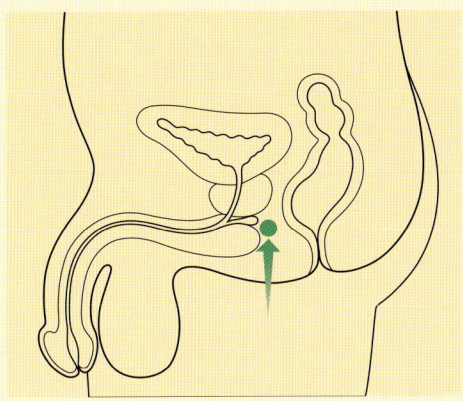

Der Einsatz von *Mula Bandha* bei der Ashtanga-Yoga-Praxis erleichtert viele Körperhaltungen. Diese zwei Querschnitte des weiblichen und männlichen Geschlechtsapparates verdeutlichen die Position von *Mula Bandha*, das bei Frauen etwas höher liegt.

DER WEIBLICHE BECKENBODEN

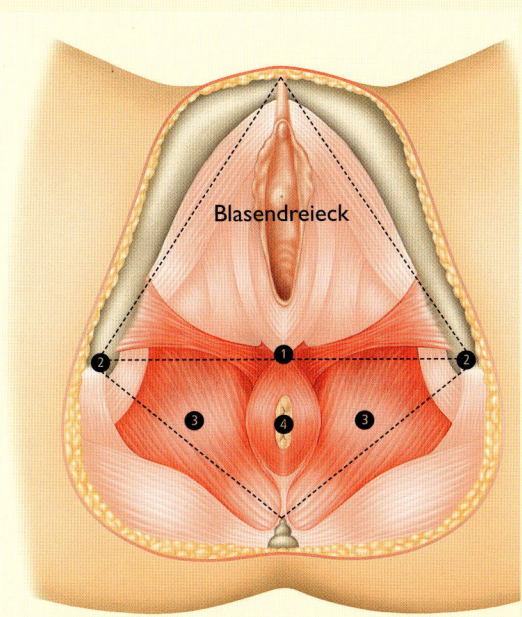

❶ zentrale Sehne des Beckenbodens

❷ Tubera ischiadica (Sitzbeinhöcker)

❸ Diaphragma pelvis, hinterer Teil

❹ Anus

DER MÄNNLICHE BECKENBODEN

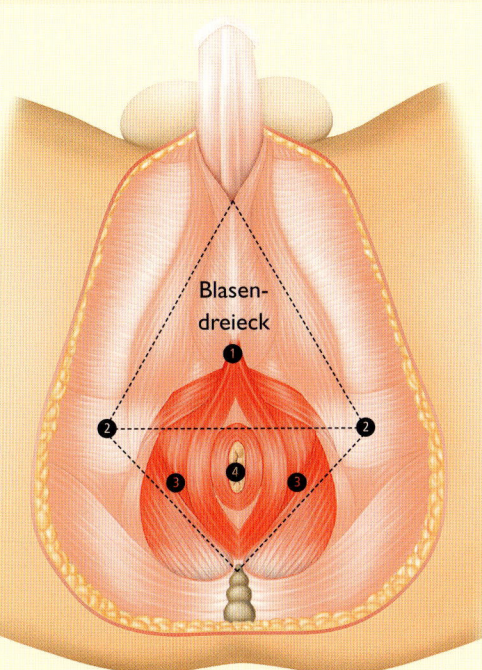

Der Einsatz von *Mula Bandha* involviert das Hochziehen des Beckenbodens, ein diamantförmiger Bereich aus zwei Dreiecken, die durch eine Linie zwischen den Sitzbeinknochen geteilt sind. Die zwei Querschnitte zeigen die Beckenbodenanatomie von Frau und Mann.

> **UJJAYI-ATMUNG**
>
> Setzen Sie sich in aufrechter Position bequem hin und atmen Sie einige Male normal durch. Dann atmen Sie durch den Mund ein und aus und machen beim Ausatmen ein langes »hah«-Geräusch, als würden Sie einen Spiegel anhauchen wollen. Achten Sie darauf, wie dieses sich im Hals anfühlt. Schließen Sie den Mund, atmen Sie normal durch die Nase ein und versuchen Sie das »hah«-Geräusch zu wiederholen, während Sie diesmal durch die Nase ausatmen. Dies sollte einen sanften Zischlaut ergeben, der dem Geräusch ähnelt, das Sie hören, wenn Sie eine Muschel ans Ohr halten, um das Meeresrauschen zu hören. Wiederholen Sie dies mehrmals. Danach versuchen Sie denselben Laut auch beim Einatmen zu erzeugen. Beim Einatmen ist er etwas höher im Hals spürbar als beim Ausatmen und besitzt eine etwas andere Tonqualität. Wiederholen Sie dies einige Atemzüge und kehren Sie dann entspannt zur normalen Atmung zurück.
>
> Sobald Ihnen die *Ujjayi*-Atmung vertrauter ist, achten Sie darauf, dass jeder Atemzug gleich lang ist und das Einatmen genauso lange dauert wie das Ausatmen (zählen Sie still mit), dass der Kiefer und die Zunge locker und entspannt sind und kein Druck, Keuchen oder Seufzen beim Atmen auftreten.
>
> Anfangs kann es anstrengend sein, sich darauf zu konzentrieren, die *Ujjayi*-Atmung beizubehalten und in dieser Art zu atmen. Mit regelmäßiger Übung automatisiert sich jedoch die *Ujjayi*-Atmung, und es wird Ihnen leicht fallen, sie Ihre gesamte Yogapraxis beizubehalten.

Ujjayi: die siegreiche Atmung

Ashtanga Yoga setzt konstant nur eine Form von *Pranayama* (Atemlenkung) ein, die *Ujjayi*-Atmung, was siegreiche Atmung bedeutet. Die *Ujjayi*-Atmung wird während der gesamten Ashtanga-Yoga-Serie ohne Pause praktiziert. Dabei wird der Luftstrom in Ihrer Luftröhre verengt, wodurch der Luftstrom in und aus Ihrem Körper exakt gesteuert werden kann.

Ashtanga-Yoga-Haltungen sind sehr fordernd, und die *Ujjayi*-Atmung unterstützt Sie bei deren Durchführung. Sie erhöht die Lungenkapazität (die Ihnen, auch wenn Sie nicht Yoga praktizieren, zu einer volleren, tieferen und regelmäßigeren Atmung verhilft), erzeugt ein Wärmegefühl im Körper, sodass Sie die Muskeln, ohne sich zu verletzen, dehnen können (falls Sie die gleiche Position ohne *Ujjayi*-Atmung einnehmen, scheint Ihr Körper nicht genauso warm oder biegsam zu werden) und erhöht die entgiftende Natur der Stellungen. Die *Ujjayi*-Atmung bringt auch mentalen Nutzen: Die sanften Laute sind beruhigend und geben Ihrer Praxis einen gleichmäßigen Rhythmus und den geistigen Fokus, den Sie benötigen, um Ihre Konzentration nach innen zu lenken und einen meditativen Zustand zu erreichen.

Falls Sie beim Trainieren normal weiteratmen, so wird Ihre Atemfrequenz automatisch schneller, um die Anstrengung zu bewältigen. Praktizieren Sie die *Ujjayi*-Atmung, so können Sie die Länge und den Druck beim Ausatmen sehr genau regulieren. Dies erlaubt Ihnen, den Atem zu kontrollieren und sogar bei anstrengenden Übungen nicht ins Keuchen zu kommen. Fortgeschrittene Ashtanga-Yoga-Ausübende können die gesamte Erste Serie ausführen und dabei gleichmäßig und rhythmisch atmen. Dies fördert die Ruhe des Geistes, selbst in den körperlich anstrengendsten Körperhaltungen.

Ashtanga Yoga ohne *Ujjayi*-Atmung lässt die Körperhaltungen mehr einem Gymnastik-Training ähneln. Einfach gesprochen macht der kontinuierliche, gleichmäßige Fluss der *Ujjayi*-Atmung Ihre Ashtanga-Praxis erst zu Yoga.

Wenn Sie die *Ujjayi*-Atmung während des Einsatzes der unteren *Bandhas* (siehe Seite 35–37) anwenden, werden Sie bemerken, wie schnell dies in Ihrem Körper Hitze erzeugt. Innere Hitze (siehe Seite 34) ist ein charakteristisches Merkmal einer Ashtanga-Yoga-Praxis. Laut der yogischen Lehre gibt es zwei Arten von *Prana* (Energie), die im Körper in entgegengesetzte

Richtung fließt: das aufwärtsströmende *Prana* und das abwärtsströmende *Apana*. Wenn Sie alle *Bandhas* und die Ujjayi-Atmung einsetzen, so wird die abwärtsgerichtete Kraft von *Apana* hoch- und die aufwärtsgerichtete Kraft von *Prana* hinuntergepresst. Dies erzeugt Verbrennungsenergie im Körperzentrum an der Stelle, die *Agni* (Feuer) genannt wird, wo Hitze entsteht. Probieren Sie es selbst aus: Atmen Sie normal und dann einige Male in der Ujjayi-Atmung mit Einsatz der *Bandhas* und achten Sie darauf, ob Ihnen wärmer wird – die Wirkung ist nahezu sofort spürbar!

Drishti

Der Begriff *Drishti* geht auf das Wort *dris* im Sanskrit zurück, das »sehen« bedeutet. Es wird gemeinhin mit »Blickpunkt« übersetzt und bezieht sich auf die Richtung, in welche Sie während jeder Haltung blicken. *Drishti* kann jedoch ebenso Einsicht oder Richtung der Gedanken bedeuten. Die neun traditionellen Blick- oder Konzentrationspunkte (*Drishtis*) sind: *Nasagrai* – die Nasenspitze; *Broomadhya* – das Dritte Auge (*Ajna Chakra*); *Nabi chakra* – der Nabel; *Hastagrai* – die Hand; *Padhayoragrai* – die Zehen; *Parsva* – links; *Parsva* – rechts; *Angusta ma dyai* – der Daumen; *Urdhva* oder *Antara* – nach oben.

Das Starren auf einen bestimmten Punkt wie etwa die Nasenspitze hilft Ihnen, sich während einer Haltung zu konzentrieren und das Gleichgewicht zu halten. Im Ashtanga Yoga hat jede Stellung einen bestimmten Blickpunkt oder *Drishti* – diese werden bei jeder Stellung in Kapitel 4 angegeben. Falls Ihnen ein bestimmter *Drishti* schwerfällt oder den Nacken verspannt, konzentrieren Sie sich mental auf diesen *Drishti*, während Sie dabei auf Ihre Nase oder geradeaus blicken. Auf Seite 78–82 blicke ich beispielsweise auf meine Nasenspitze statt auf meine Zehen. So könnte es anfangs besser sein, vorläufige Änderungen bei der praktischen Ausführung der *Drishti* vorzunehmen, bis Sie diese ohne unnötige Belastung durchhalten können.

Der von David Coulter in *The Anatomy of Hatha Yoga* geprägte Begriff der verstärkten Brustkorbatmung (siehe Seite 35) beschreibt eine tiefe Brustkorbatmung, die während der *Asana*-Praxis eingesetzt wird. Sie wird durch den Einsatz von *Ujjayi*- und *Bandha*-Techniken noch verstärkt.

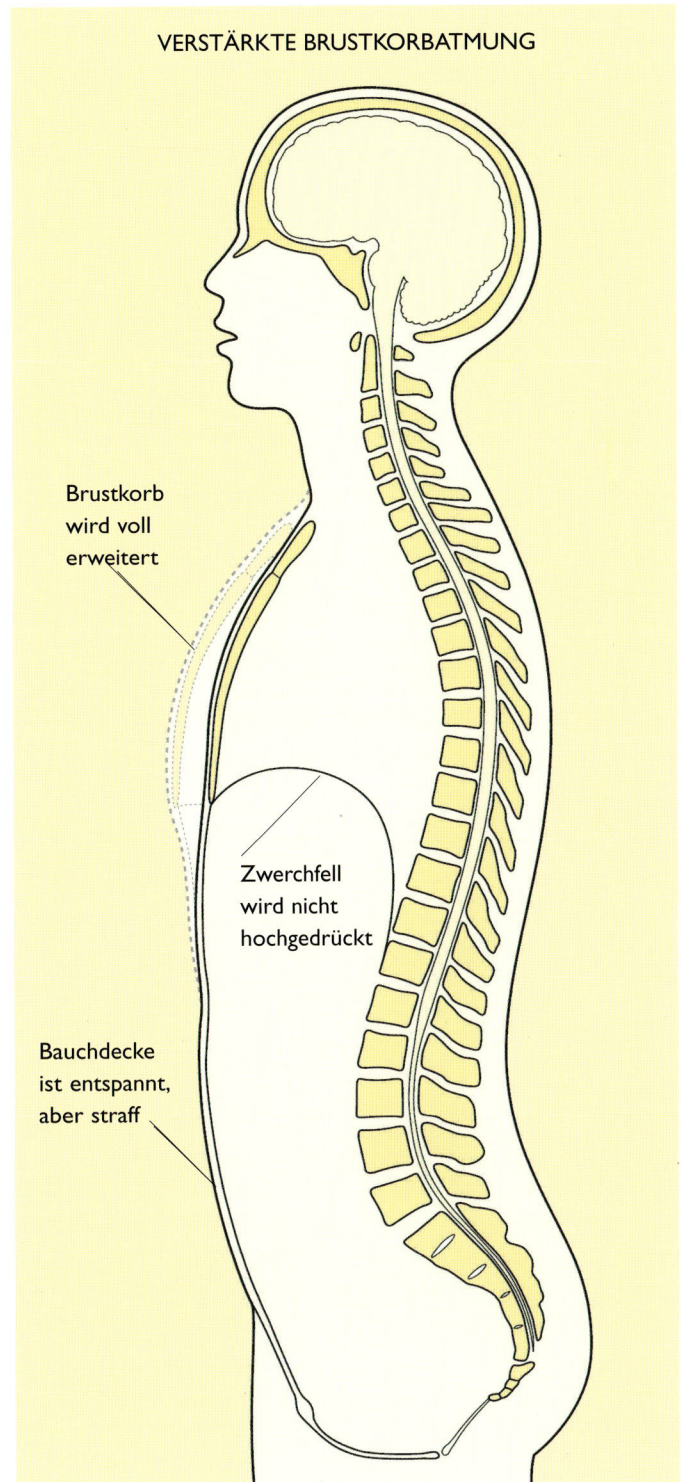

VERSTÄRKTE BRUSTKORBATMUNG

Brustkorb wird voll erweitert

Zwerchfell wird nicht hochgedrückt

Bauchdecke ist entspannt, aber straff

Meditation in Bewegung

Einer der therapeutisch wichtigsten und schönsten Aspekte des Ashtanga Yoga liegt darin, eine Meditation in der Bewegung zu sein. Das Konzept der Bewegungsmeditation ist in traditionellen spirituellen Praktiken gängig, zum Beispiel in der gehenden Meditiation oder in Tai Chi. Sobald Sie die Erste Serie gelernt haben, können Sie diese, ohne zu »denken«, wiederholen, und dies beruhigt den Geist tiefgehend. Sie können dadurch Ihre Aufmerksamkeit nach innen lenken und sich auf das gleichmäßige rhythmische Geräusch der Atmung konzentrieren.

Das fünfte, sechste und siebente Glied von Yoga (siehe Seite 18–19) sind Sinnesausblendung, Konzentration und Meditation. Ashtanga Yoga umfasst all diese Elemente innerhalb der Praxis. Die Sinnesausblendung bezeichnet den Prozess, den normalerweise nach außen gerichteten Fokus der Sinne nach innen zu kehren, um auf das Geräusch des Atems zu lauschen, die Augen auf einen bestimmten Blickpunkt (*Drishti*; siehe Seite 39) zu richten und die Bewegung des Körpers zu fühlen. Die Sinnesausblendung leitet einen Zustand der Konzentration ein, bei dem all Ihre Geisteskraft auf den Gegenstand der Konzentration – die Yogaserie, die Sie gerade üben – gelenkt wird. Meditation ergibt sich automatisch aus der Konzentration, sobald sich Ihr geistiger Fokus vertieft. Sie können soweit darin aufgehen, dass Sie sich selbst nicht mehr von Ihrem Gegenstand der Konzentration differenzieren und so *Samadhi*, das achte Glied, erreichen: den überbewussten Zustand. Es gibt verschiedene Grade des meditativen Zustandes – oft fallen Sie beim Spazierengehen in eine leichte Meditation. Eine anerkannte Art, ein Problem zu lösen, ist »eine Runde um den Häuserblock zu gehen«. Repetitive Bewegungen befreien den Geist und geben ihm Raum, sich frei zu entfalten.

Den Geist zur Ruhe bringen

Wenn Sie mit der Ersten Serie vertraut sind, kennen Sie wahrscheinlich den Geisteszustand, den diese hervorrufen kann. Es ist, als würden Sie auf Autopilot schalten – nicht achtlos und stumpf, sondern auf sehr introspektive und bedachtsame Weise. Ein Teil Ihres Geistes löst sich dabei von der Durchführung der Körperhaltungen und erlaubt Ihnen, sich selbst mit objektivem und neutralem »Blick« zu betrachten. Dadurch verebbt der ständige »Lauf« der Gedanken in Ihrem Geist und gibt einem Gefühl von Frieden, Ruhe und Gelassenheit Raum. Wenn Sie sich am Ende Ihrer Praxis ruhig hinlegen, können Sie einen glückseligen Geisteszustand bar jeglicher Gedanken erreichen. Ihr Geist ruht entspannt im Körper und ist gleichzeitig völlig wach und bewusst.

Es gibt Wege, um die meditativen Aspekte von Ashtanga Yoga voll auszuschöpfen. Dies hilft Ihnen erstens, sich vom Leistungsdruck zu lösen – im Yoga

Wenn Sie sich nach Ihrer Yogapraxis in der Totenstellung auf den Boden legen, können Sie ganz automatisch in einen meditativen Zustand fallen.

VINYASA - DER VERBINDENDE FADEN

Eines der bestimmende Merkmale von Ashtanga Yoga ist die Verbindung aller Körperhaltungen durch eine Sequenz von Bewegungen, die im Sanskrit als Vinyasa (was die Ordnung, Bewegung oder Position von Gegenständen bedeutet) bezeichnet werden. Diese Bewegungen bilden den verbindenden Faden zwischen den Körperhaltungen, die die Yogapraxis flüssig und nahtlos machen, was wiederum einen ruhigen und meditativen Geisteszustand fördert.

Vinyasa sind in der Ersten Serie auch wichtige Gegenpositionen, ohne die die Körperhaltungen eine unausgeglichene und unangenehme Serie ergeben würden. Speziell der aufwärts blickende Hund in Vinyasa als starke Rückwärtsbeuge bildet eine wichtige Gegenposition zu der reichen Vielfalt an Vorbeugen in der Ersten Serie. Man kann sich Vinyasa als das Sauberwischen der Tafel vorstellen, bei dem Ihr Körper wieder ausgestreckt und die Wirbelsäule wieder ausgerichtet wird. Man kann Vinyasa auch als das Fleisch auf den Knochen der Körperhaltungen betrachten. Angeblich besagt die *Yoga Kurunta* (siehe Seite 12): »Oh Yogi, mache kein Yoga ohne Vinyasa.«

Vinyasa ist unauflösbar mit dem Atem verbunden. Der stete Rhythmus des Atems gibt die Geschwindigkeit und Dauer jeder Bewegung vor – die beiden bilden ein harmonisches Ganzes. Meditation auf Basis des Atems ist eine der einfachsten und lohnendsten Meditationspraktiken und dem Ashtanga Yoga inhärent – Sie müssen nur auf das Geräusch jedes Atemzugs hören, als ob Sie auf eine innere Uhr hören.

geht es nicht um perfektes oder spektakuläres athletisches Können. Achten Sie nicht darauf, wie Sie auf andere Leute wirken. Konzentrieren Sie sich auf die inneren Aspekte des Yoga – sehen Sie es als Weg, wieder zu sich selbst zu finden. Zweitens, konzentrieren Sie sich auf den Rhythmus, die Dauer und Qualität Ihres Atems, denn dieser verbindet Ihren Geist mit dem Körper und fungiert als Antriebskraft im *Prana*-Fluss (siehe Seite 38). Ihr Atem ist der Schlüssel, um Ihren Geist zur Ruhe zu bringen. Wenn Sie genau hinhören, so sagt er Ihnen alles, was Sie wissen müssen.

Allgemein gesprochen wird Ihre Atmung schwer und unregelmäßig, wenn Sie mit einer Körperhaltung kämpfen. Eine gute Weise, die meditative Qualität Ihrer Praxis und eine tiefere und leichtere Atmung zu entwickeln, liegt darin, die Qualität Ihrer Atmung über die Intensität Ihrer Anstrengung zu stellen.

Langsam arbeiten

Wenn Sie mit Ashtanga Yoga beginnen, finden Sie es möglicherweise schwierig, einen meditativen Zustand zu erreichen, da die Körperhaltungen an sich körperlich sehr anstrengend sind. Anfänglich werden Sie wohl eher mit Drücken und Ziehen, Schnaufen und Keuchen und weniger mit der Verfeinerung der Atmung und der Körperhaltung beschäftigt sein. Später, mit fortgeschrittenem Können, wird Ihnen eine Verwandlung auffallen. Sie werden bei einigen Haltungen ein angenehmes Gefühl der Leichtigkeit empfinden, das sich mit der Zeit auf andere ausdehnt. Sehr geübte Yogapraktizierende finden meistens jede Position sehr leicht und angenehm. Sie scheinen mit großer Sorgfalt und Präzision durch die ganze Serie zu gleiten und berichten von großer mentaler Klarheit und Ruhe.

Als Anfänger ist Geduld nötig. Üben Sie in Ihrem eigenen Tempo. Lassen Sie sich von niemandem in einen Wettstreit ziehen, um die nächste Position oder Serie zu beginnen. Denken Sie nicht daran, wohin Sie gehen – seien Sie sich nur bewusst, wo Sie gerade sind!

Wenn Sie der meditative Aspekt von Ashtanga näher interessiert, ist es sinnvoll, ab und zu eine »einfache« Praxis zu machen: etwa nur die Varianten des Sonnengrußes (siehe Seite 46–53), zehn von jeder, um einen stabilen Rhythmus zu entwickeln. Am Ende jeder Praxis rasten Sie einige Minuten länger, als Sie es für nötig halten – lassen Sie Ihren Geist in tiefer Entspannung ruhen.

Eröffnungs- und Schlussmantra

Gemäß der Tradition ist es üblich, am Anfang und Ende einer Ashtanga-Yoga-Praxis ein Eröffnungs- und Schlussmantra in Sanskrit zu rezitieren. Die beiden Mantras sind Gebete, die den Wunsch nach Heilung und Wohlstand ausdrücken und die Rolle der Lehrer, speziell jener Patanjalis, in der Yoga-Linie würdigen.

Das Eröffnungsmantra besteht aus zwei *Slokas* (Strophen oder Versen) aus verschiedenen Quellen. Die ersten vier Zeilen stammen aus dem Werk *Yoga Taravali*, das Adi Sankara zugeschrieben wird, der um 700 v. Chr. viele Kommentare und Texte verfasste. Es ist ein sehr interessanter Text über Yoga, der erst kürzlich in einer Übersetzung von TKV Desikachar und seinem Sohn Kausthub nach dem Originaldiktat von Krishnamacharya (siehe Seite 14–15) publiziert wurde. Diese Worte werde als demütige Anerkennung der langen Tradition von Lehrern, die vor uns lebten, dargebracht – ein traditioneller indischer Brauch, um die Praxis feierlich einzuleiten. Das Gift von *Samsara* ist das Leid der vorbestimmten Existenz, mit allen geistigen, körperlichen und spirituellen Problemen, denen wir ausgesetzt sind und die mit Yoga überwunden werden können.

Der zweite Teil scheint auf ein längeres, oft rezitiertes Patanjali gewidmetes Gebet zurückzugehen, das wahrscheinlich aus dem 18. Jahrhundert stammt. Patanjali, der Verfasser der *Yoga Sutras*, gilt als der Meister unter den großen Lehrern und wird in diesem *Sloka* als symbolische Inkarnation von Adisesa (Siva) als weiß mit tausend Köpfen beschrieben. Götter werden oft mit einer vielköpfigen Kobra, die sich hinter ihren Köpfen als schützender Baldachin erhebt, dargestellt. Er hält ein Horn (Meerschnecke), was als Musikinstrument gegen Dämonen verwendet wurde und den unendlichen Raum versinnbildlicht. Der Diskus ist ein rotierendes Lichtrad (ein *Chakra*), Symbol des Kreislaufs von Leben und Tod und der unendlichen Zeit. Das Schwert verkörpert Weisheit und Wissen im Kampf gegen die Unwissenheit. BKS Iyengar zitiert denselben Vers als Anrufungsgebet sowohl am Anfang seines wegweisenden Texts *Licht auf Yoga* und in seinem späteren Werk *Der Urquell des Yoga. Die Yoga Sutras des Patanjali erschlossen für den Menschen von heute* (siehe Seite 139).

Das Schlussmantra leitet sich aus dem bekannten indischen Epos *Ramayana* ab. Es handelt sich hier um eine sehr wörtliche Übersetzung. Kühe und Brahmanen gelten als heilig; daher das Gebet für deren Gedeihen. Glück, Gesundheit und Wohlbefinden werden der ganzen Menschheit und natürlichen Welt gewünscht. Menschen in Machtpositionen werden dazu angehalten, dem »rechten Weg« zu folgen und weise zu herrschen.

Am Anfang und Ende beider Mantras wird die heilige Silbe OM wiederholt, da sie als Wurzelmantra für alles andere gilt. Es heißt, schon die Wiederholung dieser einzigen Silbe könne zu spiritueller Transzendenz führen. Es ist ein herrlicher, nachschwingender Ton, der den ganzen Körper in tiefe Vibration versetzt, die das Gemüt erhellt. Gemäß der Tradtion ist OM der Ton des Universums – wir müssen nur lauschen, um ihn in unserem Herzen zu hören.

Die Mantras geben Ihrer Praxis einen klaren Anfang und ein klares Ende, umgeben und umschließen sie und erschaffen so einen besonderen Raum, in dem Ihre Praxis passiert. Sie stellen eine wirkungsvolle Art dar, Ihre Yoga-Zeit vom Rest Ihres Lebens abzugrenzen. Sie machen Yoga zu einem Ritual und erweisen ihm das gebührende Gewicht und den angemessenen Respekt.

Sie brauchen einen Lehrer, um das Mantra zu lernen. Die traditionelle Art, das Mantra zu rezitieren, ist die charakteristisch flache Weise der Brahmanenpriester. Ich habe jedoch auch schon melodischere und gesungene Versionen von einigen Ashtanga-Yoga-Lehrern und -schülern gehört. Unabhängig von der Art der Rezitation der *Mantras* wird dem Klang des Sanskrit heilige Qualität zugesprochen (ähnlich wie Latein in Europa als heilig galt). Selbst wenn Sie die Worte nicht verstehen, so erzeugt der simple Akt des Rezitierens eine positive Kraft.

Es ist nicht wesentlich, die Mantras zu rezitieren. Sie sind Teil der hinduistischen Lehrer-Tradition, die für Sie nicht von Bedeutung sein mag. Sie könnten die Mantras auch durch Gebete aus Ihrer eigenen religiösen oder spirituellen Tradition oder einer positiven Affirmation, die für Sie bedeutsam ist, ersetzen.

Eröffnungsmantra

Om
Um das vom Gift von *Samsara* ausgelöste
Delirium zu lindern, verbeuge ich mich
vor den Lotosfüßen der Meister,
die die Freude, das Selbst zu erkennen, wecken.
Sie sind die besten Ärzte
gegen das Gift.

Ich verbeuge mich vor Patanjali, der weiß ist
und tausend Köpfe und bis zu seinen Armen
einen menschlichen Körper trägt und
Muschelhorn, Diskus und Schwert hält.
Om

Schlussmantra

Om
Möge es allen Wesen wohlergehen!
Mögen die Herrscher der Erde
die Welt durch den rechten Weg beschützen.
Mögen Kühe und Brahmins
immer wohlgedeihen.
Möge die ganze Welt
immer glücklich sein.
Om

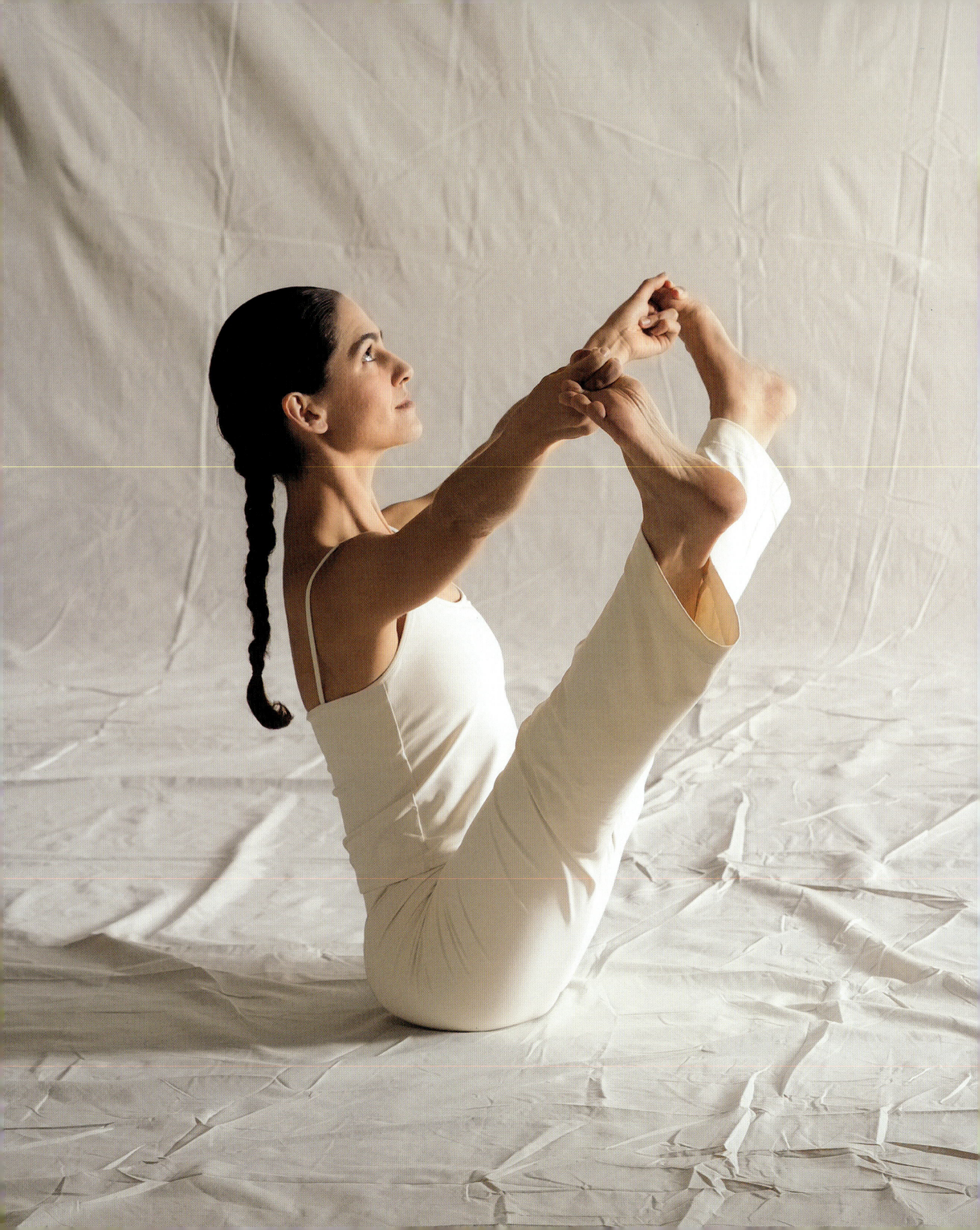

Kapitel 4

Ashtanga-Vinyasa-Haltungen

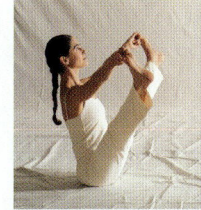

Dieses Kapitel enthält Fotografien und Beschreibungen jeder Haltung der Ersten Serie in der richtigen Reihenfolge. Ich biete dabei für jede Stellung eine oder mehrere angepasste Übungsvarianten, die Sie probieren können, wenn Ihnen die klassische Körperhaltung zu schwierig ist. Die Serie gliedert sich in vier Teile. Die Varianten des Sonnengrußes dienen einerseits dem Aufwärmen und stellen andererseits auch den Kern der Praxis dar, da diese in Form von Vinyasa während der gesamten Praxis vorkommen. Standhaltungen entwickeln Standfestigkeit und Stabilität. Sitzende Haltungen vertiefen die Praxis und Feinabstimmung von Körper und Geist. Die vierte und damit abschließende Sequenz dient dazu, am Ende der Praxis wieder Balance und Harmonie herzustellen. Zum Nachschlagen finden Sie die gesamte Serie überblicksmäßig auf siehe Seite 122–129. Zusätzlich habe ich eine kurze Praxis für Anfänger und eine etwa 40–50 Minuten dauernde Praxis für Anfänger und Fortgeschrittene zusammengestellt, die Sie, wenn nicht genug Zeit für die ganze Serie ist, üben können. Bitte lesen Sie Kapitel 3 und 4, bevor Sie mit den im Buch genannten Übungen beginnen, da Sie dort die Hintergrundinformation finden, um sicher und nutzbringend eine Eigenpraxis aufbauen zu können.

Surya Namaskara A

SURYA = Sonne; NAMASKARA = Gruß

Dies ist der erste vollständige Sonnengruß des Ashtanga Vinyasa Yoga. Wiederholen Sie die Sequenz fünf Mal am Beginn Ihrer Praxis, um den Körper aufzuwärmen. Wenn Ihnen kalt ist, machen Sie mehr, als Anfänger weniger.

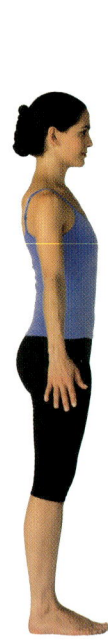

Mit geschlossenen Beinen und seitlich gestreckten Armen beginnen. Das ist *Samasthiti*.

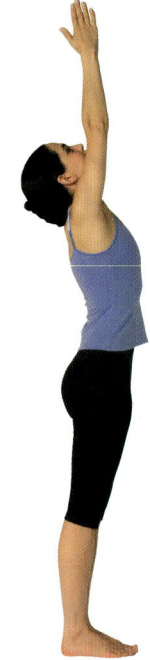

1: Einatmen, Arme über den Kopf heben und die Handflächen aneinanderlegen.

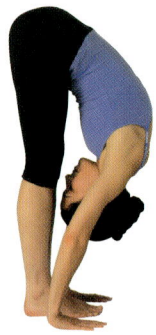

2: Ausatmen, sich aus der Hüfte vorbeugen und die Hände neben den Füßen auf den Boden legen. Das ist *Uttanasana*.

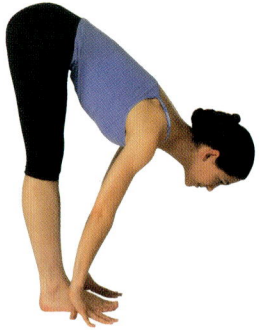

3: Einatmen, Brustkorb heben und öffnen. Nach vorne blicken und die Hände am Boden lassen.

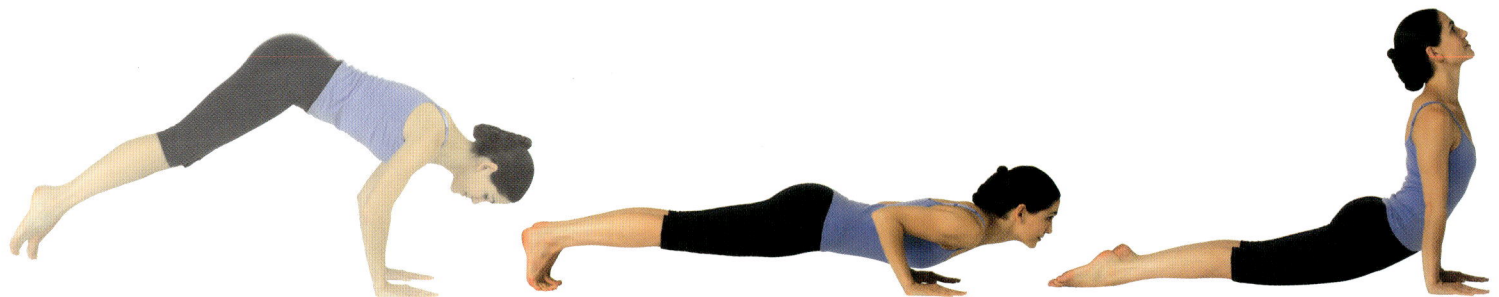

4: Beim Ausatmen zurückspringen.

5: Ellbogen beugen, Körper parallel zum Boden hin senken. Nach vorne blicken. Das ist *Chaturanga*.

6: Einatmen, über die Zehen abrollen, in den aufwärts blickenden Hund hochdrücken. Das ist *Urdhva Mukha Svanasana*.

SURYA NAMASKARA A 47

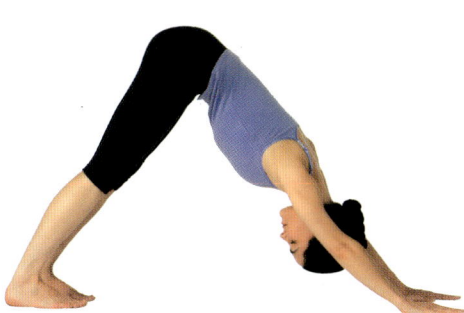

7: Ausatmen, Hüfte hochdrücken, Schultern sind breit. Über die Zehen in den abwärts blickenden Hund abrollen. Fünf Atemzüge halten. Das ist *Adho Mukha Svanasana*.

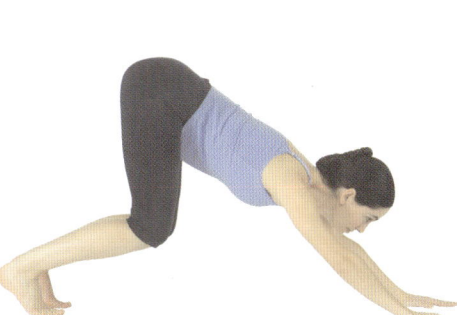

8: Einatmen, zwischen die Hände blicken und auf den Sprung vorbereiten.

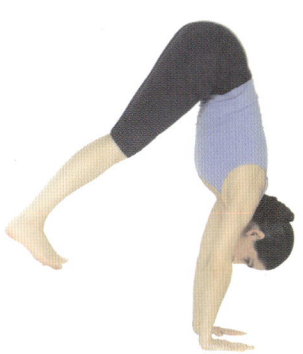

9: Hüften so hoch als möglich heben und dabei im Sprung Beine zwischen die Hände ziehen.

🕉 Atmen Sie trotz der Anstrengung während *Surya Namaskara* fließend und gleichmäßig. Synchronisieren Sie Atem und Bewegung. Allgemein atmen Sie bei öffnenden oder aufwärtsstrebenden Bewegungen ein und bei vornüberbeugenden Bewegungen aus.

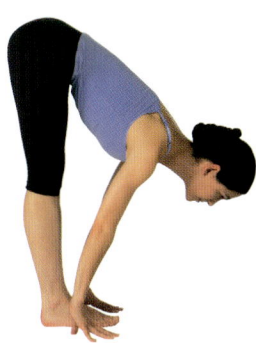

10: Brustkorb heben und aufblicken.

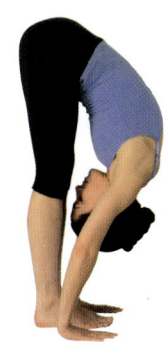

11: Ausatmen, den Kopf zu den Schienbeinen ziehen. Das ist *Uttanasana*.

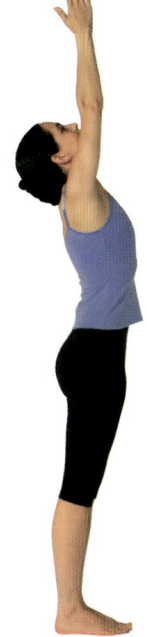

12: Einatmen, den Körper wieder aufrichten und die Arme überkopf bringen.

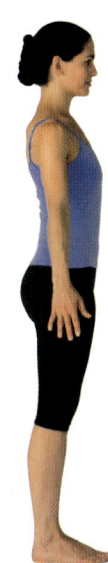

13: Ausatmen, zurück in die Anfangsposition: *Samasthiti*.

Surya Namaskara A – Übungsvarianten

SURYA = Sonne; NAMASKARA = Gruß

Für *Surya Namaskara* A bedarf es etwas Kraft und Flexibilität. Falls Sie sich noch zu schwach oder ungelenkig fühlen, probieren Sie eine der beschriebenen Varianten, statt den Körper in eine Haltung zu zwingen.

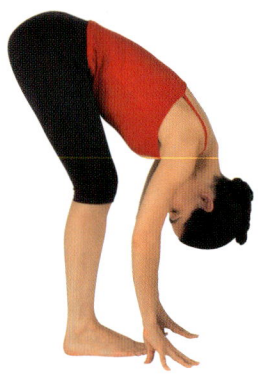

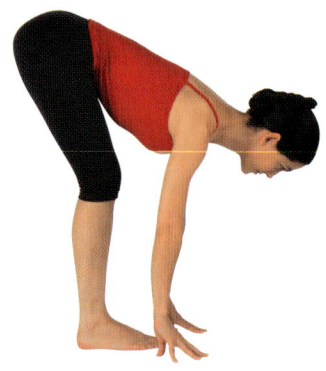

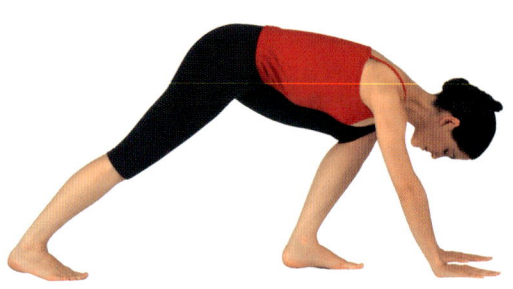

1: Falls Vorbeugen mit gestreckten Beinen nicht möglich ist, Beine beugen. Das Ausstrecken der Wirbelsäule ist wichtiger als die Dehnung der Kniesehnen.

2: Waren die Beine in der vorigen Position gebeugt, lassen Sie diese auch beim Heben des Brustkorbs in dieser Position gebeugt.

3: Falls Sie nicht nach hinten in *Chaturanga* springen können, steigen Sie zurück, bis Sie aufgewärmt sind oder mehr Kraft aufgebaut haben.

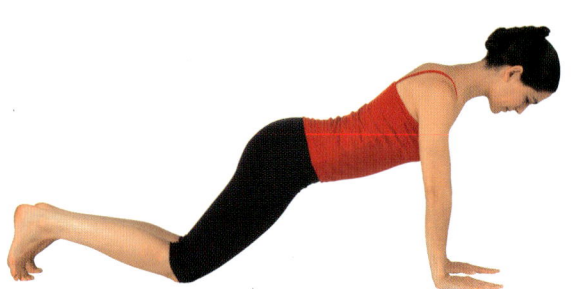

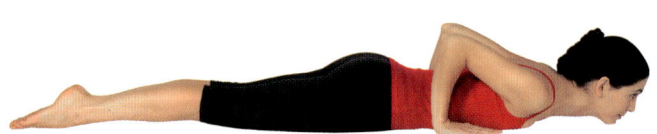

4: Falls Sie *Chaturanga* nicht halten können, bringen Sie zuerst die Knie zu Boden und senken dann den Brustkorb.

5: Achten Sie darauf, den Körper als Ganzes zu senken, statt zuerst die Hüften und dann erst den Brustkorb zu senken – dies belastet den unteren Rücken.

🕉 Da alle Varianten des Sonnengrußes die Basis des Ashtanga Vinyasa Yoga bilden, ist es wichtig, diese kraftvoll, sanft und sicher zu üben. Laut Patanjali (siehe Seite 18–19) sollte jede Stellung über beide Qualitäten von Stärke und Sanftheit verfügen: *Sthira Sukha Asanam*. Drängen Sie sich nicht, alle Variationen des Sonnengrußes sofort zu erlernen, und wenn Sie eine Stellung zu schwierig finden, ändern Sie diese ab. Wenn Sie in dieser vorbereitenden Sequenz keine gute Technik aufbauen, riskieren Sie Verletzungen. Üben Sie mit geduldiger Ausdauer.

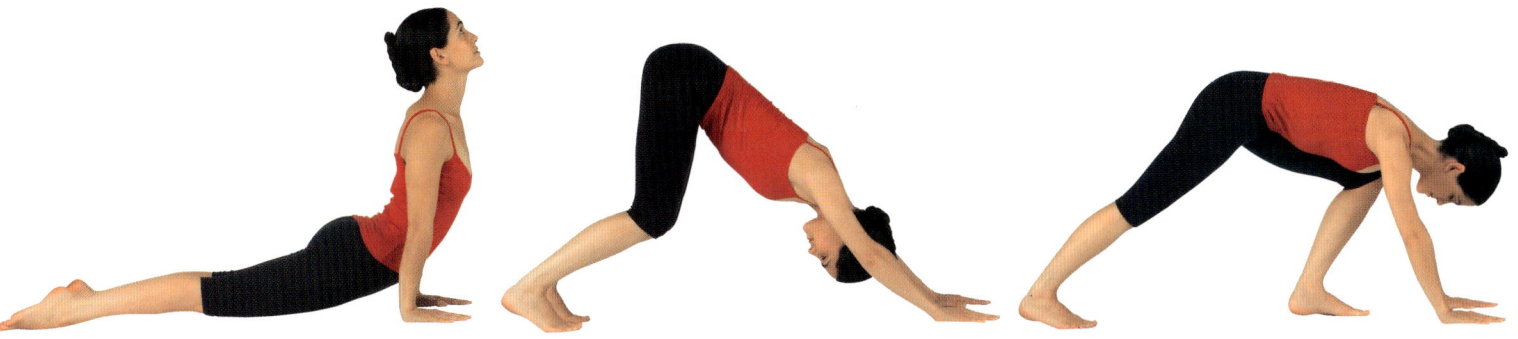

6: Belastet der aufwärts blickende Hund zu sehr den unteren Rücken oder die Schultern, lassen Sie die Knie am Boden und drücken beim Aufrichten das Schambein fest Richtung Boden.

7: Beim abwärts blickenden Hund können Sie die Beine entlasten, indem Sie die Knie beugen. Dadurch lässt sich der Rücken besser strecken. Üben Sie diese Variante, bis die Beine flexibler geworden sind.

8: Sie können auch nach vorne in die Standposition steigen, statt zu springen.

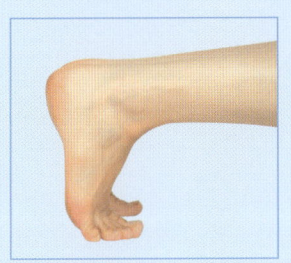 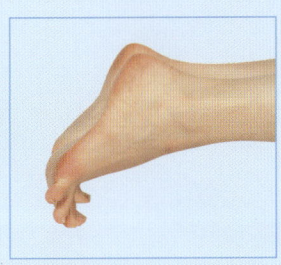 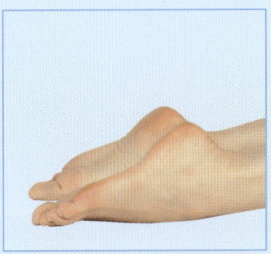

Diese Bilder zeigen das Abrollen der Zehen von *Chaturanga* in *Urdhva Mukha Svanasana* (aufwärts blickender Hund). Sie benötigen dazu etwas Flexibilität in den Füßen und Zehen, doch der Übergang ist geschmeidiger, als plötzlich die Füße umzudrehen. Beim Übergang von *Urdhva Mukha Svanasana* in *Adho Mukha Svanasana* (abwärts blickender Hund) machen Sie es genau umgekehrt.

Surya Namaskara B

SURYA = Sonne; NAMASKARA = Gruß

Dies ist der zweite Sonnengruß des Ashtanga Vinyasa Yoga; er sollte nach *Surya Namaskara* A fünf Mal wiederholt werden. Er führt in Schritt 7 und 8 eine asymmetrische Bewegung (die Kriegerhaltung) ein.

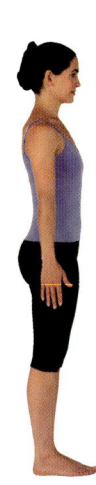

Mit geschlossenen Füßen stehen, Arme an den Seiten strecken. Das ist *Samasthiti*.

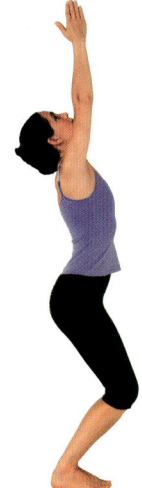

1: Einatmen, Knie beugen, Arme über den Kopf heben und Handflächen aneinanderlegen. Blick auf die Daumen. Das ist *Utkatasana*.

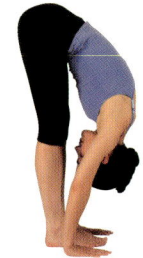

2: Ausatmen, aus der Hüfte vorbeugen, Hände auf den Boden neben die Füße legen. Das ist *Uttanasana*.

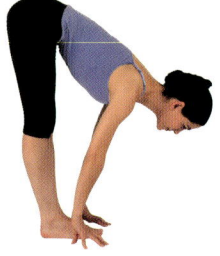

3: Einatmen, Brustkorb heben und öffnen. Nach vorne blicken, Hände am Boden lassen.

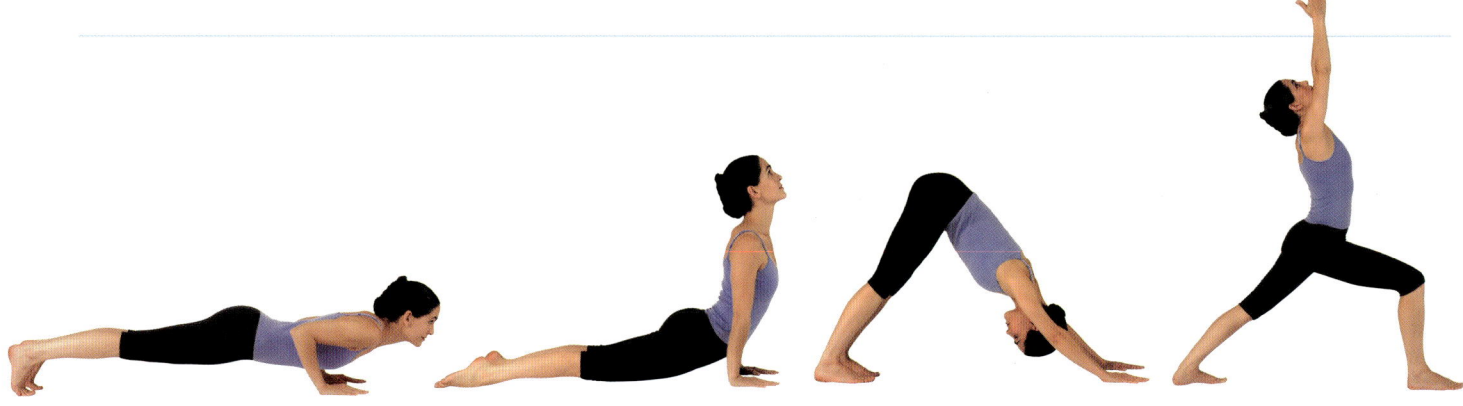

4: Ausatmen, zurückspringen. Ellbogen beugen und den Körper parallel zum Boden senken. Nach vorne blicken. Das ist *Chaturanga*.

5: Einatmen, über die Zehen abrollen und den Körper in den aufwärts blickenden Hund drücken. Das ist *Urdhva Mukha Svanasana*.

6: Ausatmen, Hüften heben, Schultern breit machen, um den Körper in den abwärts blickenden Hund hochzudrücken. Das ist *Adho Mukha Svanasana*.

7: Einatmen, linke Ferse nach innen drehen und den rechten Fuß nach vorn zwischen die Hände stellen. Rumpf aufrichten und Arme überkopf heben. Hochblicken.

SURYA NAMASKARA B

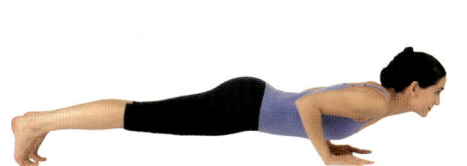
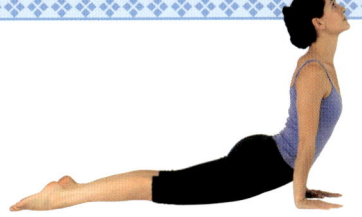
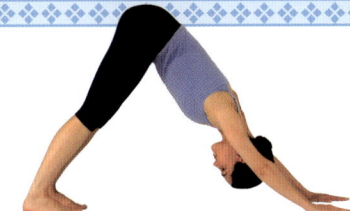

8: Ausatmen, Hände auf den Boden legen und den Körper wieder in *Chaturanga* bringen, dabei den Brustkorb senken und Blick heben.

9: Einatmen, über die Zehen abrollen, Brustkorb nach vorne drücken, Schultern zurück und nach unten ziehen. Arme in den aufwärts blickenden Hund hochdrücken.

10: Ausatmen, Hüften hoch und nach hinten drücken und über die Zehen in den abwärts blickenden Hund abrollen.

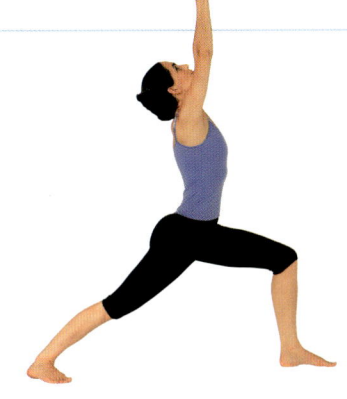
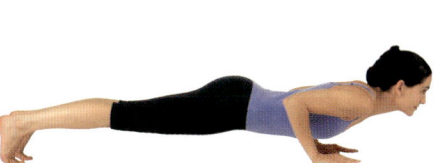
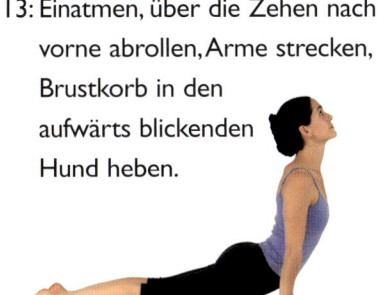

13: Einatmen, über die Zehen nach vorne abrollen, Arme strecken, Brustkorb in den aufwärts blickenden Hund heben.

11: Einatmen, die rechte Ferse leicht nach innen drehen und den linken Fuß nach vorn zwischen die Hände stellen. Den Rumpf aufrichten und Arme überkopf heben. Hochblicken.

12: Ausatmen, die Hände seitlich neben den linken Fuß auf den Boden legen und mit diesem zurücksteigen. Den Brustkorb zum Boden hin senken und nach vorn blicken.

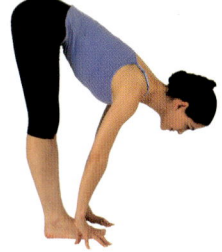
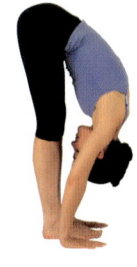
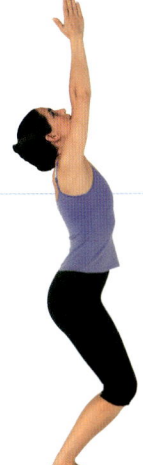

14: Ausatmen, Hüfte in den abwärts blickenden Hund hochdrücken, Schultern bleiben breit. Für fünf tiefe Atemzüge in der Haltung bleiben.

15: Einatmen, auf den Boden zwischen die Hände blicken und nach vorne springen, um genau dort mit den Füßen zu landen. Brustkorb bleibt dabei offen. Gerade blicken.

16: Ausatmen, aus der Hüfte beugen und die Nase zu den Schienbeinen ziehen.

17: Einatmen, Knie beugen, den Oberkörper aufrichten und die Arme über den Kopf heben. Handflächen berühren sich. Auf die Daumen blicken. Ausatmen. Zurück in *Samasthiti*.

Surya Namaskara B – Übungsvarianten

SURYA = Sonne NAMASKARA = Gruß

Die meisten Übungsvarianten für *Surya Namaskara* A gelten auch für B. Die hier genannten Anpassungen sind dazu ausgelegt, Ihnen zu helfen, *Virabhadrasana*, die Kriegerhaltung, in Schritt 7 und 11 einzunehmen und den Nacken und die Schultern entspannt und locker lassen zu können.

Der Sonnengruß B wärmt Sie wirklich vollends auf, und die Kriegerstellung stellt zusätzlich eine neue Herausforderung dar. Ihr Hauptaugenmerk sollte auf der Qualität von Vinyasa liegen, da Sie wahrscheinlich nicht nach Atem ringend von einer Haltung zur anderen stolpern wollen. Passen Sie daher die Positionen an Ihre Bedürfnisse an und arbeiten Sie daran, stets regelmäßig und ruhig zu atmen. Wenn Sie dazu bereit sind, können Sie die abgeänderten Haltungen durch die klassischen Ashtanga-Yoga-Haltungen ersetzen.

Viele Probleme mit der Kriegerstellung ergeben sich daraus, aus dem abwärts blickenden Hund nach vorne zu steigen – dies kann anfangs schwierig sein. Sie müssen dazu Ihre Bauchmuskeln einsetzen, um die Hüfte heben und das Bein nach vorne stellen zu können (hier ist es wichtig, die *Bandhas* zu aktivieren). Außerdem benötigen Sie beim Zurücksteigen Kraft, damit der untere Rücken nicht durchhängt. Anfängern passiert es oft, dass der Fuß nicht, wie geplant, zwischen, sondern ein gutes Stück vor den Händen landet. In diesem Fall können Sie sprichwörtlich den Fuß mit einer Hand packen und nach vorne ziehen. Achten Sie bewusst auf die Stützfunktion des hinteren Beines und halten Sie den Rist aufrecht über den Boden, um die Innenseite Ihres Knies zu schützen.

Auch wenn man den Schritt noch nicht vollständig ausführen kann, so kommt es häufig vor, dass man dabei die Luft anhält. Es gibt einige Atmungsvarianten für diese Bewegung, ich empfehle Ihnen jedoch folgende: In seiner vollständigen Form müssen Sie in *Surya Namaskara* B in einem einzigen Atemzug den Fuß nach vorn stellen und sich in die Kriegerhaltung aufrichten. Selbst wenn Sie ein bis zwei Durchgänge schaffen, könnten Sie beim vierten oder fünften Durchgang ziemlich außer Atem geraten. Um den gleichmäßigen Atemfluss beizubehalten, ist es besser, einen zusätzlichen Atemzug einfließen zu lassen, statt um Atem zu ringen oder diesen anzuhalten. Daher atmen Sie nach dem abwärts blickenden Hund ein, drehen die linke Ferse einwärts und stellen den rechten Fuß nach vorn. Ausatmen. Dann atmen Sie nochmals ein und heben die Arme über den Kopf, bis sich die Handflächen berühren. (Vergessen Sie nicht den Einsatz der *Bandhas*, um das Aufrichten zu erleichtern.) Normalerweise blicken Sie nun hoch, sollte dies jedoch den Nacken belasten, ändern Sie die Haltung ab und blicken stattdessen geradeaus (siehe gegenüber). Danach atmen Sie aus, legen die Hände auf den Boden und steigen rückwärts in *Chaturanga*. Dann setzen Sie *Surya Namaskara* B normal fort.

🕉 Es gibt viele Formen des Sonnengrußes im Yoga und vielerlei Variationen, wie die Haltungen ausgeführt werden. Im Ashtanga Yoga ist es traditionell üblich, zu springen, als die Füße nach vorne oder hinten zu stellen. Bei einem geübten Fortgeschrittenen ist dieser Sprung federleicht, anmutig und sanft. Anfänger müssen meist zuerst die nötige Kraft aufbauen, um dies zu erreichen.

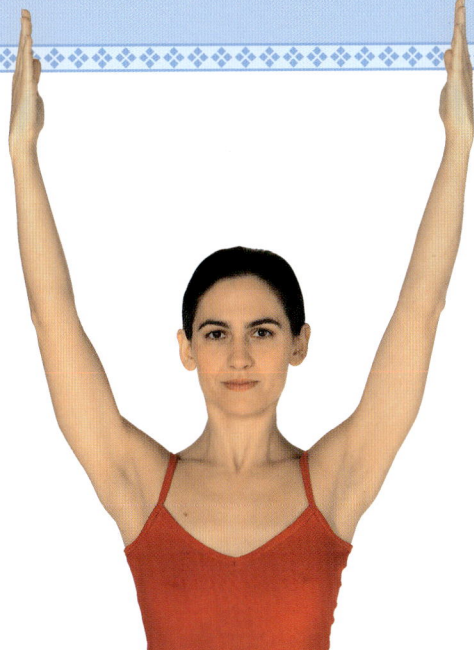
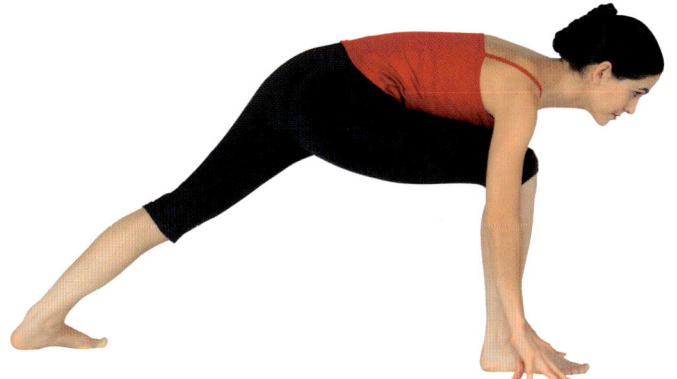

Die Kriegerhaltung verlangt Kraft und Flexibilität im Brustkorb und in den Schultern. Es könnte dabei problematisch sein, die Handflächen aneinanderzulegen, da dies den oberen Brustkorb verengt und somit diese Stellung das Einatmen erschweren könnte. Sie können daher, um die Qualität der Atmung zu erhalten, die Arme schulterbreit geöffnet lassen. Eventuell müssen Sie einige Monate in dieser Variante üben, bevor Sie die Handflächen zusammenbringen können. Bei Nackenbeschwerden blicken Sie nach vorne statt nach oben.

Falls es Ihnen schwerfällt, mit der von mir auf Seite 52 vorgeschlagenen Änderung der Atmung in die Kriegerhaltung zu gelangen, stellen Sie den Fuß vom abwärts blickenden Hund nach vorn und halten diese Position einen Atemzug lang. Das ist ein guter Anfangskompromiss, da es leichter ist, fließend weiterzuatmen, ohne gleich in die volle Kriegerstellung zu gehen. Sobald Ihnen dies gelingt und einfacher wird, fügen Sie wieder die volle Kriegerhaltung hinzu. Das Wichtigste ist, gleich von Anfang an langsam und sorgfältig eine gute Technik aufzubauen, die Sie durch Ihre gesamte Praxis begleitet.

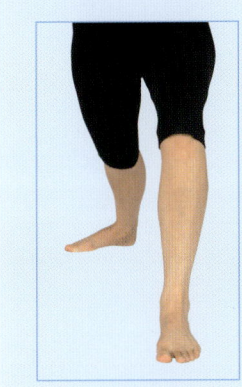
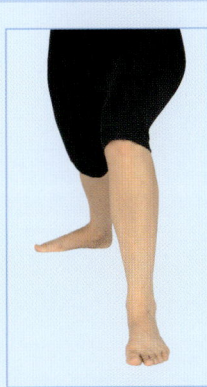

RICHTIG **FALSCH**

Achten Sie bei dieser Sequenz sorgfältig auf die Stellung der Knie. Ihre Knie sollten immer genau über den Zehen stehen (siehe links), um, speziell in *Utkatasana* und der Kriegerhaltung (*Virabhadrasana*), nicht überdehnt zu werden. Lassen Sie die Knie nicht nach innen hängen (siehe rechts). Die Füße drücken fest in den Boden, und die Hüften weisen gerade nach vorn. Dies hilft Ihnen, das Knie genau über den Knöchel zu ziehen und sich in der Position sicher und stabil zu fühlen.

Padangusthasana

PADA = Fuß; ANGUSTHA = Große Zehe; ASANA = Stellung

Diese tiefe Vorbeuge dehnt die Rückseite des Körpers intensiv. Kippen Sie das Becken nach vorne und lassen Sie den Rumpf und speziell die Schultern locker. Die Füße bleiben stabil und entspannt.

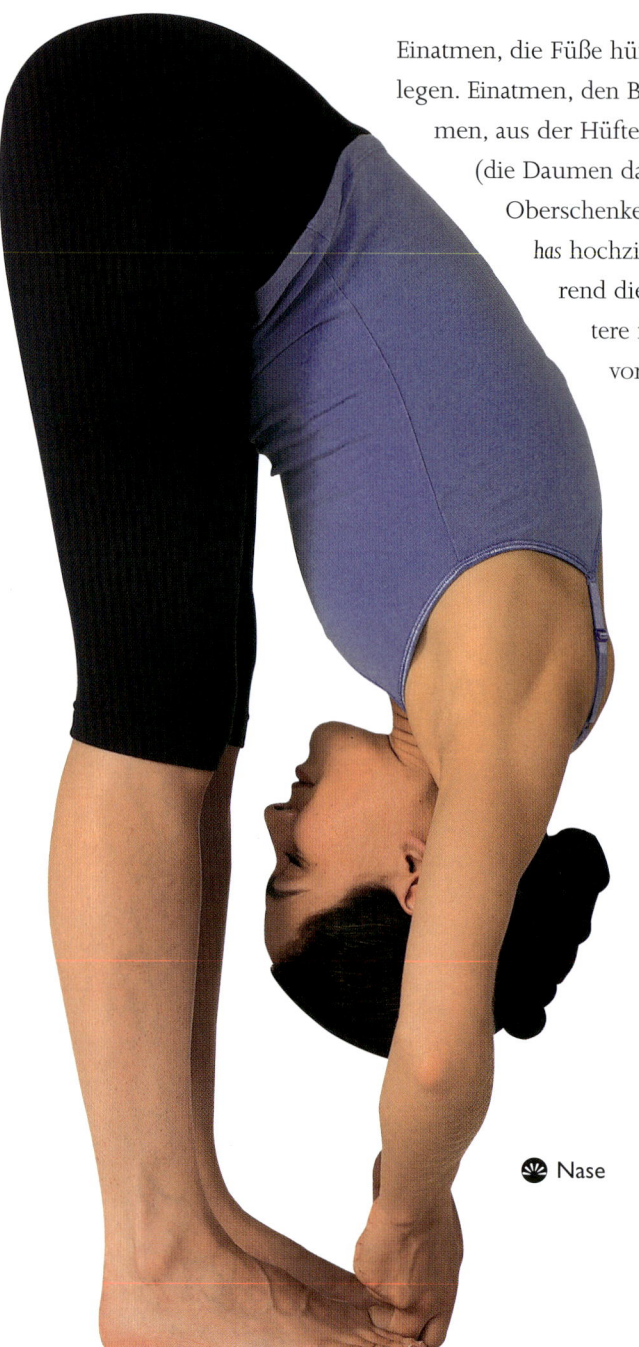

Einatmen, die Füße hüftbreit hinstellen oder springen. Ausatmen, Hände auf die Hüften legen. Einatmen, den Brustkorb heben, Schultern zurückrollen und hochblicken. Ausatmen, aus der Hüfte beugen und die große Zehe mit Zeige- und Mittelfinger umfassen (die Daumen darauflegen). Ellbogen bleiben seitlich, die Knie gestreckt, Knie- und Oberschenkelmuskeln sind angespannt und Kopf und Nacken entspannt. *Bandhas* hochziehen. Einatmen, aufblicken und den Brustkorb weit öffen, während die Zehen gehalten werden. Ausatmen, nach unten beugen und weitere fünf Atemzüge halten. Einatmen, Wirbelsäule aufrichten und nach vorne blicken. Gleich weiter in die nächste Position: *Padahastasana*.

❀ Nase

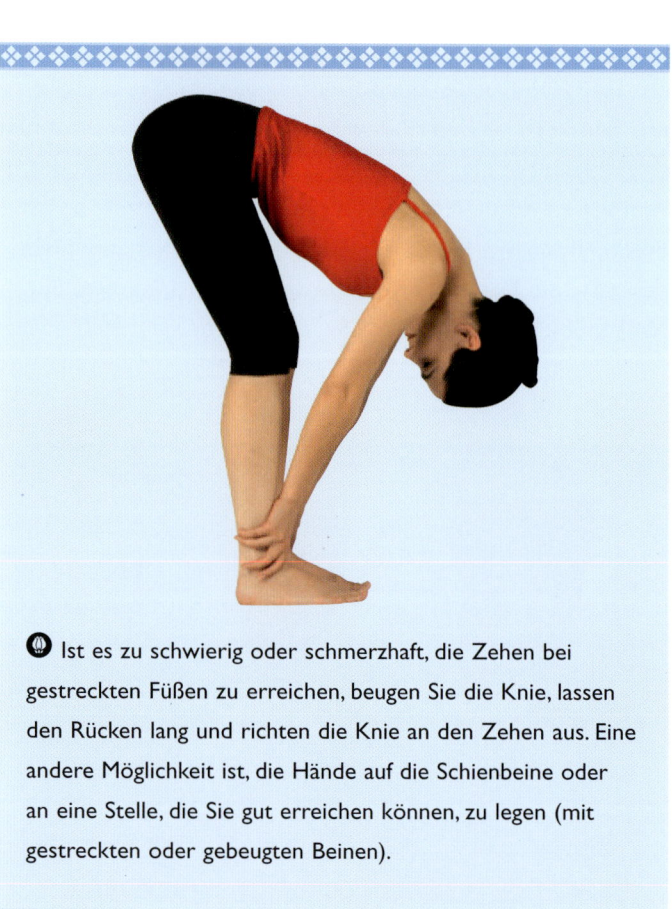

❀ Ist es zu schwierig oder schmerzhaft, die Zehen bei gestreckten Füßen zu erreichen, beugen Sie die Knie, lassen den Rücken lang und richten die Knie an den Zehen aus. Eine andere Möglichkeit ist, die Hände auf die Schienbeine oder an eine Stelle, die Sie gut erreichen können, zu legen (mit gestreckten oder gebeugten Beinen).

Padahastasana

PADA = Fuß; HASTA = Hand; ASANA = Stellung

Hände und Füße auf diese Art aneinanderzulegen hat eine erstaunlich beruhigende Wirkung. Legen Sie die Hände so hin, dass Sie das Körpergewicht über Füße und Hände auf den Boden verlagern können.

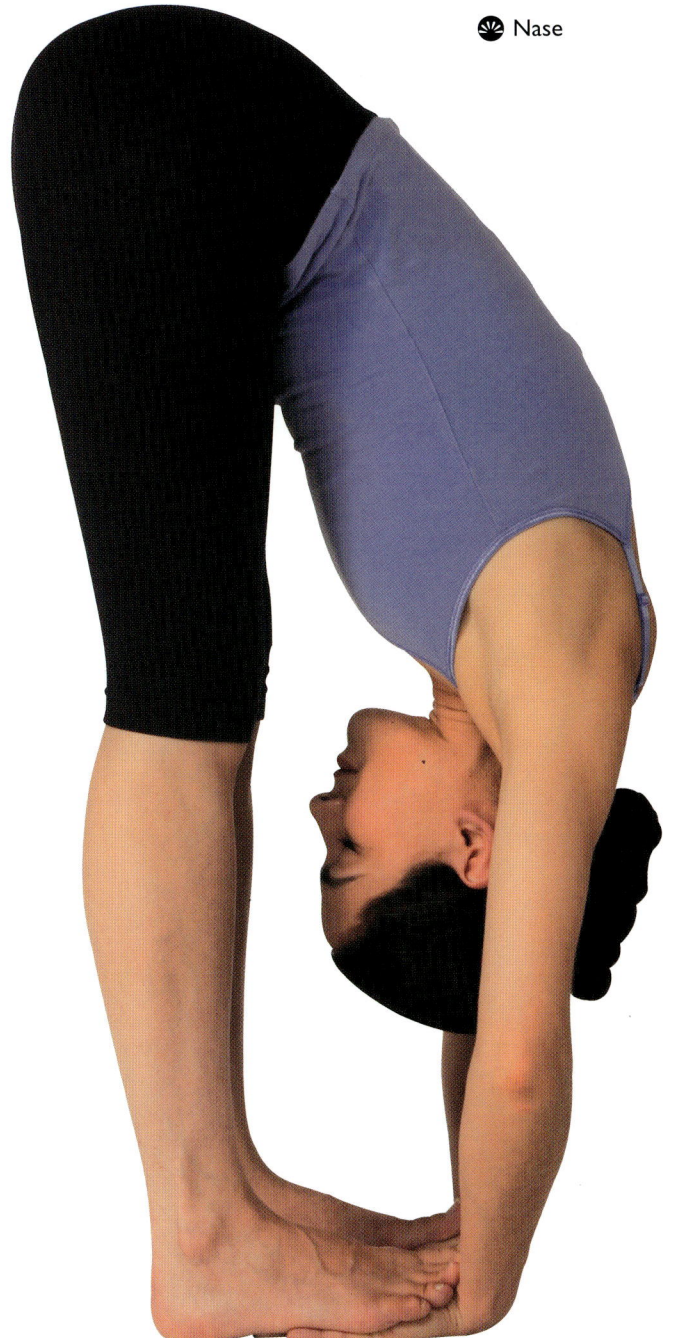

✤ Nase

Ausatmen, aus den Hüften vornüberbeugen und die Hände unter die Füße legen. Handflächen liegen an den Sohlen, die Zehen an den Fußgelenken. Einatmen, den Brustkorb heben und nach vorne blicken. Ausatmen, tief nach vorne beugen und fünf tiefe Atemzüge lang halten. Einatmen, die Wirbelsäule strecken, den Brustkorb öffnen und nach vorne blicken. Ausatmen, Hände an die Hüften legen. Der Rücken bleibt gerade und die Beine gestreckt. Einatmen und wieder aufrichten. Ausatmen und Füße wieder in geschlossene Position bringen (Springen oder Hinstellen).

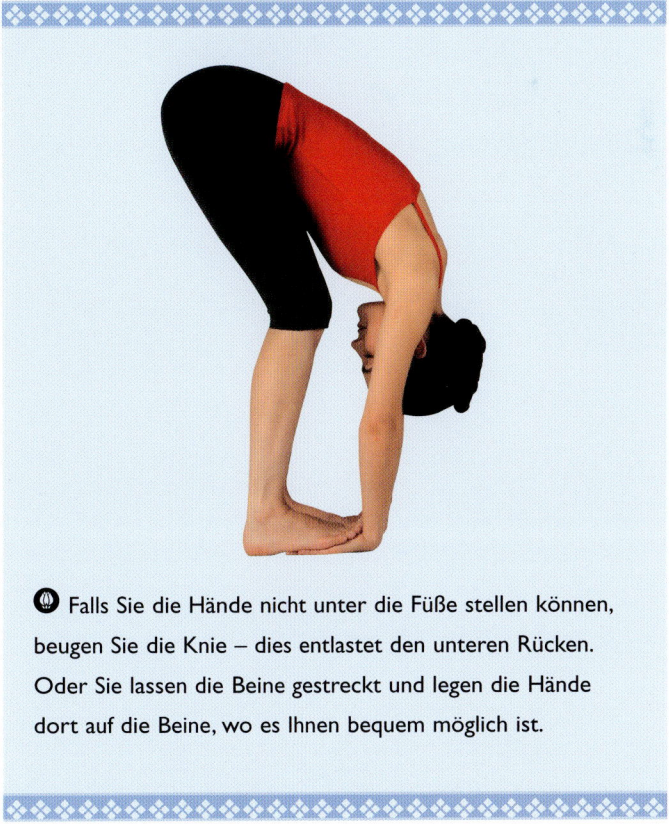

✤ Falls Sie die Hände nicht unter die Füße stellen können, beugen Sie die Knie – dies entlastet den unteren Rücken. Oder Sie lassen die Beine gestreckt und legen die Hände dort auf die Beine, wo es Ihnen bequem möglich ist.

Utthita Trikonasana

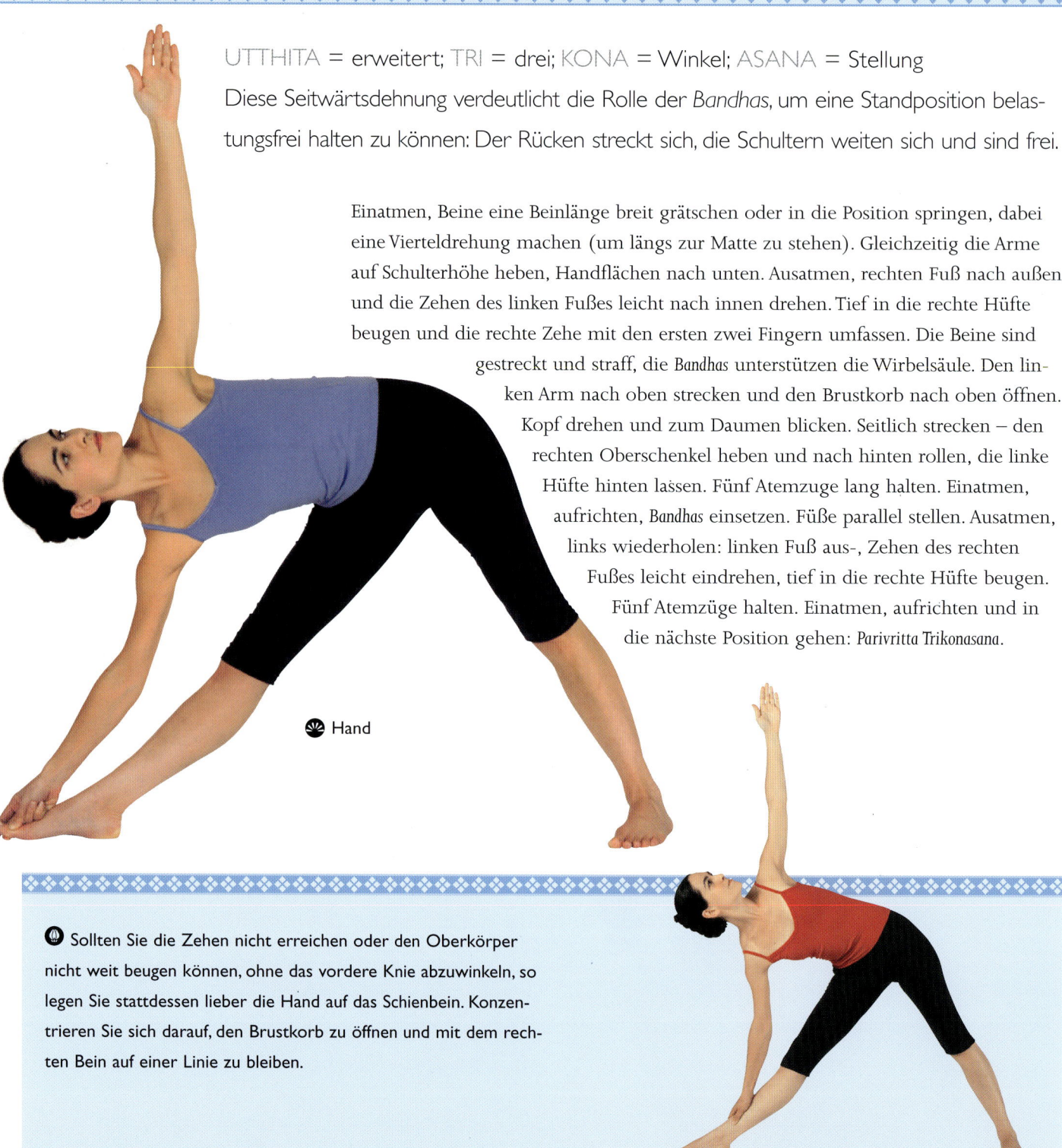

UTTHITA = erweitert; TRI = drei; KONA = Winkel; ASANA = Stellung

Diese Seitwärtsdehnung verdeutlicht die Rolle der *Bandhas*, um eine Standposition belastungsfrei halten zu können: Der Rücken streckt sich, die Schultern weiten sich und sind frei.

Einatmen, Beine eine Beinlänge breit grätschen oder in die Position springen, dabei eine Vierteldrehung machen (um längs zur Matte zu stehen). Gleichzeitig die Arme auf Schulterhöhe heben, Handflächen nach unten. Ausatmen, rechten Fuß nach außen und die Zehen des linken Fußes leicht nach innen drehen. Tief in die rechte Hüfte beugen und die rechte Zehe mit den ersten zwei Fingern umfassen. Die Beine sind gestreckt und straff, die *Bandhas* unterstützen die Wirbelsäule. Den linken Arm nach oben strecken und den Brustkorb nach oben öffnen. Kopf drehen und zum Daumen blicken. Seitlich strecken – den rechten Oberschenkel heben und nach hinten rollen, die linke Hüfte hinten lassen. Fünf Atemzüge lang halten. Einatmen, aufrichten, *Bandhas* einsetzen. Füße parallel stellen. Ausatmen, links wiederholen: linken Fuß aus-, Zehen des rechten Fußes leicht eindrehen, tief in die rechte Hüfte beugen. Fünf Atemzüge halten. Einatmen, aufrichten und in die nächste Position gehen: *Parivritta Trikonasana*.

✹ Hand

❋ Sollten Sie die Zehen nicht erreichen oder den Oberkörper nicht weit beugen können, ohne das vordere Knie abzuwinkeln, so legen Sie stattdessen lieber die Hand auf das Schienbein. Konzentrieren Sie sich darauf, den Brustkorb zu öffnen und mit dem rechten Bein auf einer Linie zu bleiben.

Parivritta Trikonasana

PARIVRITTA = gedreht; TRI = drei; KONA = Winkel; ASANA = Stellung

Wenn Ihr Becken in der richtigen Position ist, ist der Rest der Übung leicht. Die Hüften weisen quer zur Matte und bleiben, wenn Sie die Drehung beginnen, stabil.

Ausatmen, den rechten Fuß 90 Grad nach außen und den linken Fuß etwa 45 Grad nach innen drehen. Die Hüften parallel zur hinteren Querseite der Matte bringen und den Körper drehen, sodass er über den rechten Schenkel weist. Vorbeugen und die linke Hand auf den Boden neben die Außenseite des rechtes Fußes legen. Gleichzeitig den linken Arm nach oben strecken und den Rumpf so weit als möglich drehen. Zum oberen Daumen blicken. Den gesamten Rumpf strecken und Schultern breit machen. Ferse fest in den Boden drücken. Linke Hüfte nach vorne und rechte Hüfte nach hinten drücken, um sie parallel zu halten. Fünf Atemzüge lang halten. Einatmen, aufrichten, Arme seitlich wegstrecken und Füße parallel stellen. Ausatmen, den linken Fuß 90 Grad nach außen und den rechten Fuß etwa 45 Grad nach innen drehen. Beugen und rechte Hand neben die Außenseite des linken Fußes legen. Fünf Atemzüge lang halten. Einatmen, aufrichten, Arme seitlich wegstrecken und Füße parallel stellen. Ausatmen und Füße geschlossen mit Blick zur Längsseite der Matte hinstellen (Springen oder Stellen).

✺ Hand

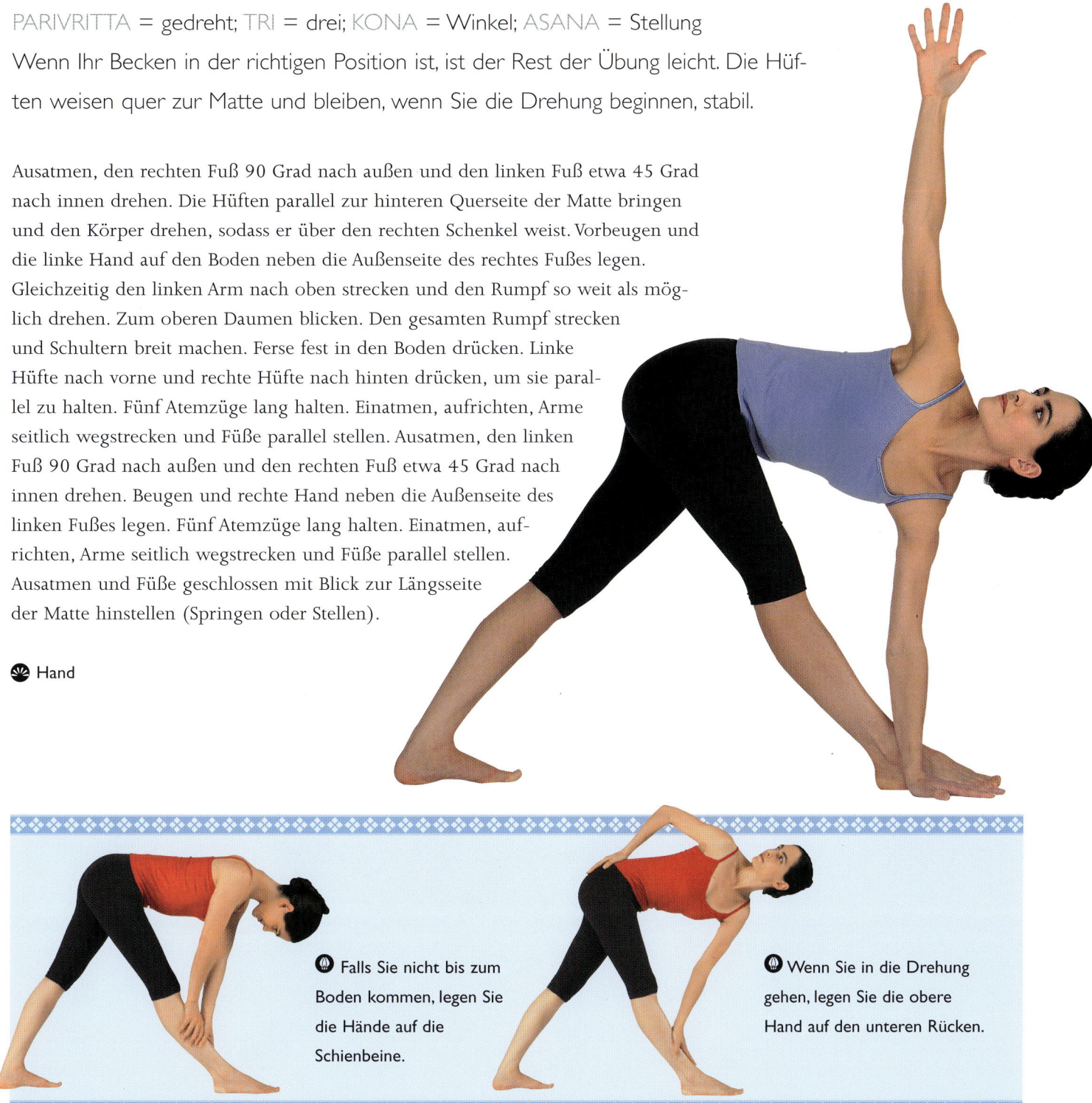

✺ Falls Sie nicht bis zum Boden kommen, legen Sie die Hände auf die Schienbeine.

✺ Wenn Sie in die Drehung gehen, legen Sie die obere Hand auf den unteren Rücken.

Utthita Parsvakonasana

UTTHITA = erweitert; PARSVA = Seite; KONA = Winkel; ASANA = Stellung

Diese Stellung dehnt die Schenkel und die Seiten Ihres Oberkörpers. Achten Sie auf die Position Ihrer Knie – wenn Ihre Hüften zu steif sind, driften diese allzu leicht nach vorne.

Einatmen, die Beine mehr als eine Beinlänge weit grätschen (Schritt oder Sprung), dabei eine Vierteldrehung nach rechts machen und die Arme auf Schulterhöhe heben. Ausatmen, den rechten Fuß 90 Grad nach außen und den linken Fuß leich nach innen drehen. Das Knie tief abwinkeln, sodass das Knie genau über dem Knöchel liegt. Die rechte Handfläche neben die Außenseite des rechten Fußes auf den Boden legen. Den linken Arm über den Kopf strecken, um so eine Diagonale von der Ferse zu den Fingerspitzen zu bilden. Fünf Atemzüge halten. Einatmen, aufrichten, die Füße parallel stellen, Arme seitlich auf Schulterhöhe strecken. Ausatmen, auf der anderen Seite wiederholen. Fünf Atemzüge halten. Aufrichten, Füße parallel, Arme seitlich strecken. Zur nächsten Position übergehen: *Parivritta Parsvakonasana*.

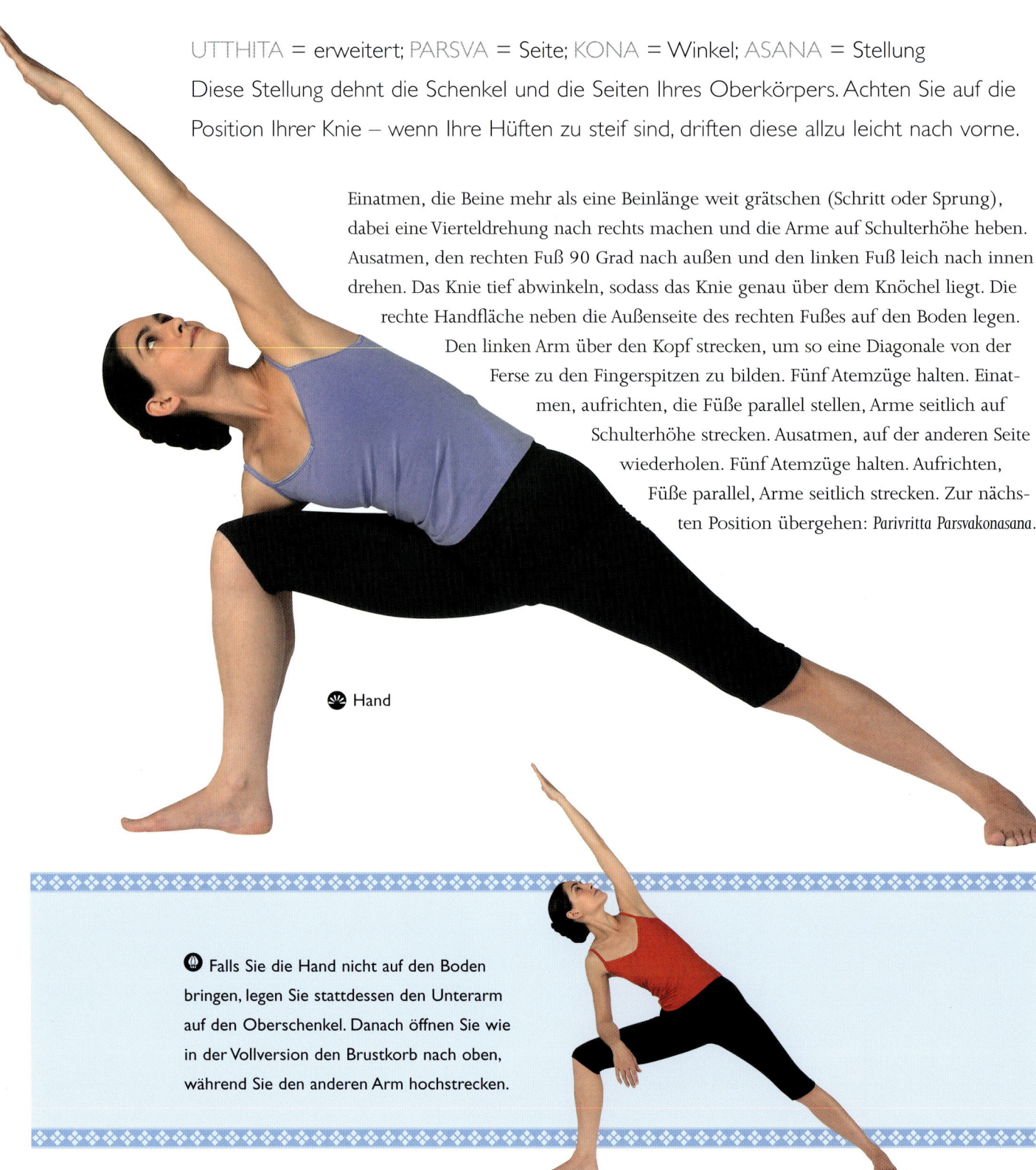

● Hand

● Falls Sie die Hand nicht auf den Boden bringen, legen Sie stattdessen den Unterarm auf den Oberschenkel. Danach öffnen Sie wie in der Vollversion den Brustkorb nach oben, während Sie den anderen Arm hochstrecken.

Parivritta Parsvakonasana

PARIVRITTA = gedreht; PARSVA = Seite; KONA = Winkel; ASANA = Stellung

Diese kraftvolle Dehnung stimuliert die inneren Organe, dreht die Wirbelsäule und fordert die Atmung. Um Balance zu halten, lassen Sie etwas Gewicht am hinteren Fuß.

Ausatmen, den rechten Fuß 90 Grad nach außen und den linken Fuß 45 Grad nach innen drehen. Das rechte Knie stark anwinkeln, das Knie liegt dabei direkt über dem Knöchel. Eine starke Mitte durch den Einsatz der *Bandhas* bewahren und den Rumpf drehen, sodass der linke Ellbogen an der Außenseite des rechten Oberschenkels und die linke Hand am Boden liegt. Den rechten Fuß fest in den Boden drücken und den linken Arm über den Kopf heben, sodass sich zwischen Ferse und Fingerspitzen eine Diagonale bildet. Fünf Atemzüge lang halten. Einatmen, aufrichten und die Füße parallel stellen. Ausatmen, den linken Fuß nach außen drehen und die Übung auf der anderen Seite wiederholen. Fünf Atemzüge halten, dann einatmen, langsam aufrichten und Füße parallel stellen. Ausatmen, die Beine schließen und wieder in *Samasthiti* (siehe Seite 46) an den Kopf der Matte stellen.

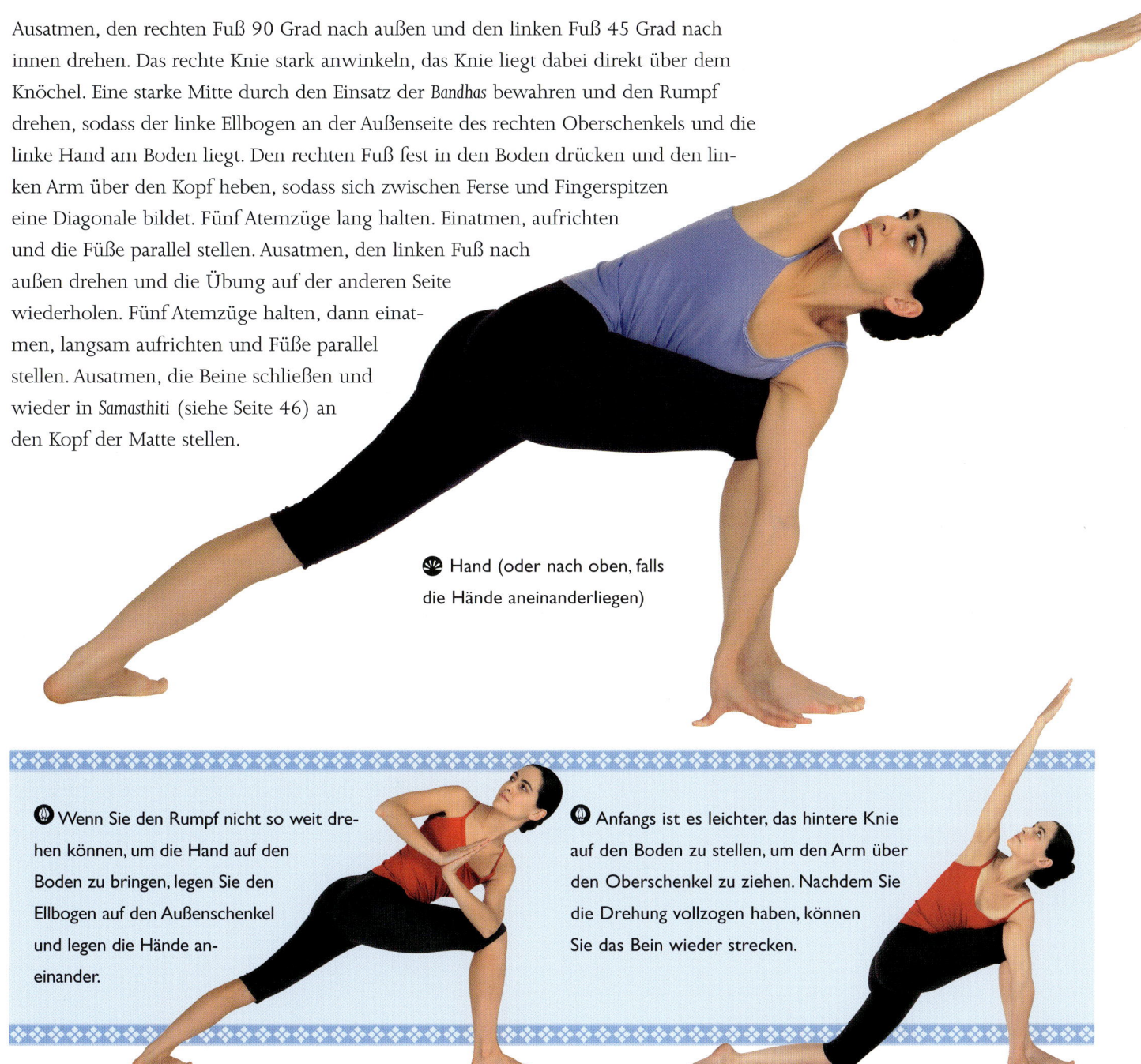

❇ Hand (oder nach oben, falls die Hände aneinanderliegen)

❂ Wenn Sie den Rumpf nicht so weit drehen können, um die Hand auf den Boden zu bringen, legen Sie den Ellbogen auf den Außenschenkel und legen die Hände aneinander.

❂ Anfangs ist es leichter, das hintere Knie auf den Boden zu stellen, um den Arm über den Oberschenkel zu ziehen. Nachdem Sie die Drehung vollzogen haben, können Sie das Bein wieder strecken.

Prasarita Padottanasana A

PRASARITA = gespreizt; PADA = Fuß; UTTANA = intensive Dehnung; ASANA = Stellung

Diese Dehnung der gesamten Rückseite der Beine lässt Sie die essenzielle Stützfunktion der *Bandhas* spüren. Mit deren Hilfe können Sie den Rumpf mühelos locker lassen und Schultern und Nacken entspannen.

Einatmen, mit einer Vierteldrehung in die Grätsche springen oder steigen, um längs auf der Matte zu stehen. Füße parallel stellen, Arme auf Schulterhöhe heben. Ausatmen, die Hände auf die Hüften legen. Einatmen, den Brustkorb heben, nach oben blicken, das Steißbein senken und die *Bandhas* aktivieren. Ausatmen, vornüberbeugen und die *Bandhas* vertiefen. Hände zwischen die Füße legen. Einatmen, Rücken strecken, Brustkorb weiten und nach vorne blicken. Ausatmen und wieder in die Stellung sinken. Fünf Atemzüge lang halten. Einatmen, wieder den Brustkorb heben und den Blick heben. Ausatmen, die Hände auf die Hüften legen, Rücken ist gerade und flach. Einatmen und aufrichten. Ausatmen, Hände für *Prasarita Padottanasana* B auf den Hüften lassen.

🌼 Nase

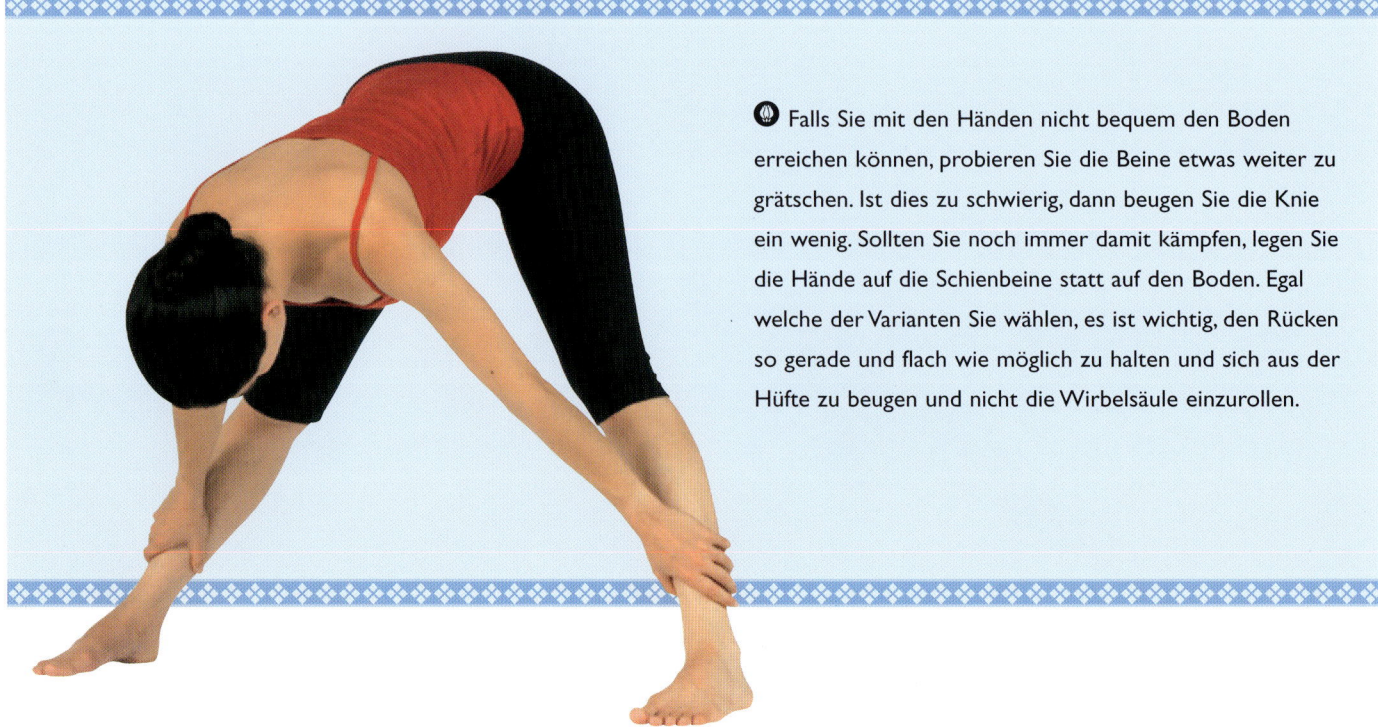

● Falls Sie mit den Händen nicht bequem den Boden erreichen können, probieren Sie die Beine etwas weiter zu grätschen. Ist dies zu schwierig, dann beugen Sie die Knie ein wenig. Sollten Sie noch immer damit kämpfen, legen Sie die Hände auf die Schienbeine statt auf den Boden. Egal welche der Varianten Sie wählen, es ist wichtig, den Rücken so gerade und flach wie möglich zu halten und sich aus der Hüfte zu beugen und nicht die Wirbelsäule einzurollen.

Prasarita Padottanasana B, C, D

Direkt nach *Prasarita Padottanasana* A einatmen und den Brustkorb heben. Ausatmen und beim Beugen die *Bandhas* aktivieren. Fünf Atemzüge halten. Das ist *Prasarita Padottanasana B*. Einatmen, wieder aufrichten.

🌀 Nase (in allen drei Stellungen)

Ausatmen, die Arme seitlich senken. Einatmen, die Arme in Schulterhöhe heben. Ausatmen und die Hände hinter dem Rücken verschränken. Einatmen, die Schultern nach hinten ziehen und den Brustkorb öffnen. Ausatmen, nach vorne beugen und die Arme Richtung Kopf ziehen. Fünf Atemzüge lang halten. Dies ist *Prasarita Padottanasana C*. Einatmen, wieder aufrichten. Ausatmen und die Arme seitlich senken.

Einatmen, die Arme auf Schulterhöhe heben. Ausatmen, die Hände auf die Hüften legen. Einatmen, den Brustkorb heben. Ausatmen, vornüberbeugen und die Hände zu den Füßen bringen und die große Zehe mit den ersten zwei Fingern umfassen. Ausatmen, Brustkorb heben. Ausatmen, die Ellbogen Richtung Decke und den Kopf Richtung Boden ziehen; Schultern bleiben dabei breit. Fünf Atemzüge lang halten. Dies ist *Prasarita Padottanasana D*. Einatmen, Wirbelsäule strecken, Brustkorb öffnen, nach vorne blicken. Ausatmen, Hände auf die Hüften, Rücken gerade. Einatmen, wieder aufrichten. Ausatmen, und die Beine mit einem Sprung oder Schritt am Kopf der Matte schließen.

Parsvottanasana

PARSVA = Seite; UTTANA = intensive Dehnung; ASANA = Stellung

Diese Vorbeuge im Stehen hilft Ihnen, Flexibilität und Leichtigkeit zu entwickeln. Verlagern Sie das Gewicht gleichmäßig auf beide Füße und atmen Sie beim Halten der Position so tief als möglich.

Einatmen, mit einer Vierteldrehung nach rechts in die Grätsche springen oder steigen, um auf die Längsseite der Matte zu blicken. Arme auf Schulterhöhe heben. Ausatmen, den rechten Fuß nach außen, den linken Fuß nach innen drehen. Auf den rechten Fuß blicken. Hüften gerade. Hände hinter dem Rücken falten. Einatmen, Brustkorb weiten, Schultern nach hinten rollen und hochblicken. Ausatmen, mit parallelen Hüften tief vornüberbeugen. Fünf Atemzüge lang halten. Einatmen, wieder aufrichten, Füße parallel stellen. Ausatmen, Füße nach links drehen. Einatmen, Brustkorb heben. Ausatmen, sich über das Bein beugen. Fünf Atemzüge lang halten. Einatmen, aufrichten, Füße parallel stellen, Arme auf Schulterhöhe heben. Ausatmen, Füße am Kopf der Matte schließen. Arme seitlich senken.

✺ Nase

ॐ Achten Sie speziell in dieser Position darauf, die Vorderseite des Körpers zu öffnen und den oberen Rücken und die Schultern weit zu öffnen, indem Sie die Ellbogen leicht heben und den Nacken lang und entspannt lassen.

☉ In dieser Stellung werden die Kniesehnen des vorderen Beins stark gedehnt. Ist dies zu intensiv, so neigen Sie sich weniger tief aus der Hüfte nach vorn – 90 Grad oder weniger. Achten Sie darauf, dass die Hüften parallel, die Wirbelsäule lang und entspannt und die *Bandhas* voll aktiviert sind. Die Hüfte des hinteren Beins sollte nicht zurückfallen, und Sie sollten weder das Kreuz noch die Schultern krümmen. Falls Sie die Hände nicht hinter dem Rücken falten können, so verschränken Sie stattdessen die Unterarme hinter dem Rücken.

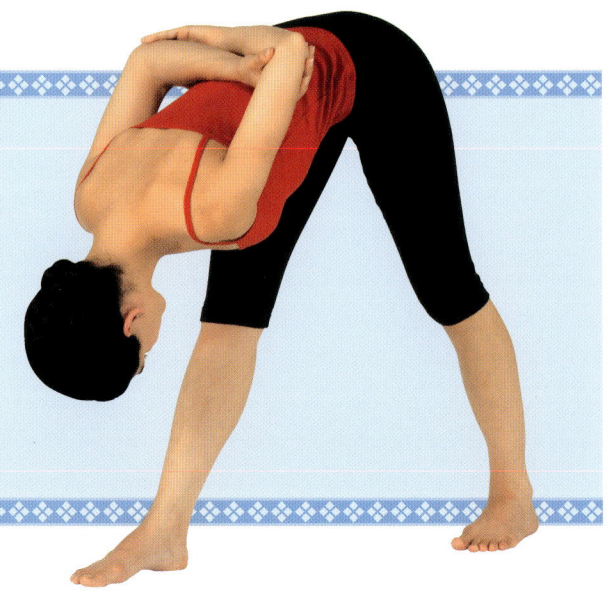

Utthita Hasta Padangusthasana A

UTTHITA = erweitert; HASTA = Hand; PADANGUSTHA = große Zehe; ASANA = Stellung

Diese Serie von Körperhaltungen stellt bezüglich Balance, Stärke und Flexibilität eine Herausforderung dar. Achten Sie auf eine perfekte Ausgeglichenheit und Synthese dieser drei Qualitäten!

Einatmen, das rechte Knie beugen und Richtung Brust heben. Die große Zehe mit den ersten zwei Fingern der rechten Hand umfassen. Die linke Hand an die linke Hüfte legen. Ausatmen, das rechte Bein hochheben, bis es völlig durchgestreckt ist. Die rechte Schulter nach hinten parallel zur linken ziehen. Fünf Atemzüge halten. Einatmen. Ausatmen und gleich zur nächsten Position übergehen: *Utthita Hasta Padangusthasana B*.

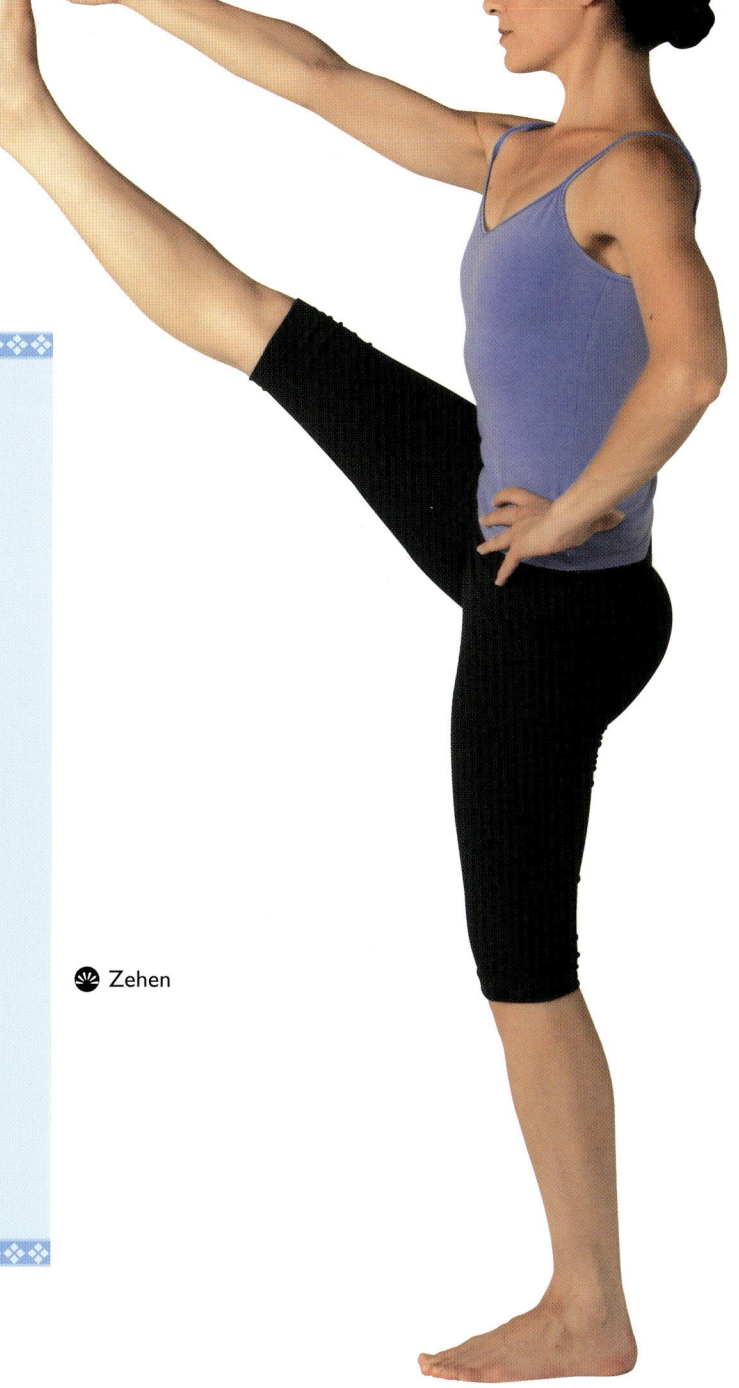

❂ Zehen

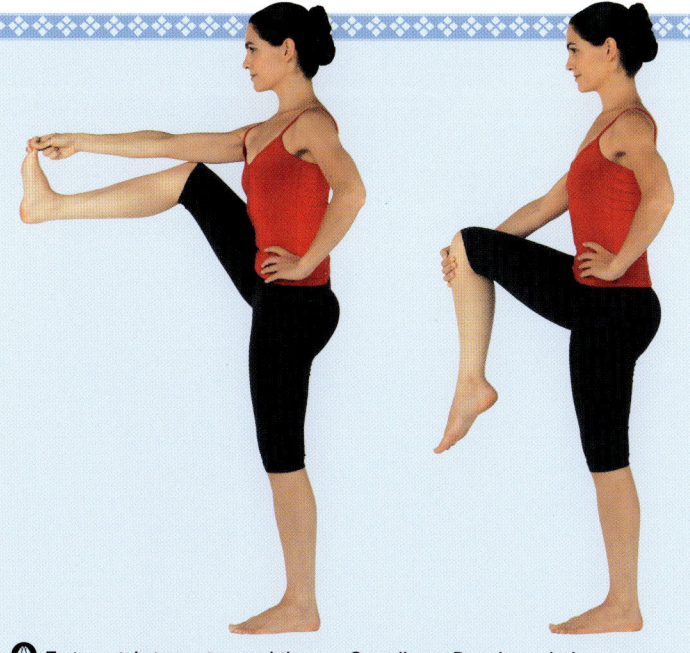

❂ Es ist wichtiger, eine stabile, aus Standbein, Bauchmuskeln, unterem Rücken und *Bandhas* bestehende Basis zu schaffen, als das hochgehobene Bein durchzustrecken. Ist das Strecken des Beins zu schwer, umfassen Sie die große Zehe und lassen das Bein gebeugt, bis Sie gelenkiger geworden sind. Alternativ dazu können Sie das Knie zur Brust ziehen und mit der Hand halten und das Standbein fest anspannen und durchstrecken.

Utthita Hasta Padangusthasana B

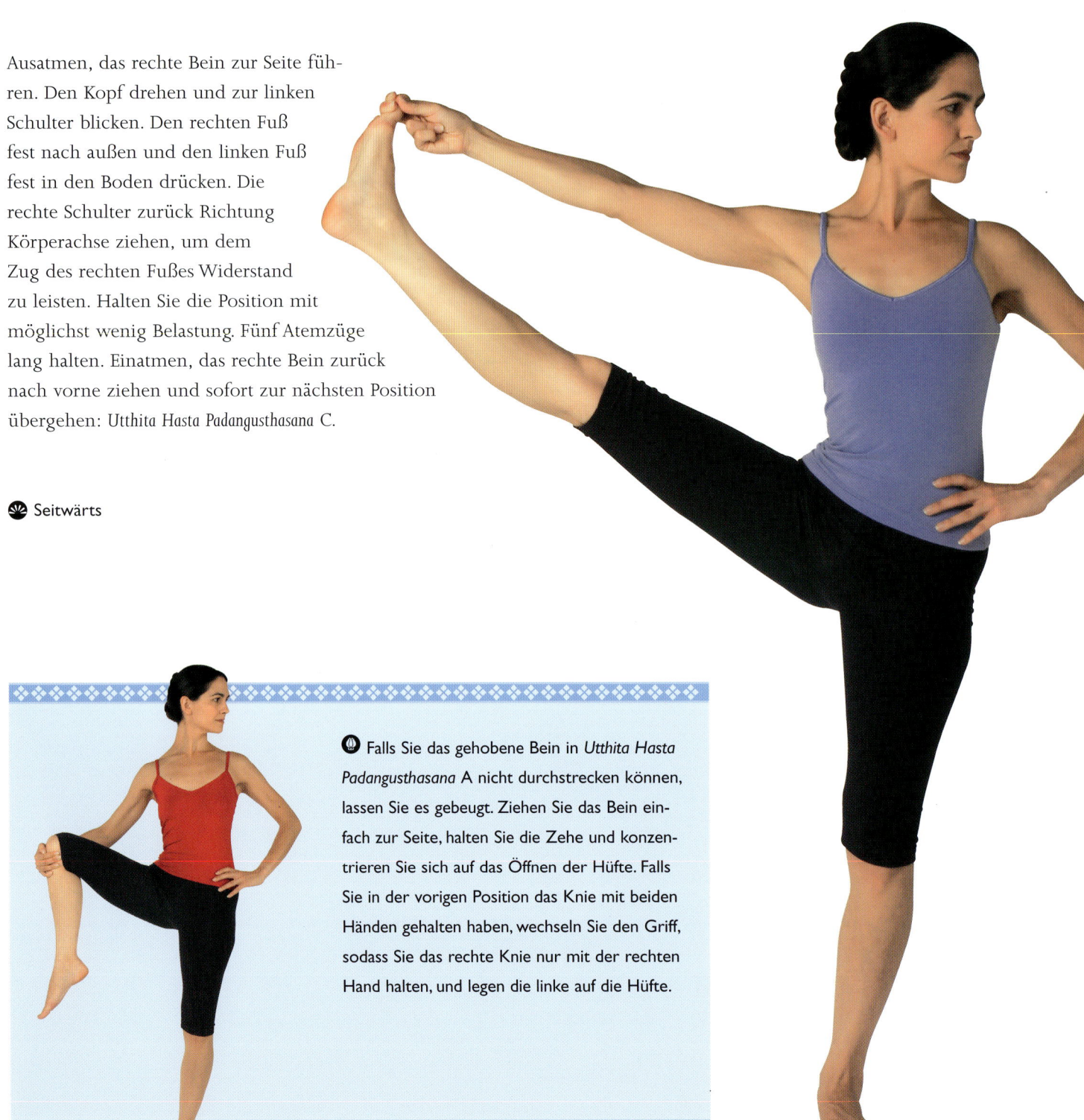

Ausatmen, das rechte Bein zur Seite führen. Den Kopf drehen und zur linken Schulter blicken. Den rechten Fuß fest nach außen und den linken Fuß fest in den Boden drücken. Die rechte Schulter zurück Richtung Körperachse ziehen, um dem Zug des rechten Fußes Widerstand zu leisten. Halten Sie die Position mit möglichst wenig Belastung. Fünf Atemzüge lang halten. Einatmen, das rechte Bein zurück nach vorne ziehen und sofort zur nächsten Position übergehen: Utthita Hasta Padangusthasana C.

❋ Seitwärts

❋ Falls Sie das gehobene Bein in *Utthita Hasta Padangusthasana* A nicht durchstrecken können, lassen Sie es gebeugt. Ziehen Sie das Bein einfach zur Seite, halten Sie die Zehe und konzentrieren Sie sich auf das Öffnen der Hüfte. Falls Sie in der vorigen Position das Knie mit beiden Händen gehalten haben, wechseln Sie den Griff, sodass Sie das rechte Knie nur mit der rechten Hand halten, und legen die linke auf die Hüfte.

Utthita Hasta Padangusthasana C, D

Ausatmen, den Fuß mit beiden Händen umgreifen und hochheben. Der Rumpf bleibt dabei vollkommen vertikal. Das Bein so fest als möglich zur Brust ziehen. Fünf Atemzüge halten. Dies ist *Utthita Hasta Padangusthasana C*. Einatmen, das Bein leicht senken und sofort zur nächsten Position, *Utthita Hasta Padangusthasana D*, übergehen.

◐ Zehen

Ausatmen, den Fuß loslassen und die Hände auf die Hüften legen. Das Bein weiter hoch strecken, der Fuß formt eine Spitze. Mit Hilfe der *Bandhas* eine starke Mitte bewahren und den ganzen Körper aufrecht in vertikaler Stellung halten. Fünf Atemzüge halten. Das ist *Utthita Hasta Padangusthasana D*. Einatmen, den Fuß höher heben. Ausatmen, den Fuß zu Boden senken. Die ganze Sequenz *Utthita Hasta Padangusthasana* auf der anderen Seite wiederholen.

◐ Falls Sie das Bein in *Utthita Hasta Padangusthasana C* nicht zur Brust heben können, drücken Sie stattdessen das Knie zur Brust. Alternativ dazu können Sie den Fuß mit beiden Händen umfassen und das Bein mit gebeugten Knien heben. Drücken Sie den Oberschenkel möglichst weit zur Brust. Bei beiden Varianten halten Sie das Standbein und den unteren Rücken gerade und unterstützen diese mit den *Bandhas*.

◐ Falls Sie das Bein in *Utthita Hasta Padangusthasana D* nicht hochhalten können, so senken Sie es etwas oder beugen Sie das Knie und halten dieses auf Hüfthöhe. Achten Sie auf eine starke Mitte und auf Stabilität des Standbeins, der Bauchmuskeln und des unteren Rückens. Biegen Sie den Brustkorb nicht als Gegengewicht zu Ihrem Bein nach hinten.

Ardha Baddha Padmottanasana

ARDHA = halb; BADDHA = gebunden; PADMA = Lotos; UTTANA = Dehnung; ASANA = Stellung

Diese Haltung hat die sanfte Qualität von Hingabe und Leichtigkeit und hilft, sich auf sein Inneres zu konzentrieren. Wenn Ihre Hüften noch nicht offen sind, üben Sie allein diese Stellung in einer Variante.

Einatmen, den rechten Fuß heben und mit beiden Händen halten. Ausatmen, den rechten Fuß oben an die rechte Hüfte legen. Rechte Hand hinter dem Rücken zum Fuß führen und ihn fassen. Einatmen, linken Arm hochstrecken. Ausatmen, aus den Hüften vornüberbeugen und die linke Hand neben den Fuß auf den Boden legen. Einatmen, Wirbelsäule durchstrecken, nach vorne blicken. Ausatmen, tief zum Oberschenkel beugen. Fünf Atemzüge halten. Einatmen, Brustkorb öffnen und nach vorne blicken. Ausatmen, leicht das Knie beugen, um Balance zu halten. Einatmen, aufrichten, linken Arm über den Kopf heben. Arme lockern und Bein wieder hinstellen. Auf der anderen Seite wiederholen und dann zu Vinyasa übergehen.

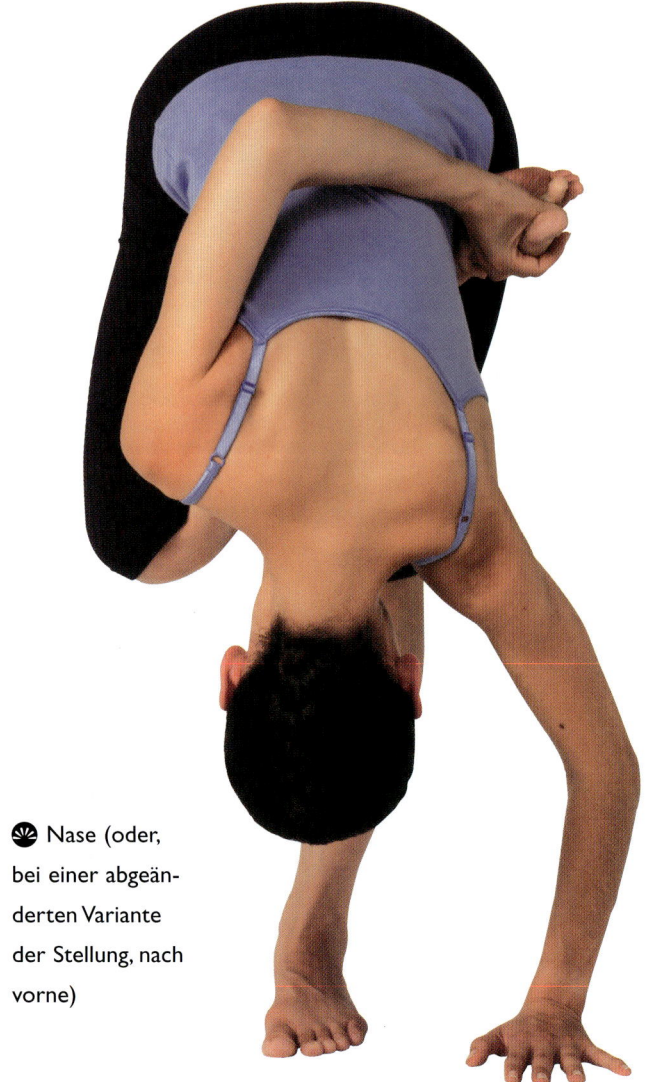

❂ Nase (oder, bei einer abgeänderten Variante der Stellung, nach vorne)

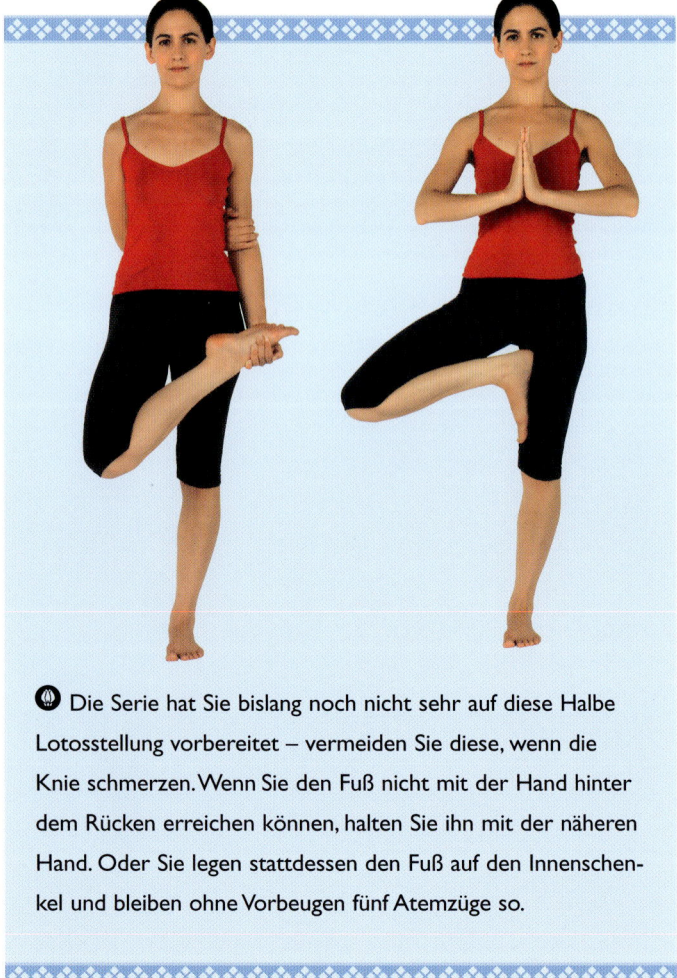

❂ Die Serie hat Sie bislang noch nicht sehr auf diese Halbe Lotosstellung vorbereitet – vermeiden Sie diese, wenn die Knie schmerzen. Wenn Sie den Fuß nicht mit der Hand hinter dem Rücken erreichen können, halten Sie ihn mit der näheren Hand. Oder Sie legen stattdessen den Fuß auf den Innenschenkel und bleiben ohne Vorbeugen fünf Atemzüge so.

ARDHA BADDHA PADMOTTANASANA UND UTKATASANA 67

Utkatasana

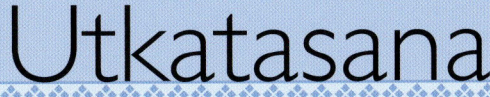

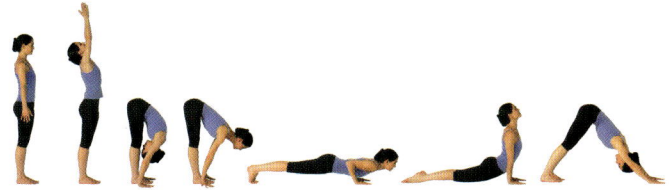

UTKA = wild oder mächtig; ASANA = Stellung

Gehen Sie mit der auf den oberen Bildern gezeigten Vinyasa in *Utkatasana*.

Vom abwärts blickenden Hund (siehe oben) ausatmen und mit den Füßen zwischen die Hände springen oder steigen. Die Knie beugen, die Hüften senken, die *Bandhas* aktiviert lassen, den Rumpf heben und die Arme über den Kopf heben, Handflächen zusammen. Dabei ergibt sich ein starker Aufwärtszug des Körpers von Ihrer Taille und eine Abwärtsbewegung in Ihren Hüften. Fünf Atemzüge halten. Gehen Sie dann über Vinyasa (siehe Seite 70–73) zur nächsten Stellung über: *Virabhadrasana* A.

❸ Lassen Sie die Fersen beim Dehnen gut verwurzelt und die Innenseiten der Füße, Knöchel und Knie zusammen. Sind Sie im Bereich des Bauchs und des unteren Rückens schwach, lassen Sie die Hüften nicht ohne Gefühl für deren Gewicht zu sehr nach hinten fallen. Die Kombination der *Bandhas* mit Schwerkraft, um das Becken zu erden, bildet eine stabile Basis, von der Sie nach oben hin ziehen können.

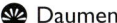 Daumen

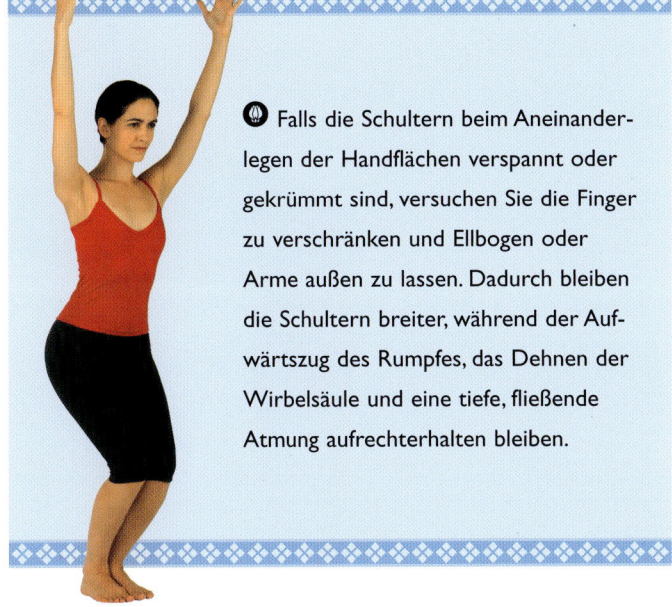

Falls die Schultern beim Aneinanderlegen der Handflächen verspannt oder gekrümmt sind, versuchen Sie die Finger zu verschränken und Ellbogen oder Arme außen zu lassen. Dadurch bleiben die Schultern breiter, während der Aufwärtszug des Rumpfes, das Dehnen der Wirbelsäule und eine tiefe, fließende Atmung aufrechterhalten bleiben.

Virabhadrasana A

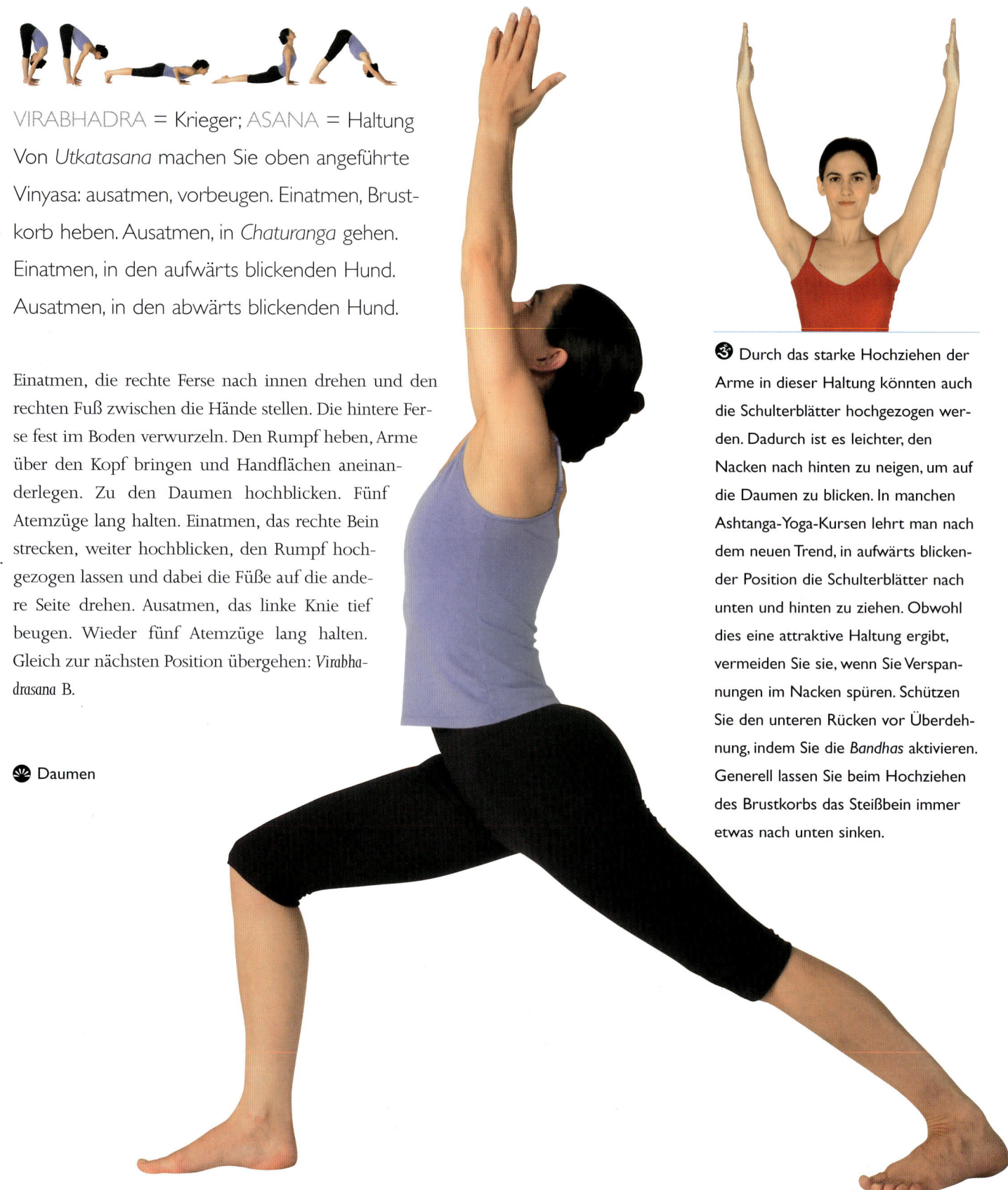

VIRABHADRA = Krieger; ASANA = Haltung

Von *Utkatasana* machen Sie oben angeführte Vinyasa: ausatmen, vorbeugen. Einatmen, Brustkorb heben. Ausatmen, in *Chaturanga* gehen. Einatmen, in den aufwärts blickenden Hund. Ausatmen, in den abwärts blickenden Hund.

Einatmen, die rechte Ferse nach innen drehen und den rechten Fuß zwischen die Hände stellen. Die hintere Ferse fest im Boden verwurzeln. Den Rumpf heben, Arme über den Kopf bringen und Handflächen aneinanderlegen. Zu den Daumen hochblicken. Fünf Atemzüge lang halten. Einatmen, das rechte Bein strecken, weiter hochblicken, den Rumpf hochgezogen lassen und dabei die Füße auf die andere Seite drehen. Ausatmen, das linke Knie tief beugen. Wieder fünf Atemzüge lang halten. Gleich zur nächsten Position übergehen: *Virabhadrasana B*.

❀ Daumen

❸ Durch das starke Hochziehen der Arme in dieser Haltung könnten auch die Schulterblätter hochgezogen werden. Dadurch ist es leichter, den Nacken nach hinten zu neigen, um auf die Daumen zu blicken. In manchen Ashtanga-Yoga-Kursen lehrt man nach dem neuen Trend, in aufwärts blickender Position die Schulterblätter nach unten und hinten zu ziehen. Obwohl dies eine attraktive Haltung ergibt, vermeiden Sie sie, wenn Sie Verspannungen im Nacken spüren. Schützen Sie den unteren Rücken vor Überdehnung, indem Sie die *Bandhas* aktivieren. Generell lassen Sie beim Hochziehen des Brustkorbs das Steißbein immer etwas nach unten sinken.

Virabhadrasana B

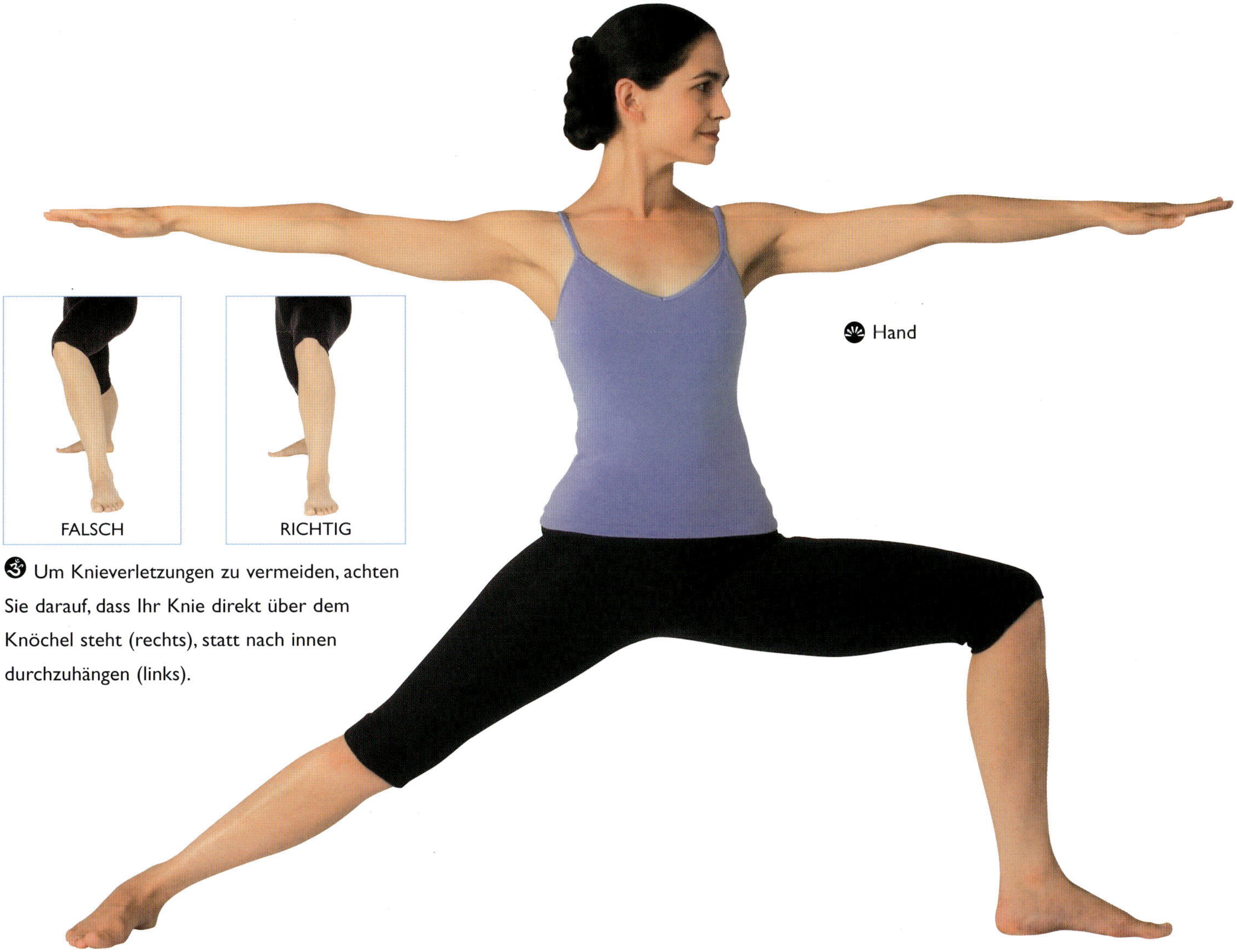

FALSCH   **RICHTIG**

Um Knieverletzungen zu vermeiden, achten Sie darauf, dass Ihr Knie direkt über dem Knöchel steht (rechts), statt nach innen durchzuhängen (links).

Hand

Von *Virabhadrasana* A (siehe gegenüber) ausatmen, die Arme seitlich öffnen und, auf der langen Seite der Matte stehend, den Ausfallschritt erweitern. Die tiefe Beugung im linken Knie beibehalten und den Außenrand des linken Fußes fest in den Boden drücken. Über die linke Hand blicken. Fünf Atemzüge lang halten. Einatmen, das linke Bein strecken und den linken Fuß einwärts drehen. Ausatmen, den rechten Fuß nach außen drehen, das rechte Knie tief beugen, sodass das Knie genau über dem Knöchel ist. Fünf Atemzüge halten, dann ausatmen und die Hände auf den Boden neben den rechten Fuß legen.

Gleich zum unten genannten Vinyasa übergehen: nach hinten steigen und die Brust in *Chaturanga* senken. Einatmen, in den abwärts blickenden Hund gehen. Ausatmen und in den aufwärts blickenden Hund hochdrücken.

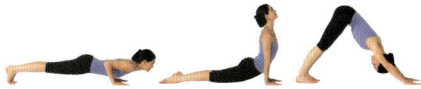

Vom abwärts blickenden Hund steigen oder springen Sie in *Dandasana*.

Halbes Vinyasa

Diese Bewegungsabfolge wird nach fast jeder Haltung der Ersten Serie durchgeführt (die wenigen Ausnahmen werden bei den jeweiligen Haltungen genannt). Sie richtet wieder die Wirbelsäule aus, löst jegliche Anspannungen der vorhergegangenen Haltung und beseitigt potenzielle negative Wirkungen. In anderen Worten, sie stellt eine Art Reinigungsübung dar. Außerdem bleibt dadurch der Körper warm und aktiv.

Die »vollständige« Vinyasa-Bewegungsfolge im Ashtanga Vinyasa Yoga besteht aus einem kompletten Sonnengruß. Dies ist allerdings sehr anstrengend und wird nur von wenigen Praktizierenden regelmäßig in dieser Art geübt. Das so genannte Halbe Vinyasa ist gegenüber abgebildet. Diese Bewegungen sollten zwischen jeder Haltung und auf jeder Seite nach einer asymmetrischen Haltung wiederholt werden. Damit können Sie geschmeidig in die sitzende Grundhaltung kommen und aus ihr in eine andere Haltung wechseln. Vinyasa besteht aus Haltungen, die Sie vom Sonnengruß kennen (siehe Seite 46–53) und zusätzlich aus einem »Sprung nach hinten« und einem »Sprung nach vorne« in den Langsitz. Der Schlüssel zu diesen Sprüngen liegt im richtigen Einsatz des *Mula* und *Uddiyana Bandha* (siehe Seite 35–36). Ohne diese werden Sie kaum vom Boden kommen!

Vinyasa
Aus dem Langsitz überkreuzen Sie die Knöchel und setzen die Hände neben die Hüften, aktivieren die *Bandhas* voll und stemmen sich kraftvoll mit den Händen vom Boden hoch. Ziehen Sie die Beine durch die Arme hindurch, um in *Chaturanga* zu springen, und setzen Sie mit dem abwärts blickendem Hund, dann dem aufwärts blickenden Hund fort und blicken auf den Zwischenraum zwischen den Händen. Beugen Sie die Knie und springen Sie mit den Beinen wieder durch die Arme hindurch (die Hüften müssen dabei so weit nach oben, als würden Sie einen Handstand machen), um danach wieder in den Langsitz zu kommen. Dies ist natürlich nicht ganz so leicht, doch Übung macht den Meister. Außerdem gibt es einige Übungsvarianten, die auf den folgenden Seiten illustriert werden.

Das Vinyasa anpassen
Sie können das Vinyasa an Ihr Können anpassen, indem Sie die Sprünge nach vorne und hinten auslassen. Dadurch können Sie sich vorerst auf den richtigen Einsatz der *Bandhas* konzentrieren. Kreuzen Sie die Beine, stemmen Sie die Hände in den Boden und ziehen Sie die *Bandhas* und sich selbst so hoch Sie können. Rollen Sie nach vorne und stellen Sie Hände und Knie auf den Boden und steigen oder springen Sie aus dieser Stellung in eine eine Art Liegestütz. Dann lassen Sie zuerst die Knie und dann die Brust zu Boden sinken, legen die Hände etwas weiter nach hinten und drücken sich in den aufwärts blickenden Hund hoch und dann in den abwärts blickenden Hund. Von dort steigen oder hüpfen Sie mit überkreuzten Füßen so weit nach vorne, wie Sie können, und setzen sich in den Langsitz. Das ist die Übungsvariante A, die auf Seite 72 gezeigt wird.

Falls Sie zu erschöpft sind, um jedes Mal die ganze Bewegungsreihe zu wiederholen, wählen Sie die Übungsvariante B auf Seite 73 (oben). Dabei beginnen Sie mit überkreuzten Beinen, stemmen sich mit aktivierten *Bandhas* hoch und setzen sich wieder hin. Danach heben Sie die Arme überkopf und gehen dann sofort zur nächsten Haltung über. Diese Variante ist nicht genauso effektiv, doch sie hilft Ihnen, anfangs Kraft zu sparen.

Eine weitere Alternative stellt Übungsvariante C auf Seite 73 (unten) dar, bei welcher Sie das Hochstemmen weglassen und einfach die Arme über den Kopf heben und wieder senken. Dies öffnet den oberen Rücken und stellt eine Gegenposition zu der Vielzahl von Vorbeugen dar, ist jedoch sehr viel einfacher. Sie macht daher Sinn, wenn Sie erschöpft sind oder gerade eine sanftere Praxis brauchen.

HALBE VINYASA 71

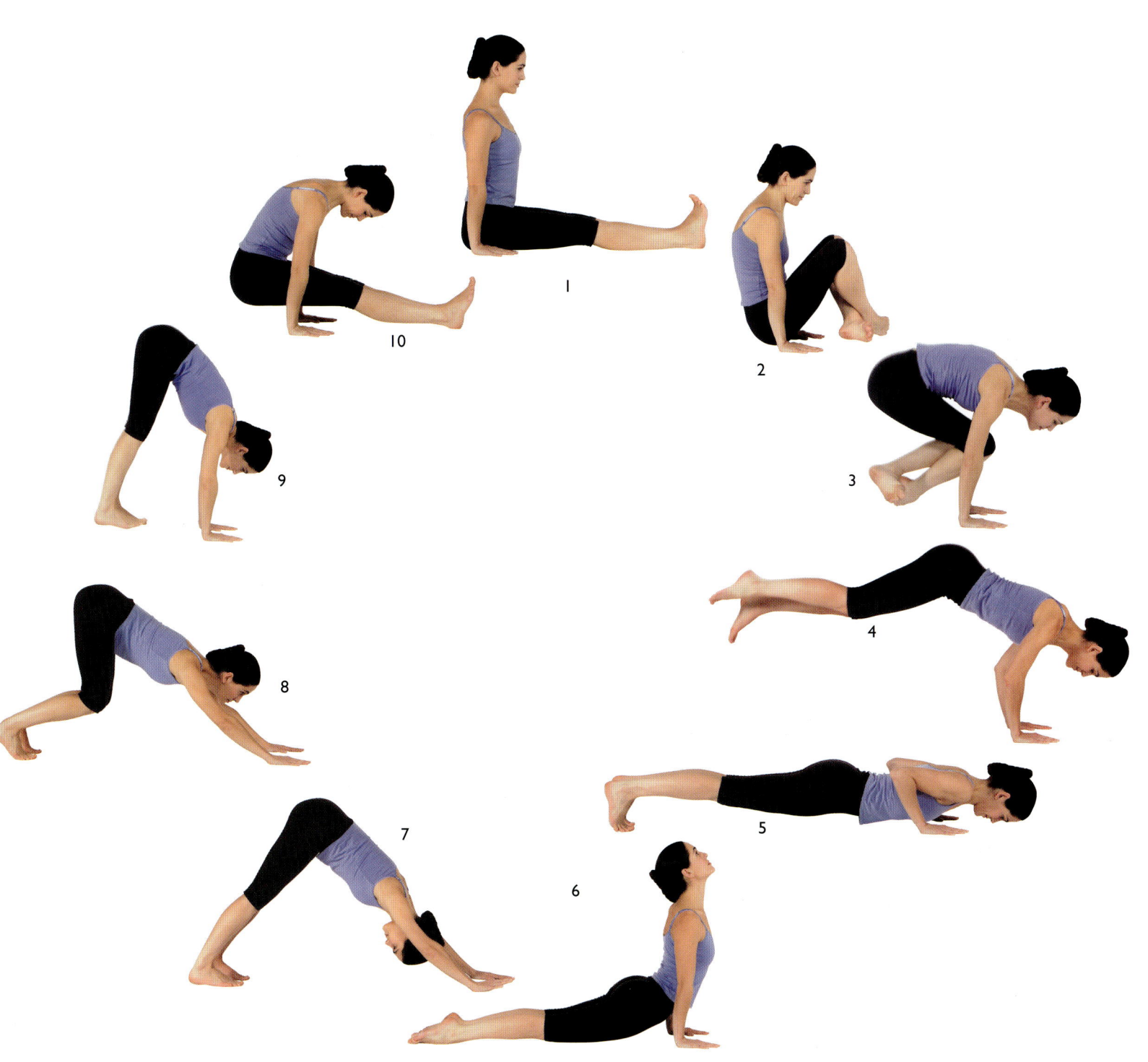

Halbes Vinyasa – Übungsvarianten

Diese drei Varianten des auf Seite 71 illustrierten Halben Vinyasas helfen Ihnen dabei, genügend Kraft im Oberkörper aufzubauen. Sie können diese Varianten auch üben, wenn Sie müde sind oder eine sanftere Praxis benötigen.

ÜBUNGSVARIANTE A

HALBES VINYASA – ÜBUNGSVARIANTEN 73

ÜBUNGSVARIANTE B

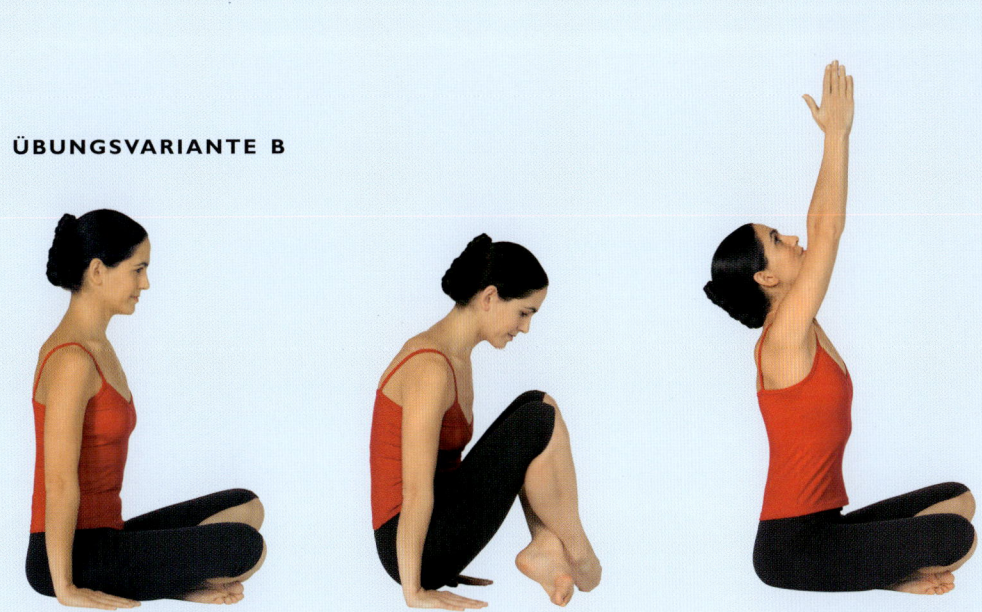

1 2 3

ÜBUNGSVARIANTE C

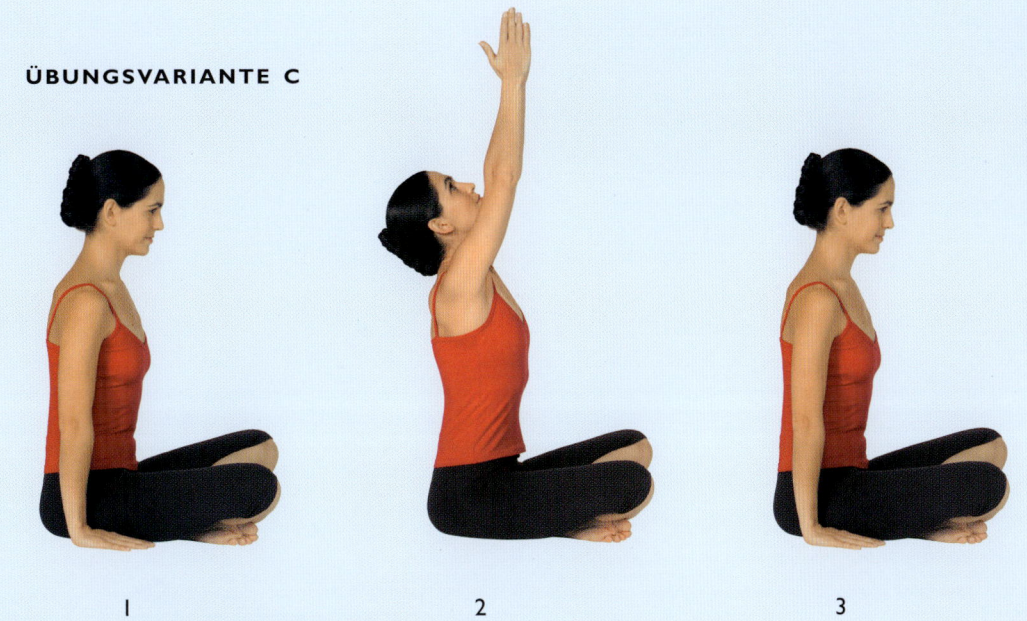

1 2 3

Dandasana

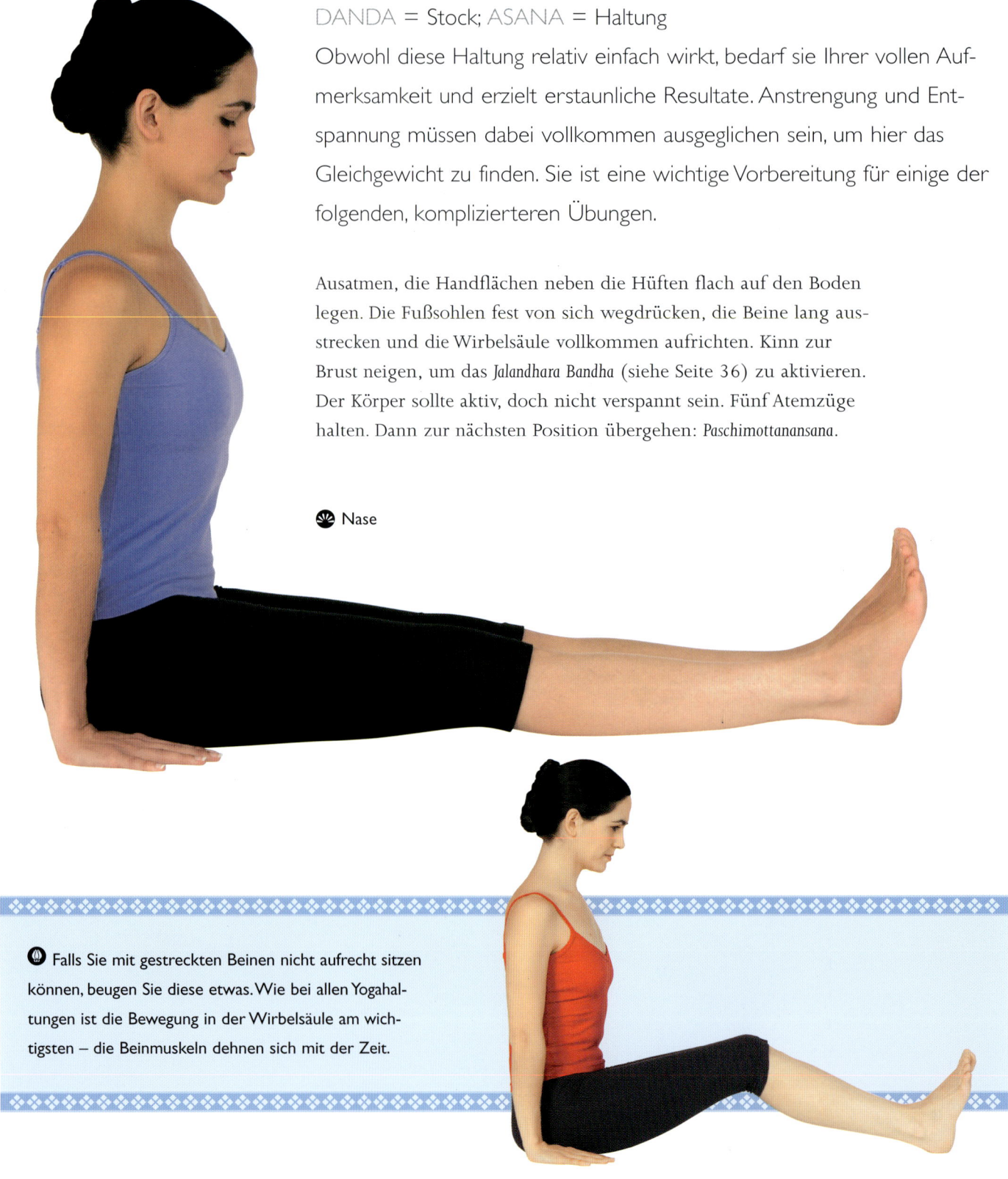

DANDA = Stock; ASANA = Haltung

Obwohl diese Haltung relativ einfach wirkt, bedarf sie Ihrer vollen Aufmerksamkeit und erzielt erstaunliche Resultate. Anstrengung und Entspannung müssen dabei vollkommen ausgeglichen sein, um hier das Gleichgewicht zu finden. Sie ist eine wichtige Vorbereitung für einige der folgenden, komplizierteren Übungen.

Ausatmen, die Handflächen neben die Hüften flach auf den Boden legen. Die Fußsohlen fest von sich wegdrücken, die Beine lang ausstrecken und die Wirbelsäule vollkommen aufrichten. Kinn zur Brust neigen, um das *Jalandhara Bandha* (siehe Seite 36) zu aktivieren. Der Körper sollte aktiv, doch nicht verspannt sein. Fünf Atemzüge halten. Dann zur nächsten Position übergehen: *Paschimottanansana*.

❈ Nase

☝ Falls Sie mit gestreckten Beinen nicht aufrecht sitzen können, beugen Sie diese etwas. Wie bei allen Yogahaltungen ist die Bewegung in der Wirbelsäule am wichtigsten – die Beinmuskeln dehnen sich mit der Zeit.

Paschimottanasana A, B, C

PASCHIMA = westlich; UTTANA = intensive Dehnung; ASANA = Haltung

Dies ist die sitzende Version von *Padangusthasana* (siehe Seite 54). Obwohl die Schwerkraft hier anders als zuvor wirkt, können Sie trotzdem viel des erworbenen Wissens von der früheren Position anwenden.

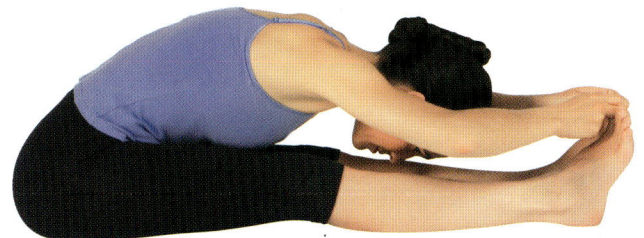

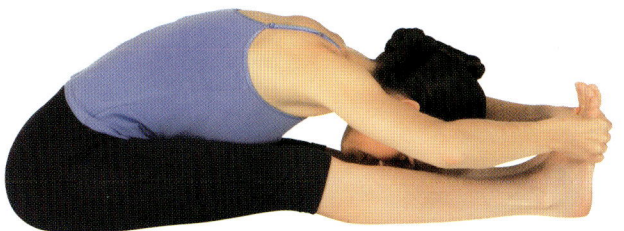

Ausatmen, mit langem Rücken aus den Hüften vornüberbeugen. Die große Zehe mit den ersten zwei Fingern fassen. Einatmen, Brustkorb öffnen, Blick heben und Wirbelsäule strecken. Ausatmen, vorbeugen, Ellbogen seitwärts ziehen. Fünf Atemzüge halten. Einatmen, Brustkorb öffnen, Blick heben, langer Rücken. Das ist *Paschimottanasana* A. Weiter zur nächsten Position.

Ausatmen, den Außenrand der Füße mit den Händen umfassen – Daumen liegen auf den Füßen. Einatmen, Brustkorb öffnen, Blick heben, Wirbelsäule strecken. Ausatmen, tief aus der Hüfte nach vorn beugen und fünf Atemzüge halten. Einatmen, Burstkorb öffnen, aufblicken und Wirbelsäule wieder strecken. Das ist *Paschimottanasana* B. Weiter zur nächsten Position.

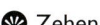 Zehen

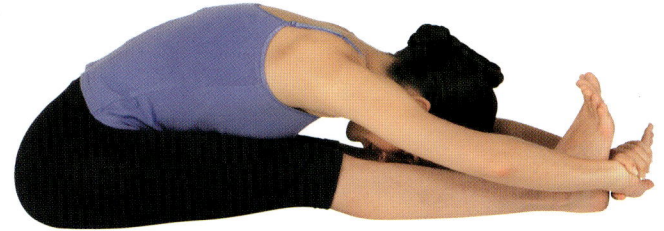

Ausatmen, die Handgelenke hinter die Füße bringen und umfassen. Einatmen, Brustkorb öffnen, hochblicken und Wirbelsäule langstrecken. Ausatmen, tief aus den Hüften nach vorn beugen und fünf Atemzüge so bleiben. Einatmen, Brustkorb öffnen, Blick heben und Wirbelsäule wieder strecken. Das ist *Paschimottanasana* C. Ausatmen, den Griff lösen und die Hände neben die Hüften auf den Boden legen, bevor Sie zu Vinyasa übergehen.

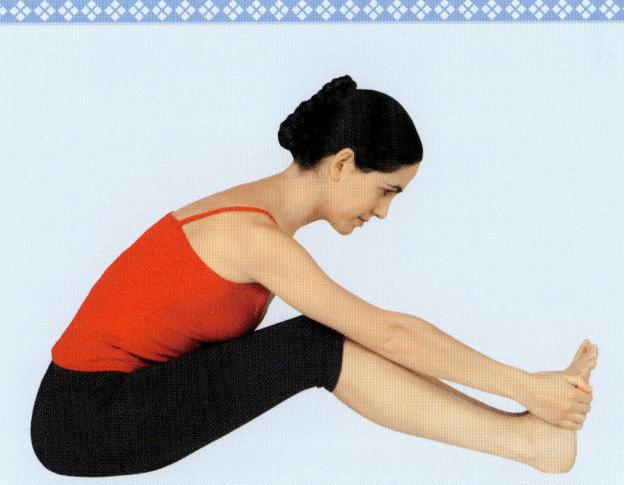

Falls Sie sich mit gestreckten Beinen nicht vorbeugen können, ziehen Sie die Knie etwas an. Achten Sie stattdessen darauf, die Wirbelsäule langzustrecken. Falls Sie die Füße nicht erreichen, legen Sie die Hände auf die Schienbeine.

Purvottanasana

PURVA = östlich; UTTANA = intensive Dehnung; ASANA = Haltung

Die starke Öffnung der Vorderseite des Körpers mit nach hinten gedrehten Armen erzeugt eine interessante Mischung aus Verletzbarkeit und Stärke. Die Schultern müssen dabei genau über den Handgelenken liegen.

❈ Nase

Ausatmen, die Hände schulterbreit hinter dem Rücken auf den Boden legen; Finger weisen zu den Zehen. Einatmen, Brustkorb weiten, Hüften heben und den Kopf rückwärts hängen lassen. Die Füße fest in den Boden pressen und Knöchel, Knie und Innenschenkel leicht zueinander drehen. Fünf Atemzüge halten. Ausatmen und die Hüften zu Boden senken, bevor Sie mit einer Vinyasa-Bewegungsfolge fortsetzen.

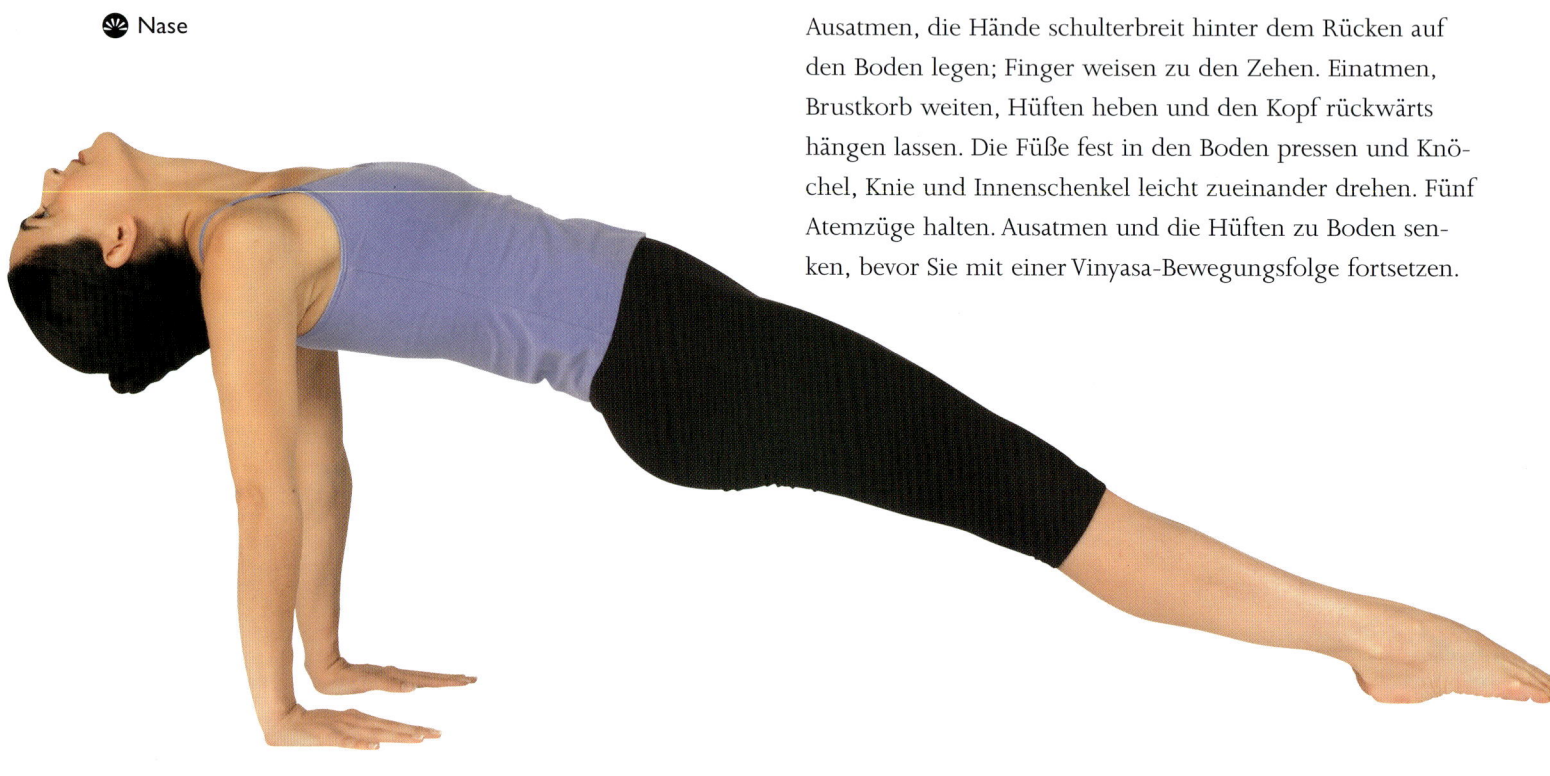

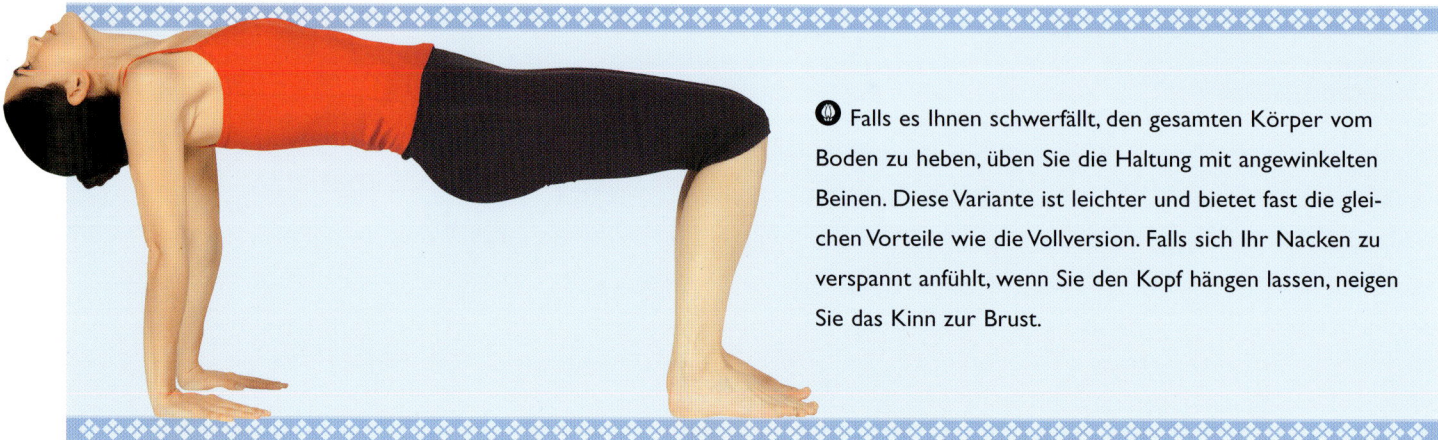

Falls es Ihnen schwerfällt, den gesamten Körper vom Boden zu heben, üben Sie die Haltung mit angewinkelten Beinen. Diese Variante ist leichter und bietet fast die gleichen Vorteile wie die Vollversion. Falls sich Ihr Nacken zu verspannt anfühlt, wenn Sie den Kopf hängen lassen, neigen Sie das Kinn zur Brust.

Ardha Baddha Padma Paschimottanasana

ARDHA = halb; BADDHA = gebunden; PADMA = Lotos; PASCHIMA = westlich;
UTTANA = intensive Dehnung; ASANA = Haltung

Das ist *Ardha Baddha Padmottanasana* (siehe Seite 66) im Sitzen. Die Verbindung von Hand und Fuß sollte ein Gefühl von Sicherheit und Stabilität und nicht Überlastung hervorrufen. Achten Sie dabei besonders auf Ihr gebeugtes Knie.

Ausatmen, das rechte Knie abwinkeln und den rechten Fuß mit der linken Hand und das rechte Knie mit der rechten Hand halten. Den rechten Fuß in einer Halben Lotosstellung so nah wie möglich zur linken Hüfte ziehen. Die rechte Hand nun hinter dem Rücken vorbeiführen und die große Zehe des Fußes umfassen. Die Knie sanft zueinander ziehen. Aus den Hüften nach vor beugen und die linke Hand zum linken Fuß bringen. Einatmen, Brustkorb heben, die Wirbelsäule nach vorn strecken. Ausatmen, möglichst tief vornüberbeugen. Fünf Atemzüge lang halten. Einatmen, den Blick heben, die Wirbelsäule lang machen. Ausatmen, den Fuß loslassen, Beine strecken und zu Vinyasa übergehen. Das Ganze links wiederholen und danach Vinyasa.

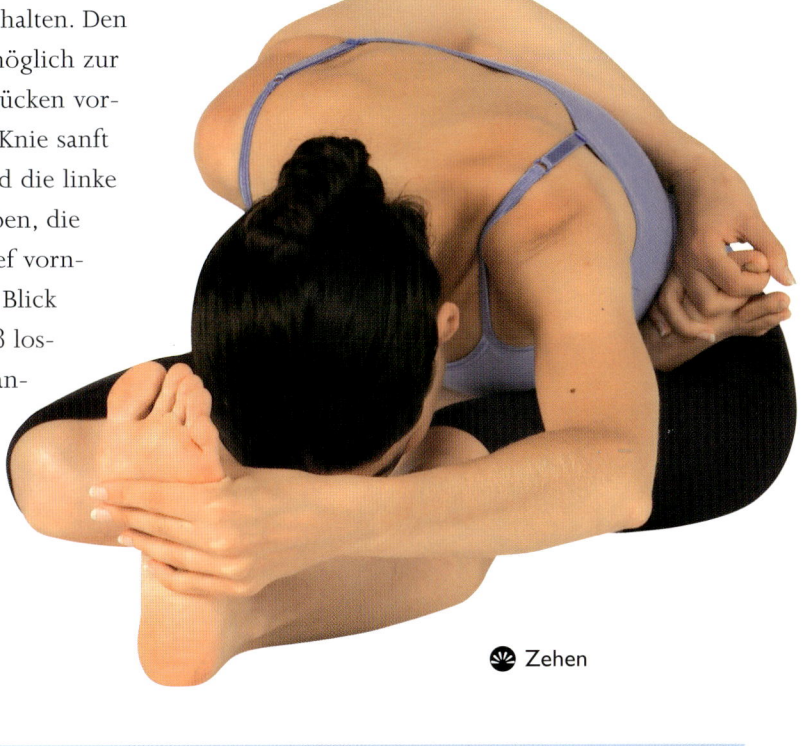

◐ Zehen

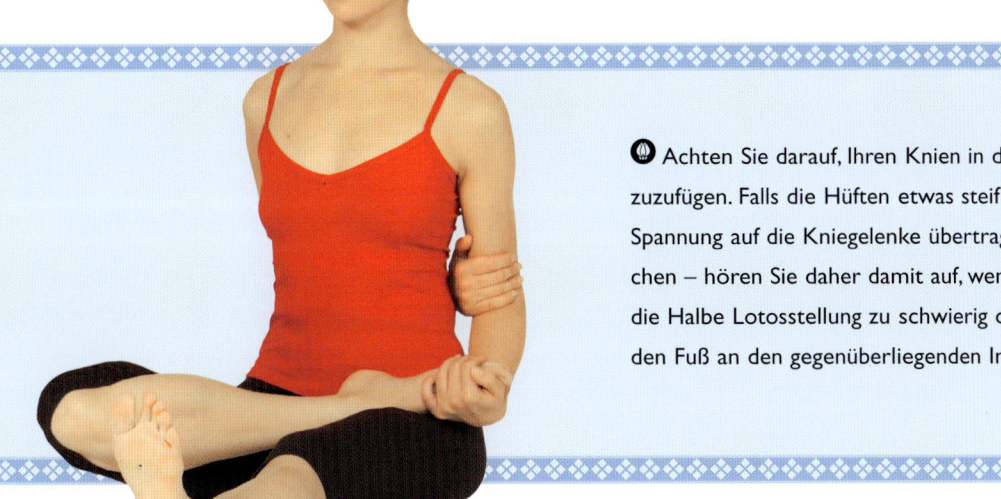

◉ Achten Sie darauf, Ihren Knien in dieser Haltung keinen Schaden zuzufügen. Falls die Hüften etwas steif sind, kann diese Haltung die Spannung auf die Kniegelenke übertragen und diese überbeanspruchen – hören Sie daher damit auf, wenn Sie Schmerz verspüren. Ist die Halbe Lotosstellung zu schwierig oder unangenehm, legen Sie den Fuß an den gegenüberliegenden Innenschenkel.

Trianga Mukhaikapada Paschimottanasana

TRI = drei; ANGA = Glied; MUKHA = Gesicht; EKA = ein; PADA = Fuß;
PASCHIMA = westlich; UTTANA = intensive Dehnung; ASANA = Haltung

Dies ist eine wertvolle Vorbeuge – obwohl beide Beine von der Hüfte aus nach vorne weisen, wird nur ein Bein an der Kniesehne gedeht. So können Sie in einer parallelen Hüftposition jede Seite einzeln dehnen.

❂ Zehen

Ausatmen, das rechte Knie beugen, sodass der rechte Fuß an der rechten Hüfte liegt und die Knie aneinanderliegen. Vorbeugen und den linken Fuß umfassen. Wirbelsäule lang ziehen und tief aus der Hüfte beugen. Einatmen, Brustkorb öffnen und Blick heben. Ausatmen und vorbeugen. Fünf Atemzüge lang halten. Einatmen, Brustkorb öffnen, Wirbelsäule dehnen. Ausatmen, beide Beine strecken. Vinyasa. Die Haltung auf der anderen Seite wiederholen, dann Vinyasa.

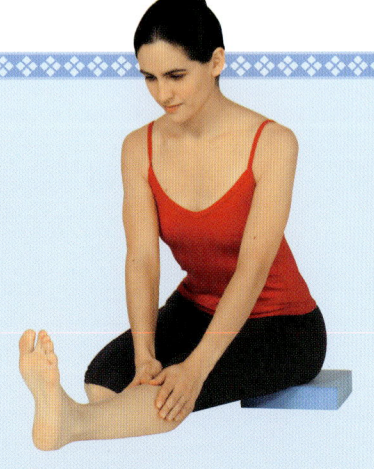

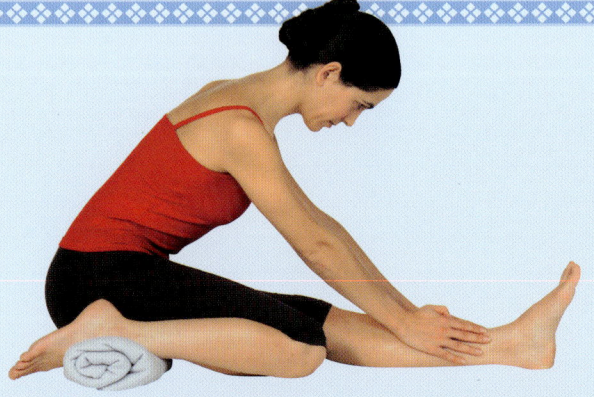

❂ Falls Sie das Gefühl haben, sich zu weit auf eine Seite zu neigen, legen Sie ein kleines Kissen, einen Block oder ein gefaltetes Handtuch unter die Hüfte des gestreckten Beins. Dies hilft Ihnen, in der Position balanciert zu bleiben.

❂ Wird Ihr Knöchel oder Fuß in der Position zu sehr belastet, dann legen Sie ein aufgerolltes Handtuch oder ein kleines Kissen unter das Fußgelenk. Falls in dieser Haltung das Knie schmerzt, üben Sie stattdessen *Janu Sirsasana* (siehe Seite 79–81).

Janu Sirsasana A

JANU = Knie; SIRSA = Kopf; ASANA = Haltung

Stellen Sie sich bei dieser Vorbeuge im Sitzen vor, den Rumpf zum gestreckten Bein zu drücken, und verwenden Sie dazu die unteren/mittleren Rückenmuskeln, statt mit den Armen und Schultern zu ziehen.

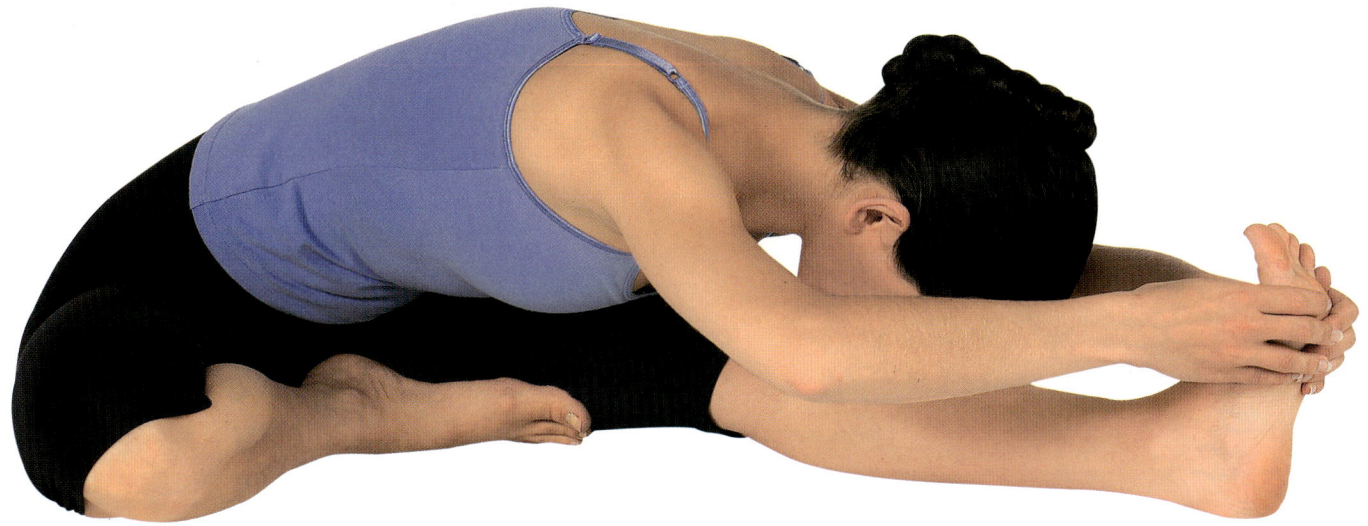

Ausatmen, das rechte Knie beugen und die Fußsohle an den linken Innenschenkel legen. Das gebeugte Knie und das gestreckte Bein sollten einen 90-Grad-Winkel bilden. Aus den Hüften nach vorn beugen und die Hände um den linken Fuß legen. Einatmen, den Brustkorb heben und öffnen. Ausatmen, tief vornüberbeugen und fünf Atemzüge lang halten. Einatmen, Brustkorb und Blick heben. Ausatmen, den Fuß loslassen, Beine strecken und eine Vinyasa-Folge ausführen. Die Haltung auf der anderen Seite wiederholen und danach Vinyasa.

🕉 Diese Haltung bringt eine tiefe und doch delikate Drehung des Unterleibs mit sich. Achten Sie beim Ausatmen und Vorbeugen besonders auf das *Uddiyana Bandha* (siehe Seite 36).

❋ Zehen

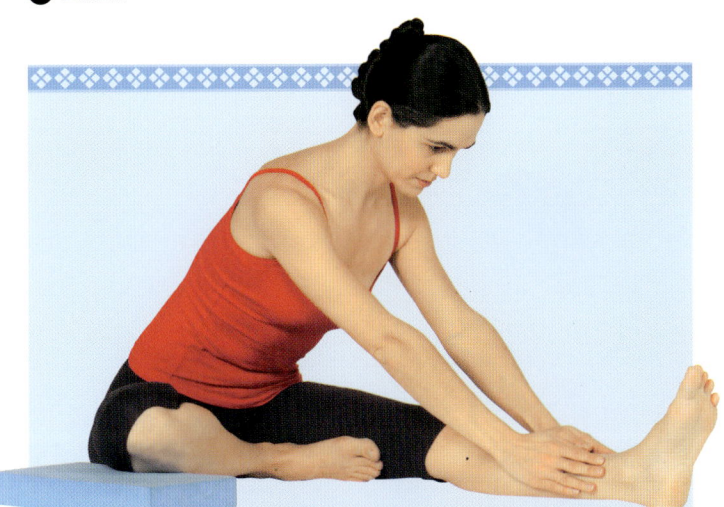

Steht das gebeugte Knie sehr hoch, stützen Sie es mit einem Kissen oder aufgerollten Handtuch. Können Sie den Fuß nicht erreichen, halten Sie stattdessen das Schienbein.

Janu Sirsasana B

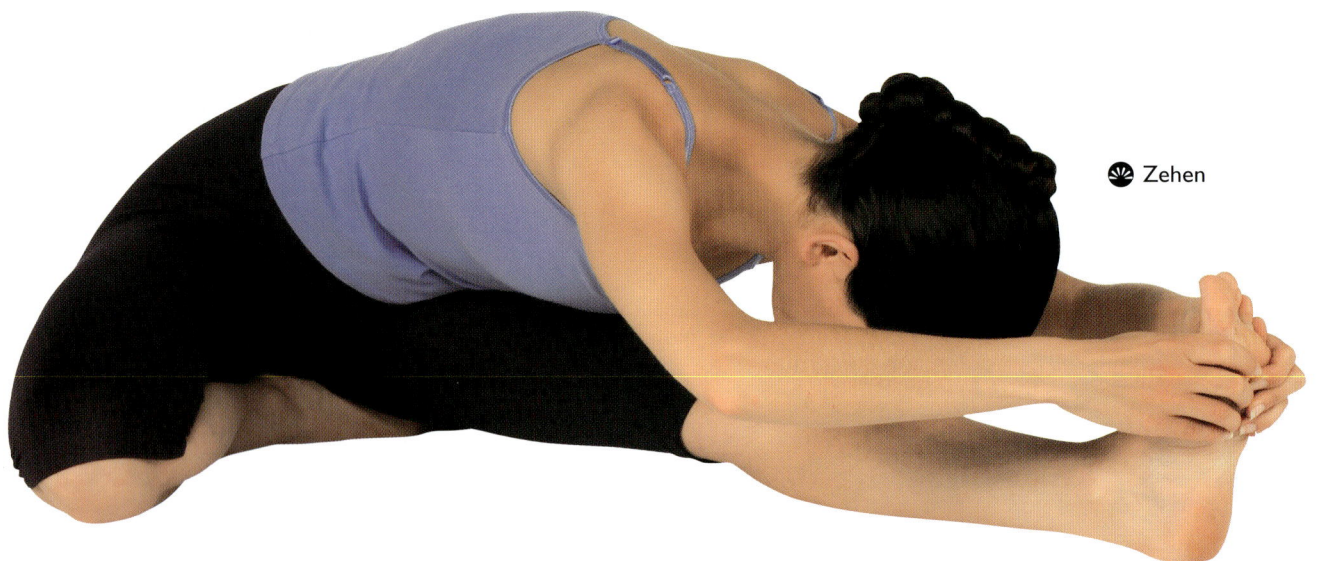

Zehen

Wie in *Janu Sirsasana* A hinsetzen. Ausatmen, die Hände hinter den Körper setzen und die Hüften zuerst nach hinten und dann nach vorne rollen, um mit dem Damm auf der rechten Ferse zu sitzen. Die Oberseite des Fußes ruht auf dem Boden und der Winkel zwischen beiden Knien ist etwas kleiner als bei *Janu Sirsasana* A. Nach vorne beugen und den linken Fuß mit beiden Händen umgreifen. Einatmen, Brustkorb lang und weit ausdehnen. Ausatmen, tief aus der Hüfte beugen und den Brustkorb zum Schienbein hinziehen. Fünf Atemzüge lang halten. Einatmen, Brustkorb und Blick heben. Ausatmen, die Haltung lösen und die Beine vor sich ausstrecken. Danach eine Vinyasa-Abfolge durchführen. Auf der linken Seite wiederholen. Im Anschluss daran Vinyasa.

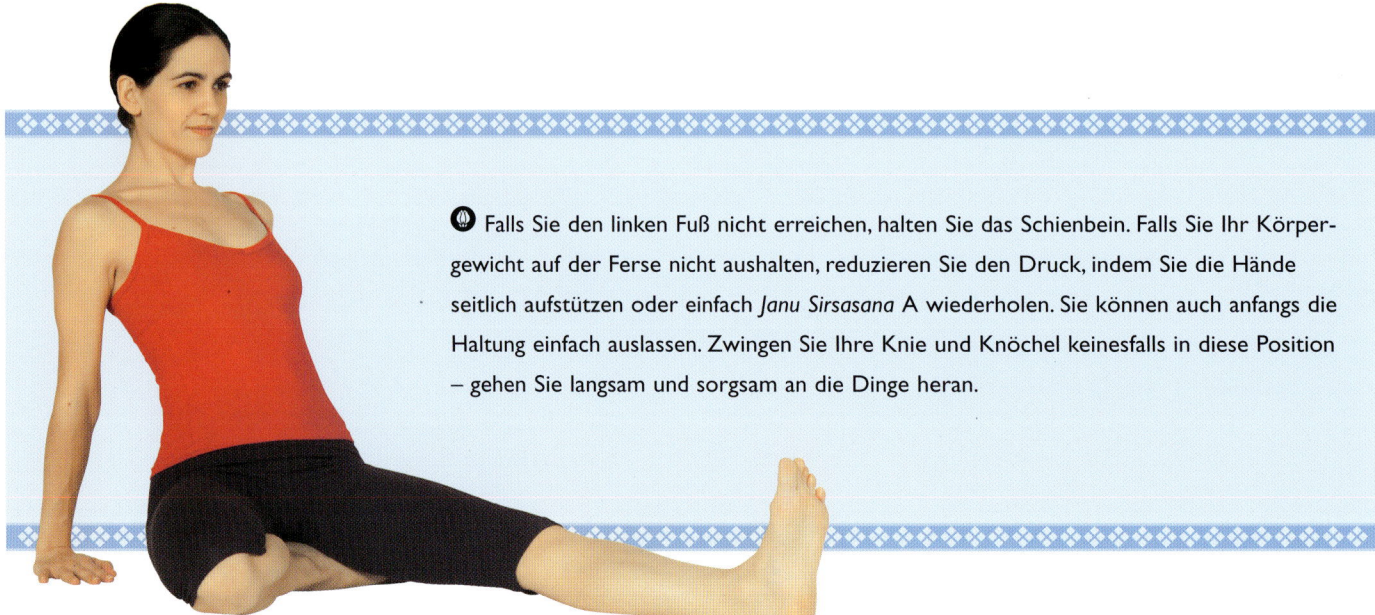

Falls Sie den linken Fuß nicht erreichen, halten Sie das Schienbein. Falls Sie Ihr Körpergewicht auf der Ferse nicht aushalten, reduzieren Sie den Druck, indem Sie die Hände seitlich aufstützen oder einfach *Janu Sirsasana* A wiederholen. Sie können auch anfangs die Haltung einfach auslassen. Zwingen Sie Ihre Knie und Knöchel keinesfalls in diese Position – gehen Sie langsam und sorgsam an die Dinge heran.

Janu Sirsasana C

🕉 Winkeln Sie den Fuß an und drehen Sie ihn, sodass der Fußballen zum Boden weist, und stellen Sie die Ferse senkrecht auf.

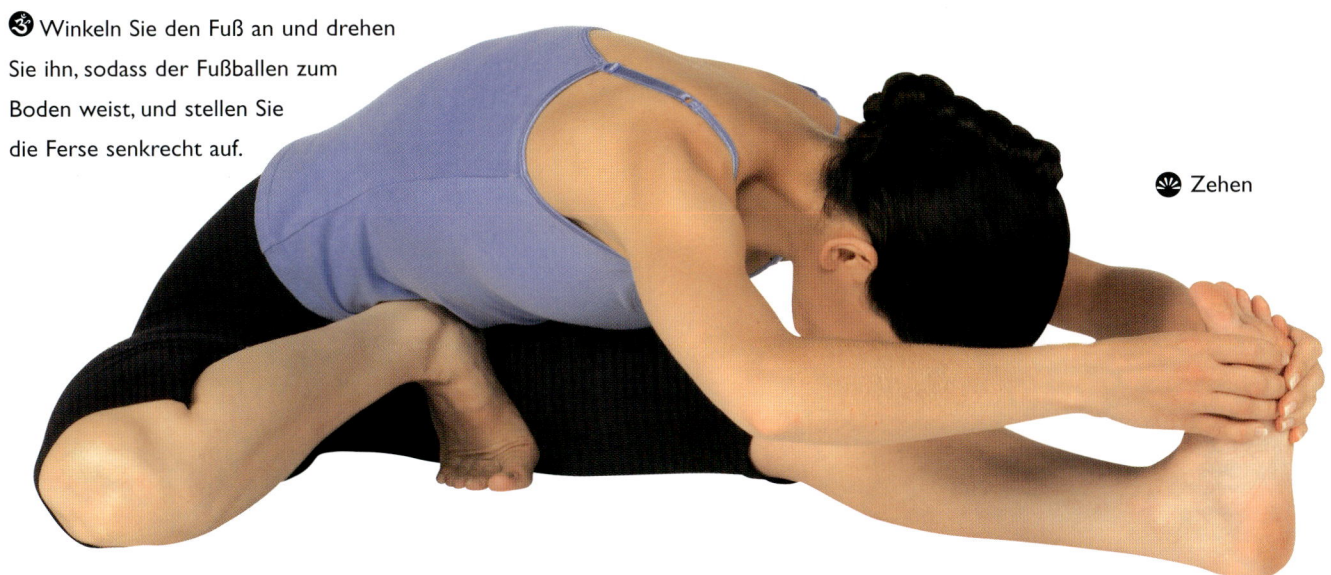

❀ Zehen

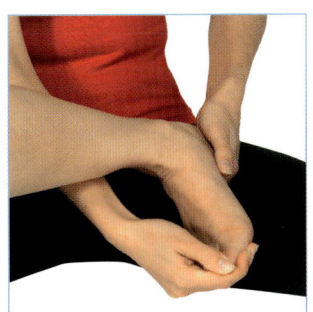

Ausatmen, das rechte Knie beugen, die rechte Ferse mit der linken Hand und die Zehen mit der linken Hand umfassen. Den Fuß an den linken Innenschenkel legen (siehe Nahaufnahme). Knie näher als bei *Janu Sirsasana* B zusammenbringen. Vorbeugen und den linken Fuß umgreifen. Einatmen, Brustkorb öffnen, Wirbelsäule ausstrecken und Blick heben. Ausatmen, mit breitem Brustkorb vorbeugen. Fünf Atemzüge lang halten. Einatmen, Brustkorb heben und Wirbelsäule lang machen. Ausatmen, beide Beine strecken, danach Vinyasa. Links wiederholen. Danach wieder eine Vinyasa-Abfolge.

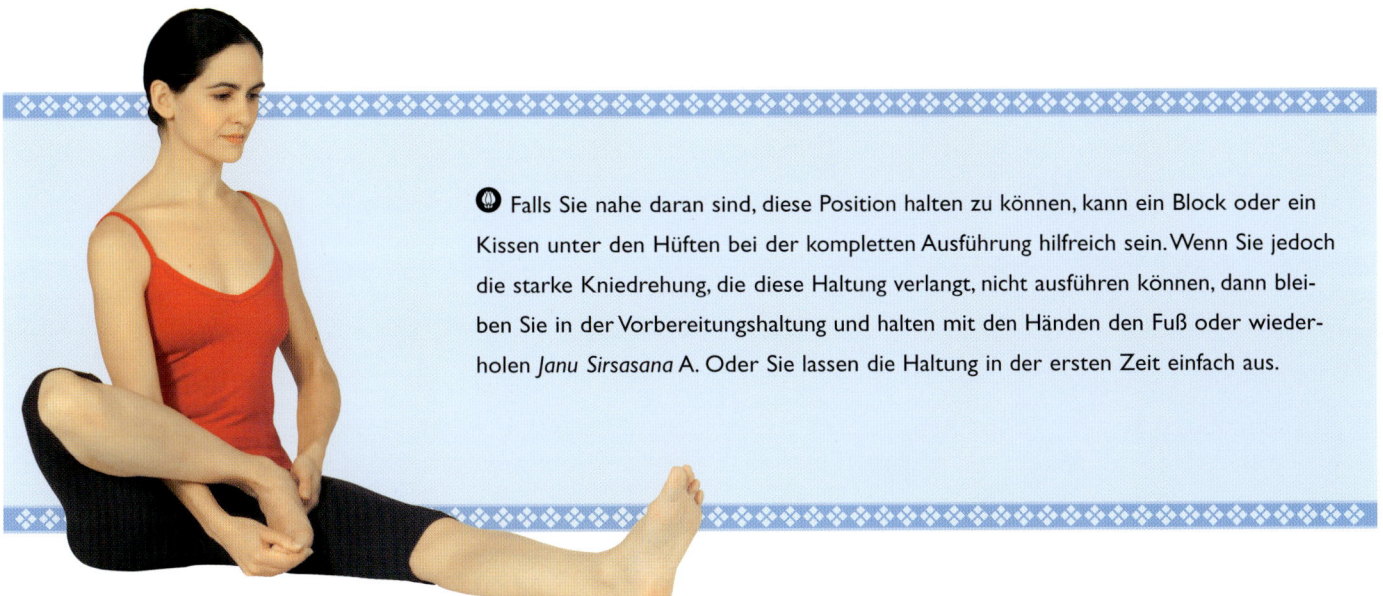

❀ Falls Sie nahe daran sind, diese Position halten zu können, kann ein Block oder ein Kissen unter den Hüften bei der kompletten Ausführung hilfreich sein. Wenn Sie jedoch die starke Kniedrehung, die diese Haltung verlangt, nicht ausführen können, dann bleiben Sie in der Vorbereitungshaltung und halten mit den Händen den Fuß oder wiederholen *Janu Sirsasana* A. Oder Sie lassen die Haltung in der ersten Zeit einfach aus.

Marichyasana A

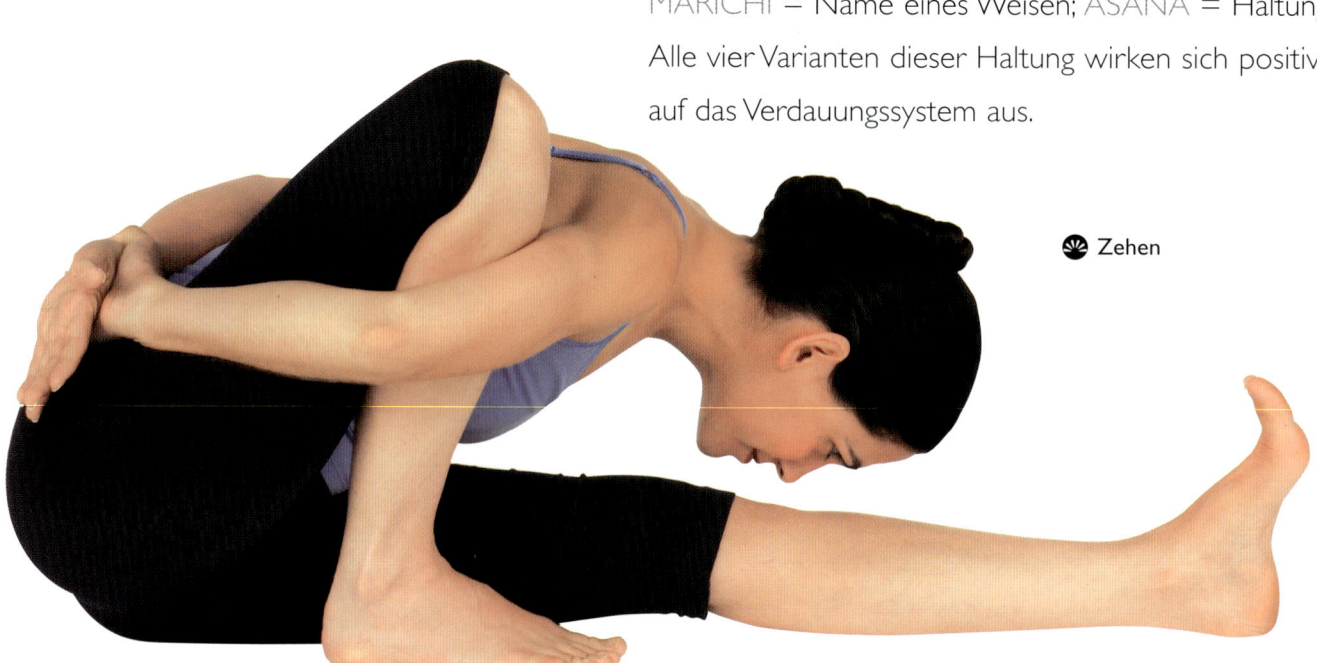

MARICHI = Name eines Weisen; ASANA = Haltung
Alle vier Varianten dieser Haltung wirken sich positiv auf das Verdauungssystem aus.

☀ Zehen

Ausatmen, das rechte Bein beugen und den rechten Fuß genau vor der rechten Hüfte auf den Boden stellen. Vorbeugen und den rechten Arm über die Innenseite des rechten Knies zu den linken Zehen hin strecken und danach um das Knie herumwickeln, die Armhöhle berührt dabei das Schienbein. Den linken Arm hinter den Rücken führen und das linke Armgelenk mit der rechten Hand umfassen. Einatmen, Brustkorb heben und Wirbelsäule strecken. Ausatmen, tief in die Haltung hineinbeugen und fünf Atemzüge lang halten. Einatmen, Brustkorb heben und Wirbelsäule strecken. Ausatmen, beide Beine lösen und ausstrecken, dann Vinyasa. Auf der anderen Seite wiederholen. Vinyasa.

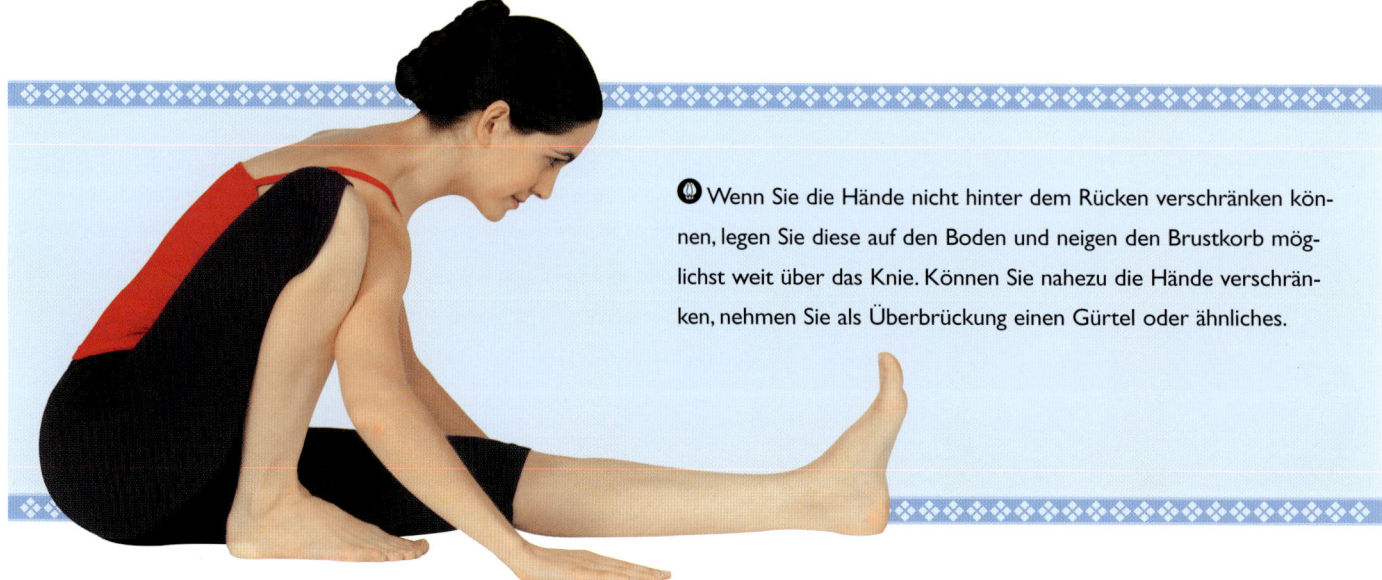

☾ Wenn Sie die Hände nicht hinter dem Rücken verschränken können, legen Sie diese auf den Boden und neigen den Brustkorb möglichst weit über das Knie. Können Sie nahezu die Hände verschränken, nehmen Sie als Überbrückung einen Gürtel oder ähnliches.

Marichyasana B

Ausatmen, das linke Knie in die Halbe Lotosstellung bringen. Das rechte Knie anwinkeln und den rechten Fuß in einer Linie neben den rechten Sitzbeinknochen stellen. Vorbeugen – die linke Ferse soll dabei in den Unterleib drücken – und den rechten Arm nach vorne strecken, um ihn dann um das Bein zu schlingen. Den linken Arm um den Rücken legen, dort das linke Handgelenk mit der rechten Hand umfassen. Einatmen, Wirbelsäule langstrecken und nach vorne blicken. Ausatmen, tief nach vorne beugen. Fünf Atemzüge lang halten. Einatmen, Kopf heben und Rücken lang machen. Ausatmen, die Haltung lösen und beide Beine vor der Vinyasa-Abfolge ausstrecken. Auf der anderen Seite wiederholen, danach Vinyasa durchführen.

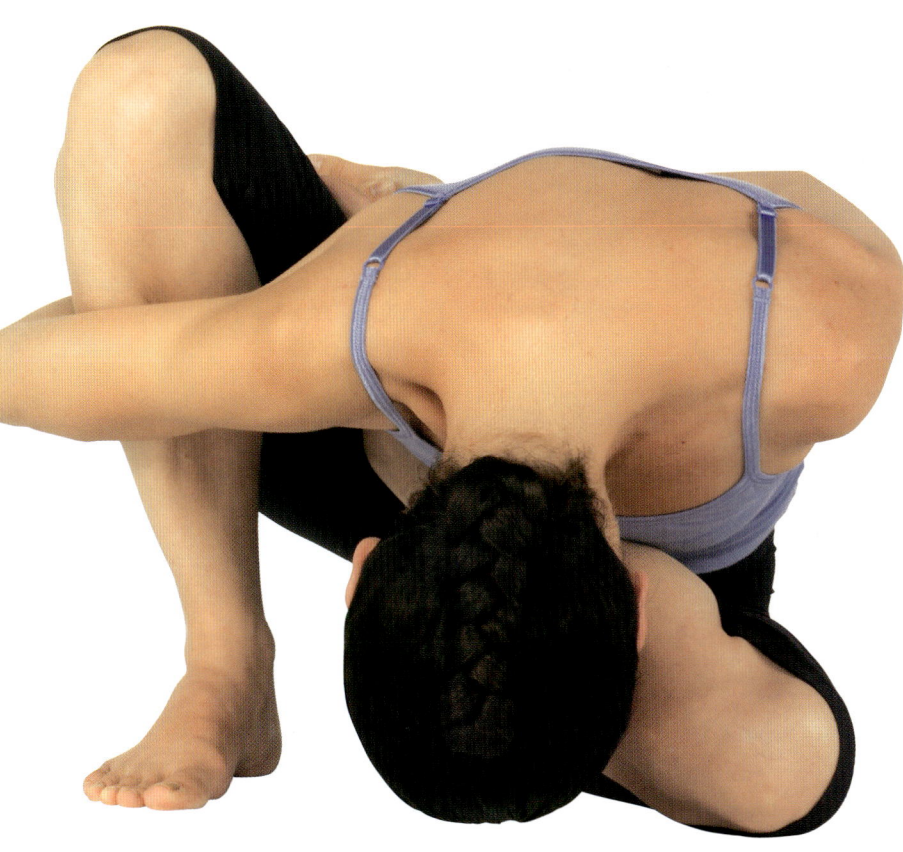

✺ Nase

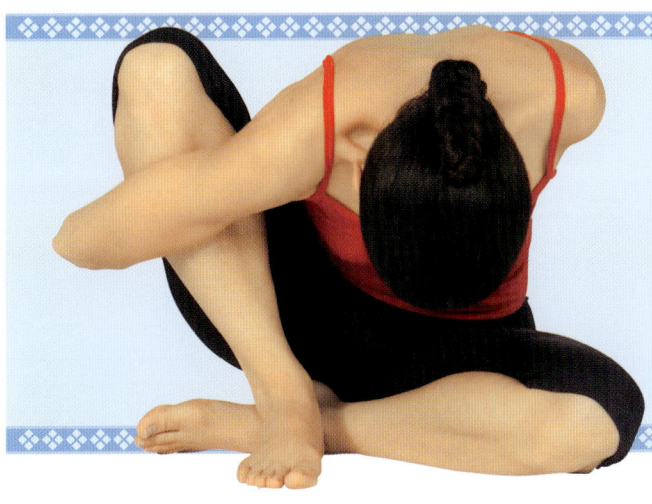

🕉 Falls Sie Ihr Bein nicht bequem in die Halbe Lotosstellung bekommen, wird diese Position Ihr Knie zu sehr belasten. Legen Sie den linken Fuß daher unter den rechten Schenkel und schlingen Sie, wenn es Ihnen möglich ist, den Arm um den Rücken. Sie können als Verbindung zwischen den Händen zur Überbrückung einen Gürtel, ein Band, einen Strumpf oder ähnliches verwenden.

Marichyasana C

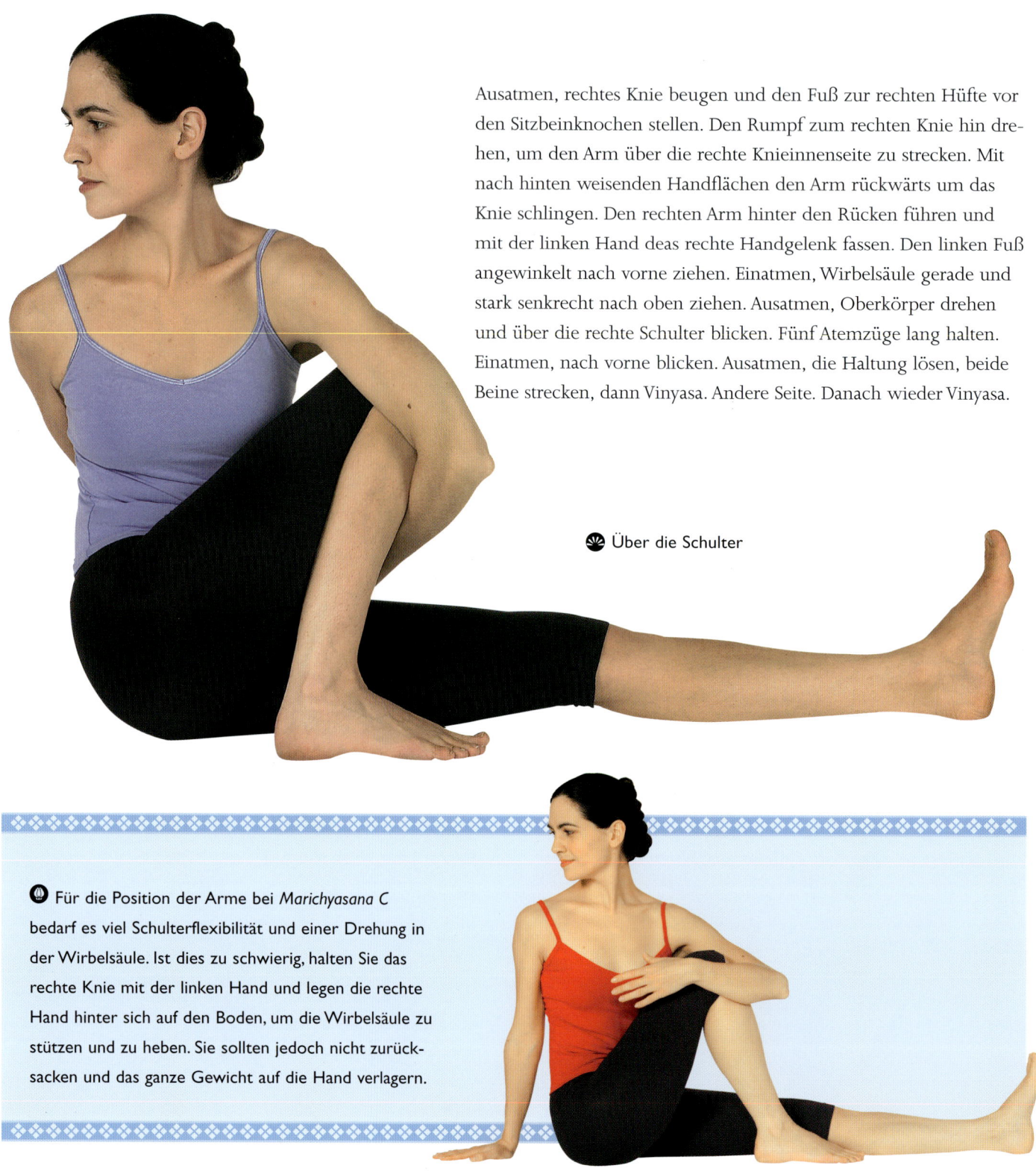

Ausatmen, rechtes Knie beugen und den Fuß zur rechten Hüfte vor den Sitzbeinknochen stellen. Den Rumpf zum rechten Knie hin drehen, um den Arm über die rechte Knieinnenseite zu strecken. Mit nach hinten weisenden Handflächen den Arm rückwärts um das Knie schlingen. Den rechten Arm hinter den Rücken führen und mit der linken Hand deas rechte Handgelenk fassen. Den linken Fuß angewinkelt nach vorne ziehen. Einatmen, Wirbelsäule gerade und stark senkrecht nach oben ziehen. Ausatmen, Oberkörper drehen und über die rechte Schulter blicken. Fünf Atemzüge lang halten. Einatmen, nach vorne blicken. Ausatmen, die Haltung lösen, beide Beine strecken, dann Vinyasa. Andere Seite. Danach wieder Vinyasa.

✺ Über die Schulter

✺ Für die Position der Arme bei *Marichyasana C* bedarf es viel Schulterflexibilität und einer Drehung in der Wirbelsäule. Ist dies zu schwierig, halten Sie das rechte Knie mit der linken Hand und legen die rechte Hand hinter sich auf den Boden, um die Wirbelsäule zu stützen und zu heben. Sie sollten jedoch nicht zurücksacken und das ganze Gewicht auf die Hand verlagern.

Marichyasana D

Ausatmen, den linken Fuß in die Halbe Lotosstellung bringen. Das rechte Knie beugen und den Fuß parallel zum Sitzbeinknochen setzen. Das linke Knie möglichst weit zum rechten Fuß bringen. Den Rumpf drehen und den linken Arm entlang der rechten Außenseite des Knies strecken. Handflächen nach hinten drehen und den Arm nach hinten um das Knie schlingen. Den rechten Arm hinter den Rücken führen und mit der linken Hand das rechte Handgelenk umfassen. Einatmen, Wirbelsäule strecken und über die rechte Schulter blicken. Ausatmen, Drehung vertiefen. Fünf Atemzüge lang halten. Einatmen, den Kopf nach vorne drehen. Ausatmen, Haltung lösen und die Beine ausstrecken, danach Vinyasa. Auf der anderen Seite wiederholen, danach wieder Vinyasa.

✤ Über die Schulter

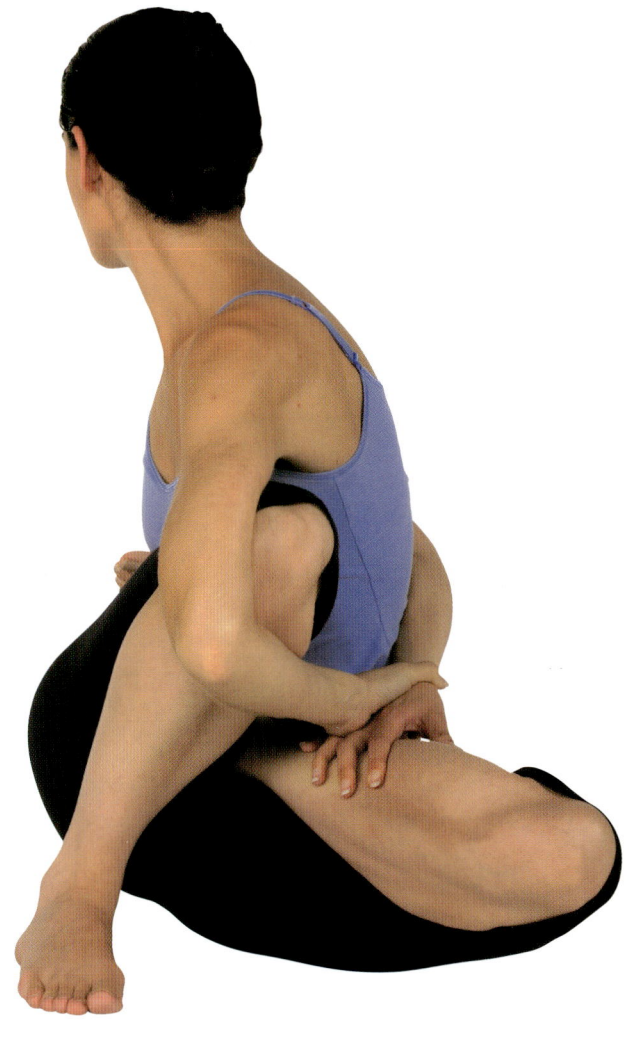

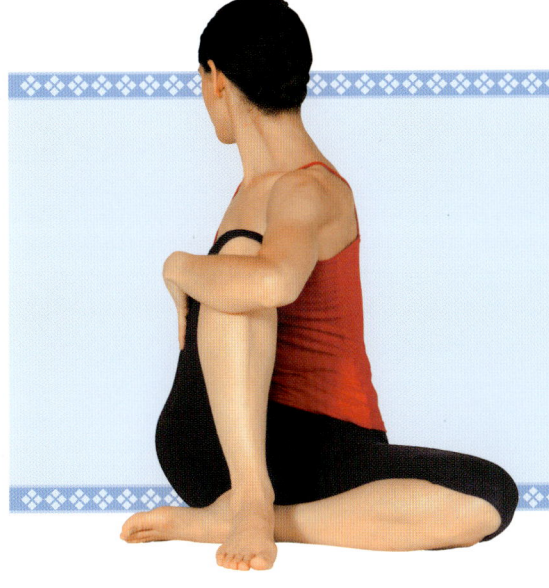

Überfordern Sie in dieser Haltung nicht Ihr Knie, da Sie damit eine Verletzung riskieren könnten. Wenn die Halbe Lotosstellung noch nicht bequem möglich ist, dann schieben Sie den linken Fuß unter den rechten Schenkel und pressen den linken Arm außen gegen das Knie. Unterstützen Sie mit dem rechten Arm das Strecken der Wirbelsäule – Sie müssen senkrecht wirklich nach oben ziehen, um eine tiefe Drehung zu erreichen.

Navasana

NAVA = Boot; ASANA = Haltung

Dies ist die einzige Haltung, die in der Ersten Serie fünf Mal wiederholt wird. Es ist ein Kraft- und Ausdauertest, jedoch auch eine Balancehaltung, die Leichtigkeit und Anmut benötigt.

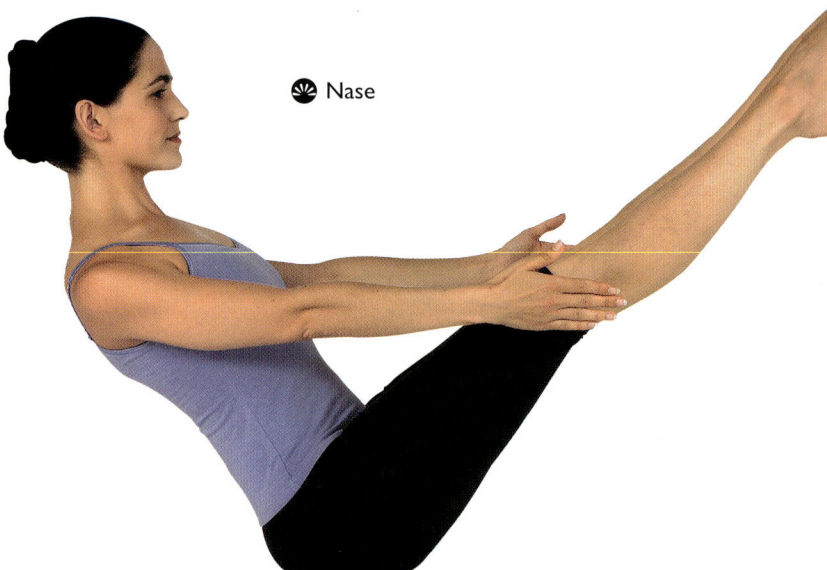

🟣 Nase

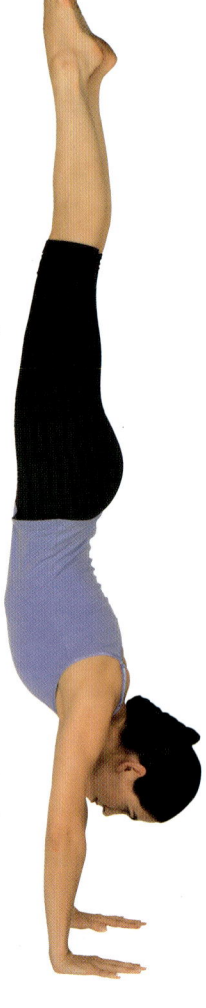

1 Einatmen, beide Beine in geschlossener Haltung heben, sodass der Körper ein »V« bildet. Den Brustkorb möglichst weit öffnen und die Haltung mit der unteren Rückenmuskulatur stützen – dabei die *Bandhas* stark aktivieren. Die Arme seitlich neben den Beinen parallel zum Boden nach vorn strecken und die Handflächen zueinander drehen. Fünf Atemzüge lang halten.

2 Ausatmen, die Hände neben den Hüften auf den Boden legen. Knöchel überkreuzen, Füße und Hüften so weit wie möglich vom Boden heben. Wieder in *Navasana* oder, falls Sie können, in einen vollen Handstand gehen. Dazu einatmen, Hüften vom Boden heben und in einen Handstand hochschwingen. Ausatmen, vom Handstand wieder in eine sitzende Position kommen. Wieder in *Navasana*. Fünf Mal wiederholen, dann wieder Vinyasa (bis zum abwärts blickenden Hund). Dann zur nächsten Position übergehen: *Bhujapidasana*

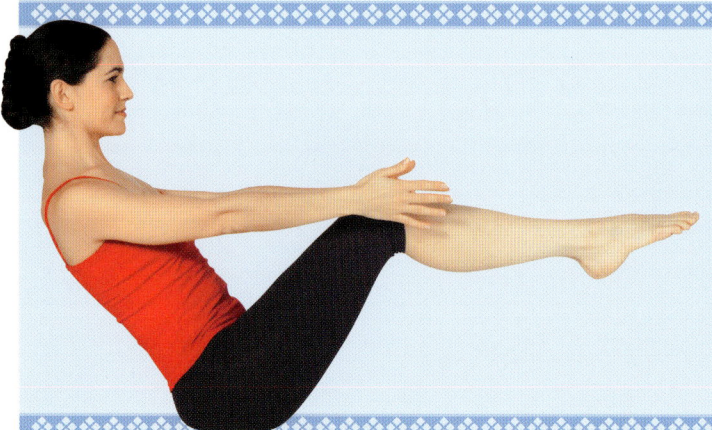

🔵 Falls Ihnen die Kraft oder Flexibilität fehlt, um die Beine bei *Navasana* zu strecken, üben Sie mit abgewinkelten Beinen. Dies ist viel leichter und kräftigt und bereitet den Körper auf die Vollversion vor. Aus *Navasana* in den Handstand hochzuschwingen, ist schwer – gelingt es Ihnen nicht, pressen Sie die Hände fest zu Boden, aktivieren die *Bandhas* und heben Hüften und Füße vom Boden. Dann lösen Sie die Position und gehen wieder in *Navasana*. Dies ist eine gute Vorbereitung auf den Handstand.

Bhujapidasana

BHUJA = Arm; PIDA = Druck; ASANA = Haltung

Wie die vorige Position verlangt auch diese viel Finesse hinsichtlich Balance, Körperkontrolle und Muskelkraft.

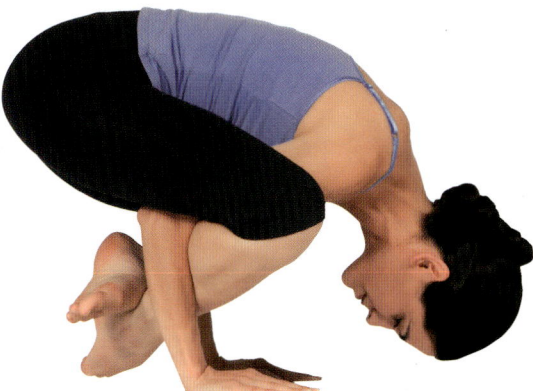

1 Vom abwärts blickenden Hund einatmen und nach vorne springen und die Beine über die Außenseite der Arme legen. Knöchel überkreuzen. Nun langsam die Füße nach hinten und den Kopf nach vorne ziehen, bis Sie nur auf den Händen stehend Balance halten können. Fünf Atemzüge lang halten.

 Nase

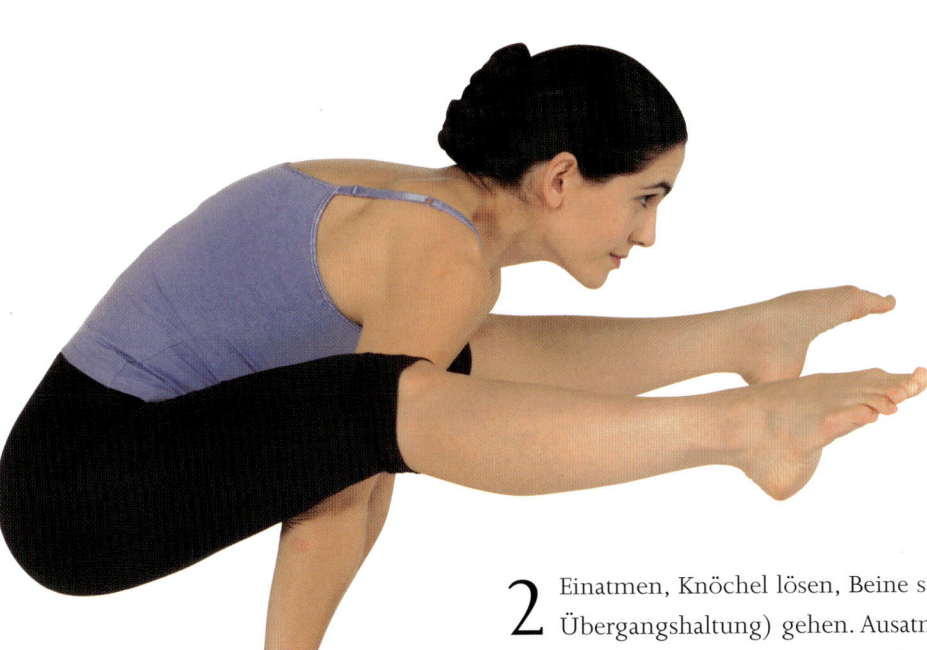

2 Einatmen, Knöchel lösen, Beine strecken und in *Tittibhasana* A (das ist hier eine Übergangshaltung) gehen. Ausatmen, nach hinten in *Chaturanga* (siehe Seite 46) springen. Vinyasa (bis zum abwärts blickenden Hund), dann gleich zur nächsten Pose: *Kurmasana*.

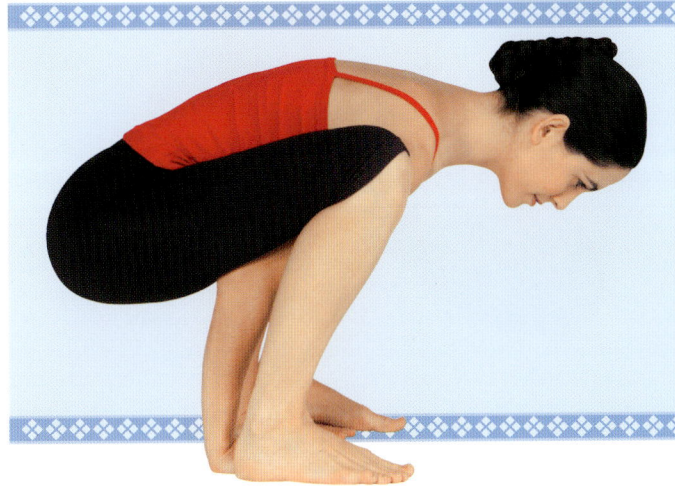

Um in *Bhujapidasana* zu springen, ist viel Kraft und Übung nötig. Springen Sie stattdessen mit den Füßen nach vorne, um neben den Händen zu landen. Setzen Sie sich auf die Arme und kreuzen die Knöchel. Unterarme bleiben senkrecht, Ellbogen über den Handgelenken. Über dem Boden zu schweben, ist schwierig – Sie können den Kopf sanft auf den Boden legen. Um aus der Haltung zu gehen, ist es leichter, nach hinten zu springen. Ansonsten setzen Sie die Füße ab und springen oder steigen nach hinten.

Kurmasana

KURMA = Schildkröte; ASANA = Haltung

Gehen Sie langsam und stet in diese Position hinein, als hätten Sie alle Zeit der Welt – so wie eine Schildkröte! Wenn Sie nicht gleich diese Haltung einnehmen können, üben Sie diese behutsam jeden Tag.

Vom abwärts blickenden Hund einatmen und mit den Füßen nach vorne springen, sodass die Beine in *Tittibhasana* auf den Oberarmen landen (siehe Seite 87). Die Hüften auf den Boden senken und den Brustkorb zum Boden hin sinken lassen, dabei die Arme unter die Beine gleiten lassen, bis die Knie bei den Schultern sind. Den Oberkörper so lang wie möglich machen, das Schambein Richtung Boden rollen, den Brustkorb dabei breit machen und Arme und Beine ausstrecken. Fünf Atemzüge so bleiben. Gleich zur nächsten Haltung übergehen: *Supta Kurmasana*.

 Drittes Auge

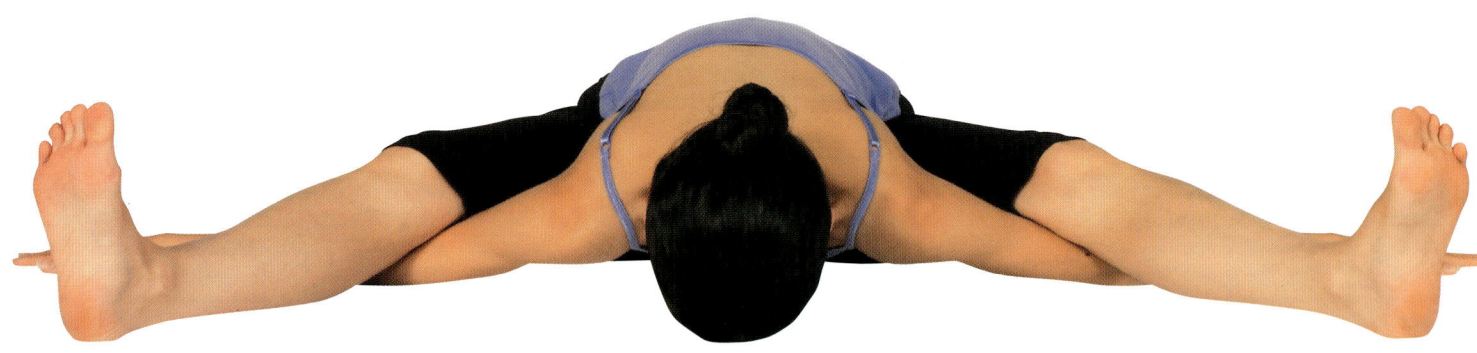

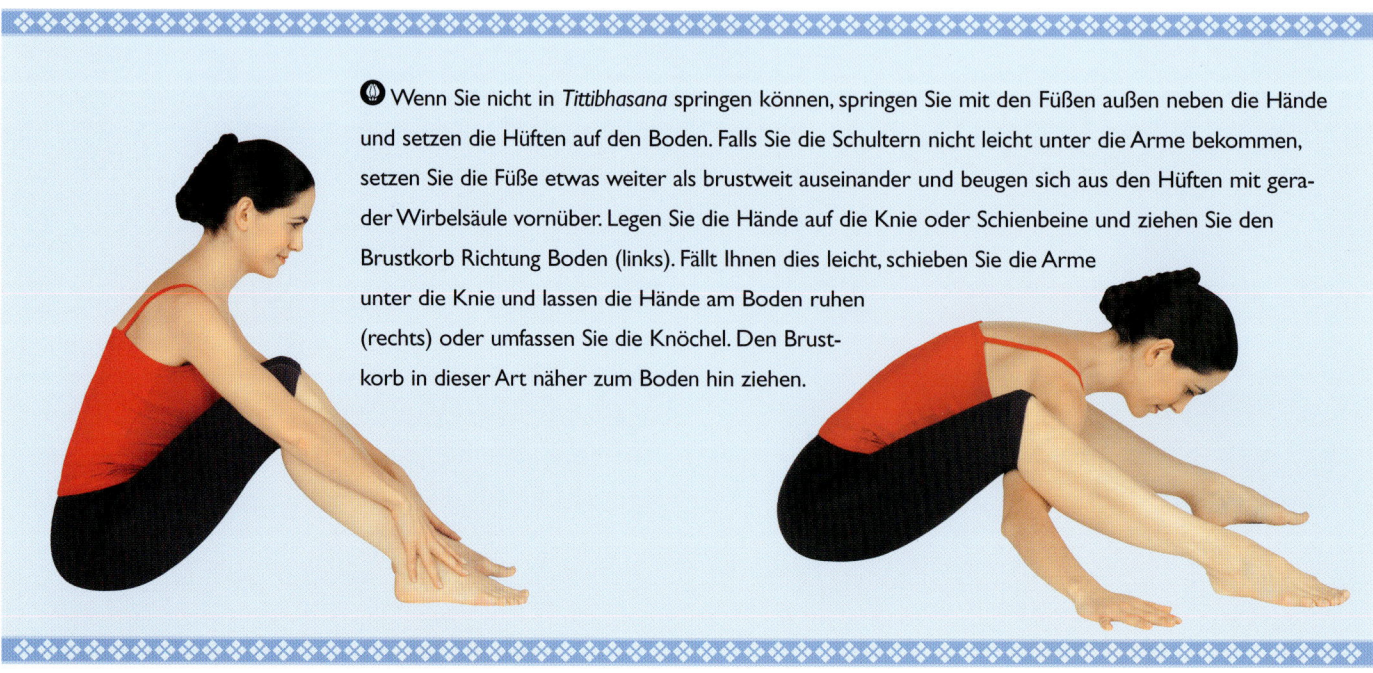

 Wenn Sie nicht in *Tittibhasana* springen können, springen Sie mit den Füßen außen neben die Hände und setzen die Hüften auf den Boden. Falls Sie die Schultern nicht leicht unter die Arme bekommen, setzen Sie die Füße etwas weiter als brustweit auseinander und beugen sich aus den Hüften mit gerader Wirbelsäule vornüber. Legen Sie die Hände auf die Knie oder Schienbeine und ziehen Sie den Brustkorb Richtung Boden (links). Fällt Ihnen dies leicht, schieben Sie die Arme unter die Knie und lassen die Hände am Boden ruhen (rechts) oder umfassen Sie die Knöchel. Den Brustkorb in dieser Art näher zum Boden hin ziehen.

Supta Kurmasana

SUPTA = schlafend; KURMA = Schildkröte; ASANA = Haltung

Das ist eine anspruchsvolle Haltung, an der Sie Jahre arbeiten müssen. Ich kann selbst nicht die Vollversion, bei der die Beine über dem Nacken überkreuzt werden. Das Bild zeigt daher eine Übungsvariante.

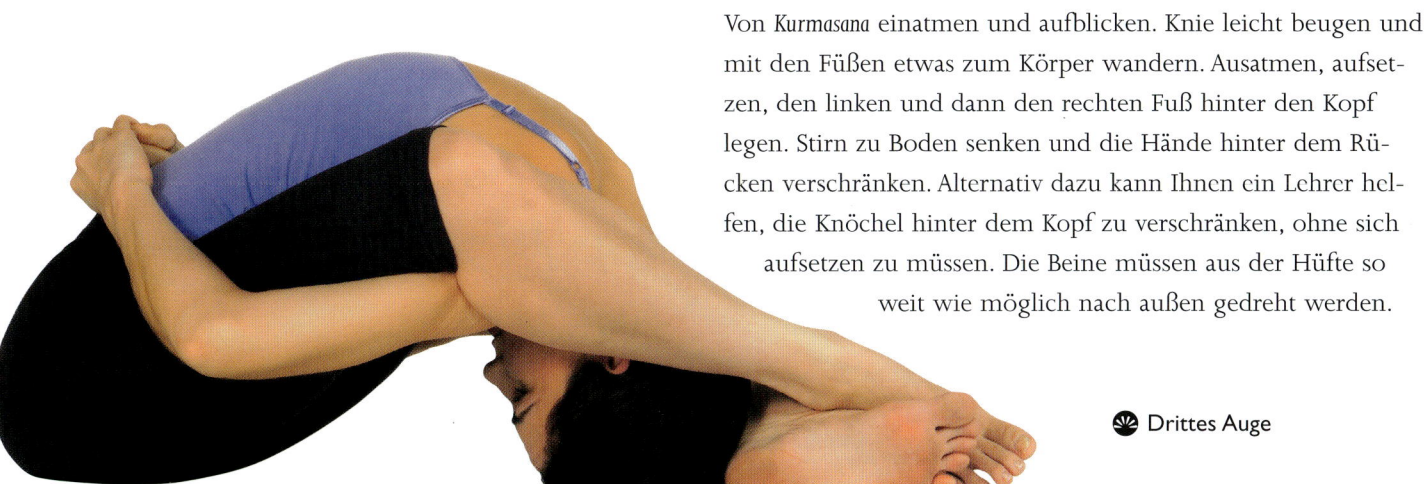

Von *Kurmasana* einatmen und aufblicken. Knie leicht beugen und mit den Füßen etwas zum Körper wandern. Ausatmen, aufsetzen, den linken und dann den rechten Fuß hinter den Kopf legen. Stirn zu Boden senken und die Hände hinter dem Rücken verschränken. Alternativ dazu kann Ihnen ein Lehrer helfen, die Knöchel hinter dem Kopf zu verschränken, ohne sich aufsetzen zu müssen. Die Beine müssen aus der Hüfte so weit wie möglich nach außen gedreht werden.

● Drittes Auge

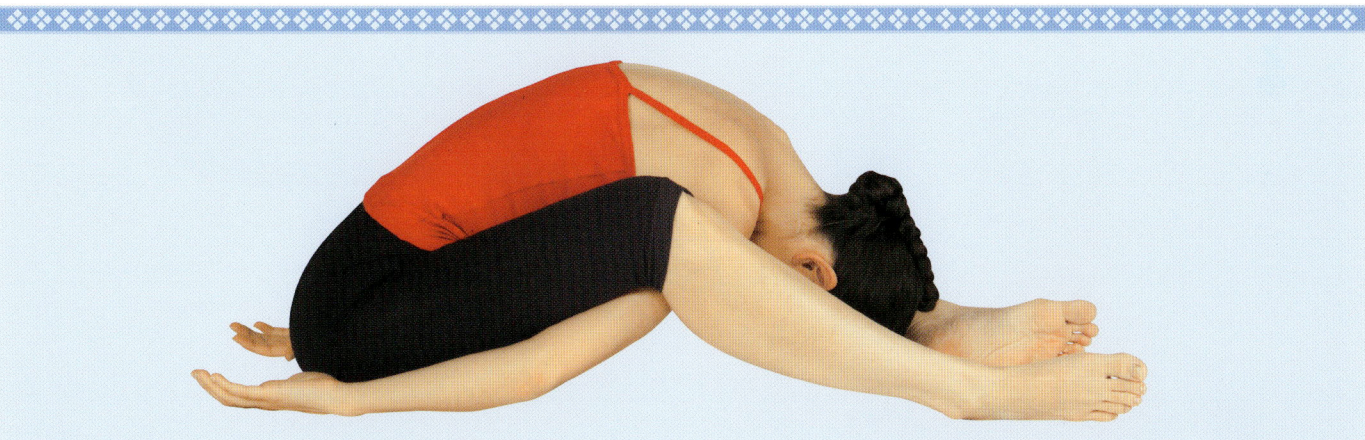

● Fällt Ihnen *Kurmasana* sehr schwer, so lassen Sie *Supta Kurmasana* aus. Oder Sie probieren diese Variante: Aus *Kurmasana* ziehen Sie die Beine zueinander und kreuzen vor sich am Boden die Knöchel – oder legen die Sohlen aneinander. Fünf Atemzüge halten, einatmen und in *Tittibhasana* (siehe Seite 87) hochkommen. Beugen Sie beim Balancieren auf den Armen die Knie (diese Haltung heißt *Bakasana*) und springen Sie zurück. Alternativ dazu lösen Sie die Beine und rollen nach vorne, setzen die Hände auf den Boden und springen oder steigen mit den Füßen nach hinten, bevor Sie zu einer Vinyasa-Abfolge übergehen.

Garbha Pindasana

GARBHA = Gebärmutter; PINDA = Embryo; ASANA = Haltung
Diese stark gebundene Haltung ist zwar fordernd, doch lustig. Mit etwas Übung wird das Wiegen zu einer kontrollierten, präzisen und angenehmen Bewegung.

Ausatmen, in den Lotossitz gehen, rechten Fuß zuerst, dann den linken. Arme durch die Beine gleiten lassen, Ellbogen beugen und das Gesicht mit den Handflächen umschließen. Einatmen, Wirbelsäule aufrichten und fünf Atemzüge lang halten. Ausatmen, den Kopf in die Hände legen und dabei rückwärtsrollen. Beim Einatmen vorwärts-, beim Ausatmen zurückrollen. Neun Mal wiederholen und dabei eine volle Kreisdrehung im Uhrzeigersinn machen. Einatmen, wieder nach vorne kommen und gleich zu *Kukkutasana*.

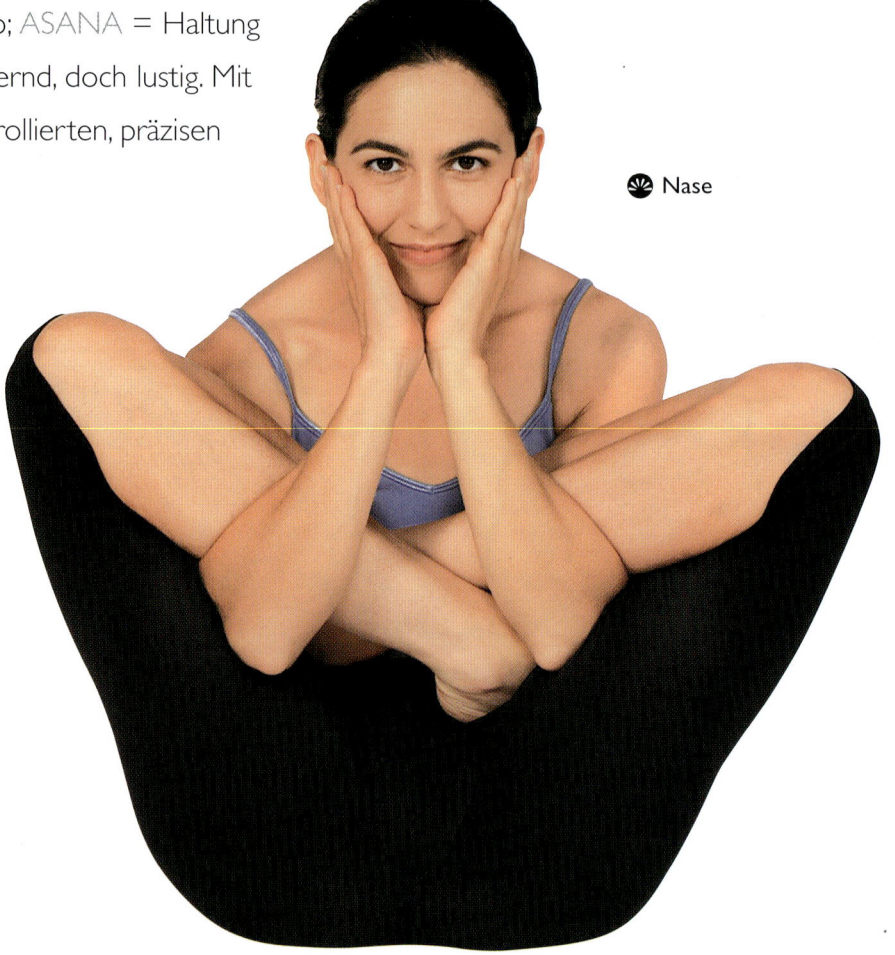

❉ Nase

ॐ Die neun Wiegebewegungen symbolisieren die neun Schwangerschaftsmonate.

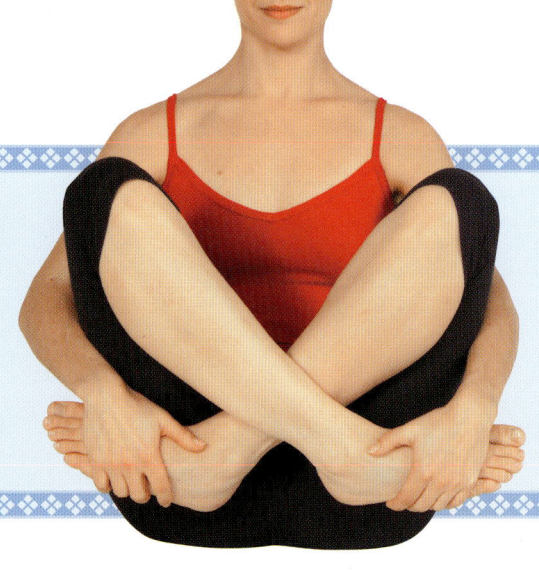

✿ Falls Sie nicht den vollen Lotossitz können, gehen Sie in den Halben Lotossitz und verschränken Sie die Arme um die Beine. Alternativ dazu können Sie die Beine überkreuzen, die Arme um die Beine legen und die Knöchel mit den Händen umfassen.

Kukkutasana

KUKKUTA = Küken; ASANA = Haltung

Der leichte Druck auf Leber und Milz in dieser Haltung hat eine reinigende Wirkung auf den Körper.

 Nase

Aus *Garbha Pindasana* einatmen und nach vorn auf die Hände rollen. In dieser Haltung fünf Atemzüge lang das Gleichgewicht halten. Ausatmen, die Position lösen, Beine strecken, danach eine Vinyasa-Bewegungsfolge durchführen.

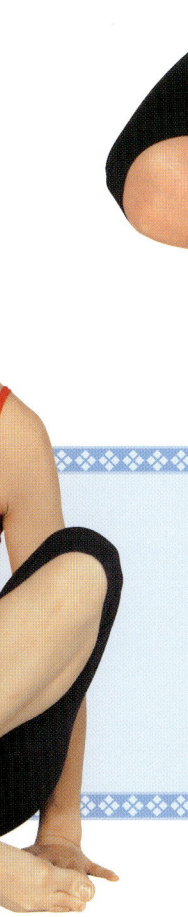

Hatten Sie die Beine in der letzten Haltung im Halben Lotossitz oder überkreuzt, müssen Sie die *Bandhas* sehr stark aktivieren, um die Beine und den Körper vom Boden zu bekommen. Dies ist zwar schwierig, doch nicht unmöglich!

Baddha Konasana A

BADDHA = gebunden; KONA = Winkel; ASANA = Haltung
Der Begriff *Baddha* (gebunden) bezieht sich auf das Umklammern der Füße, was einen Energiekreislauf im Körper erzeugt. Halten Sie diese fest, jedoch sanft – keinesfalls krampfhaft!

Ausatmen, Fußsohlen aneinanderlegen und die Knie locker zur Seite sinken lassen. Die Füße mit den Händen umfassen; Daumen liegen auf den Sohlen, Finger auf dem Rist. Die Füße wie ein Buch aufklappen. Wirbelsäule langziehen und Kinn zur Brust senken. Fünf Atemzüge lang halten. Einatmen und nach vorne blicken. Danach gleich zur nächsten Position übergehen: *Baddha Konasana B*.

✽ Nase

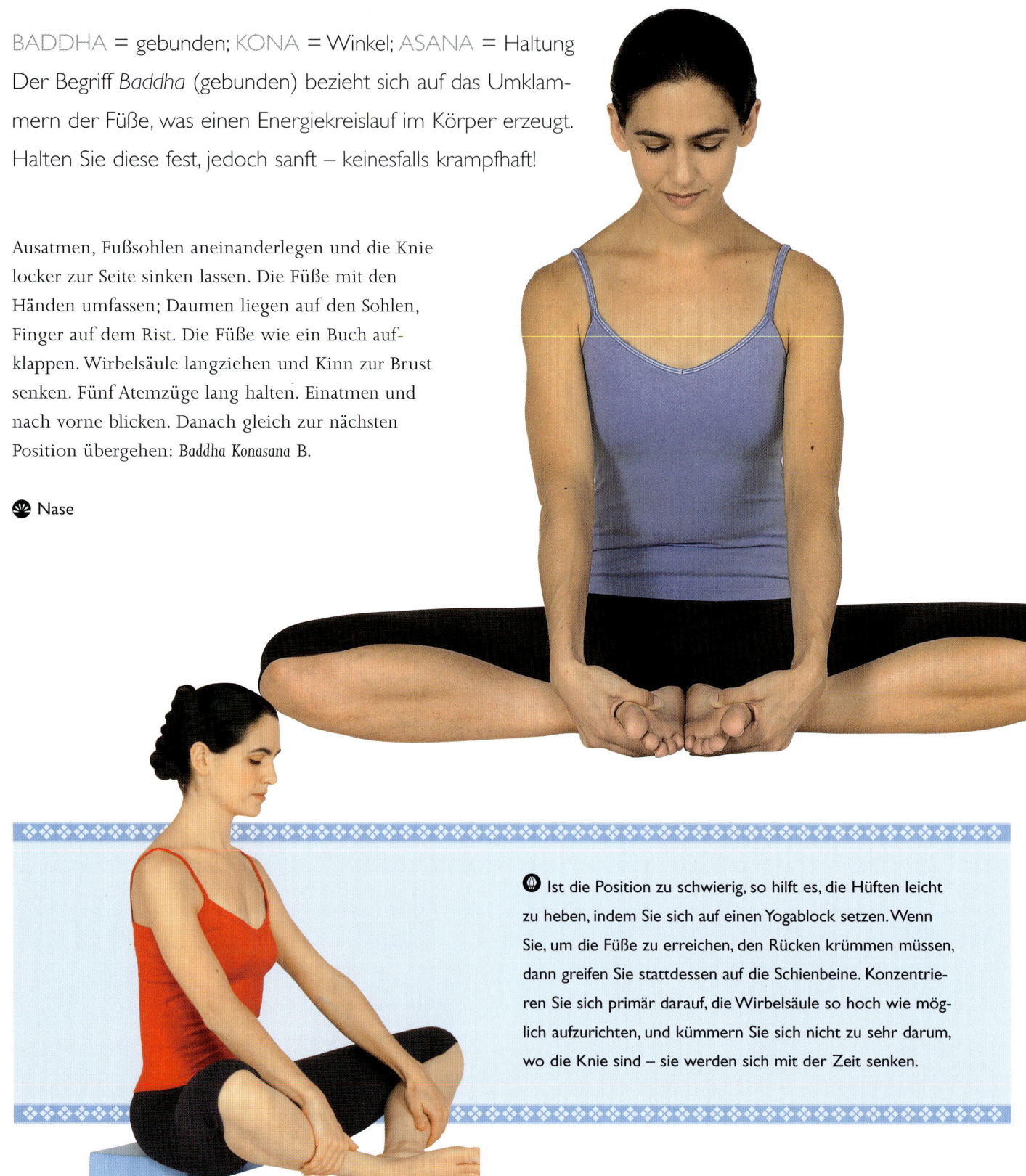

☸ Ist die Position zu schwierig, so hilft es, die Hüften leicht zu heben, indem Sie sich auf einen Yogablock setzen. Wenn Sie, um die Füße zu erreichen, den Rücken krümmen müssen, dann greifen Sie stattdessen auf die Schienbeine. Konzentrieren Sie sich primär darauf, die Wirbelsäule so hoch wie möglich aufzurichten, und kümmern Sie sich nicht zu sehr darum, wo die Knie sind – sie werden sich mit der Zeit senken.

Baddha Konasana B

Von *Baddha Konasana* A ausatmen, mit geradem Rücken vornüberbeugen und Brustkorb und Kinn zum Boden hin drücken. Fünf Atemzüge lang halten. Einatmen, wieder aufrichten, nach vorne blicken. Ausatmen, Rücken runden und den Kopf zu den Füßen ziehen. Dies erzeugt eine starke Krümmung der Wirbelsäule. Fünf Atemzüge lang halten. Einatmen, aufsetzen, Wirbelsäule hochstrecken und nach vorne blicken. Ausatmen und Beine ausstrecken. Danach eine Vinyasa-Bewegungsfolge durchführen.

 Nase

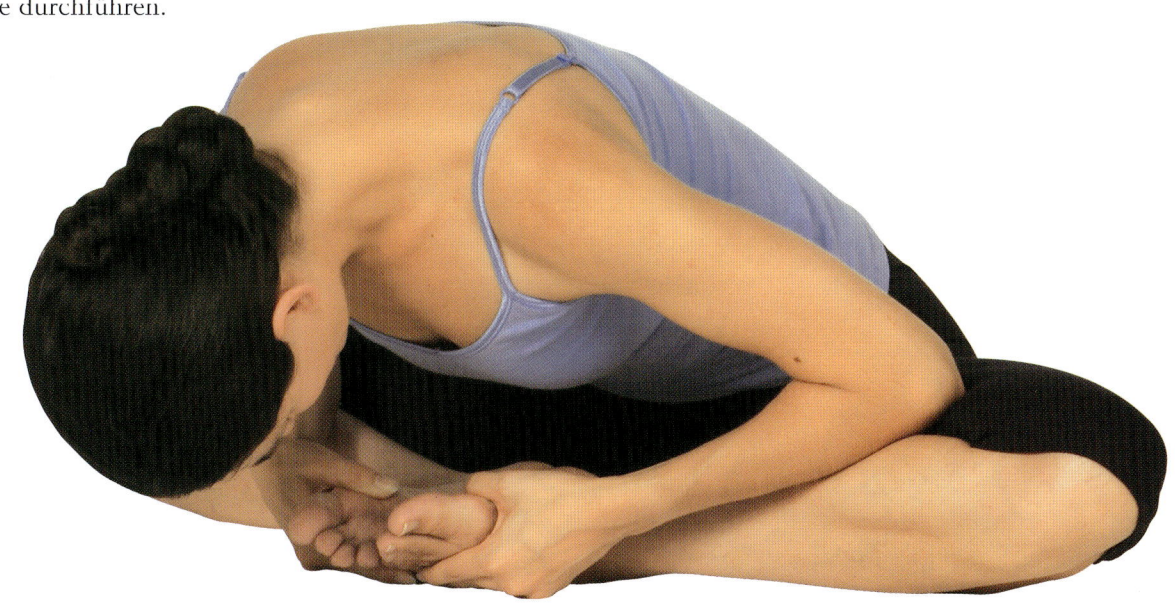

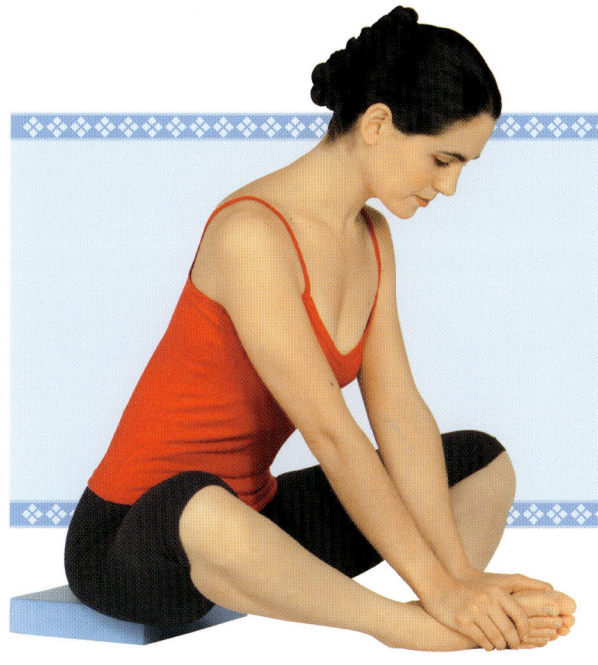

Auch bei dieser Haltung ist es hilfreich, auf einem Yogablock zu sitzen. Richten Sie die Aufmerksamkeit darauf, die Knie sanft nach unten zu drücken und den Rücken nach vorn zu krümmen; sich mit flachem Rücken vornüberzubeugen, werden Sie mit etwas Zeit und Übung erlernen. Achten Sie darauf, die Unterleibsmuskeln zur Unterstützung der Wirbelsäule fest anzuspannen.

Upavishta Konasana A und B

UPAVISHTA = sitzend; KONA = Winkel; ASANA = Haltung

In diesen zwei Haltungen ist es wichtig, den unteren Rücken kraftvoll und gerade zu halten. Spreizen Sie die Beine nicht so weit, dass Sie die Wirbelsäule nicht mehr mit den Bauchmuskeln stützen können.

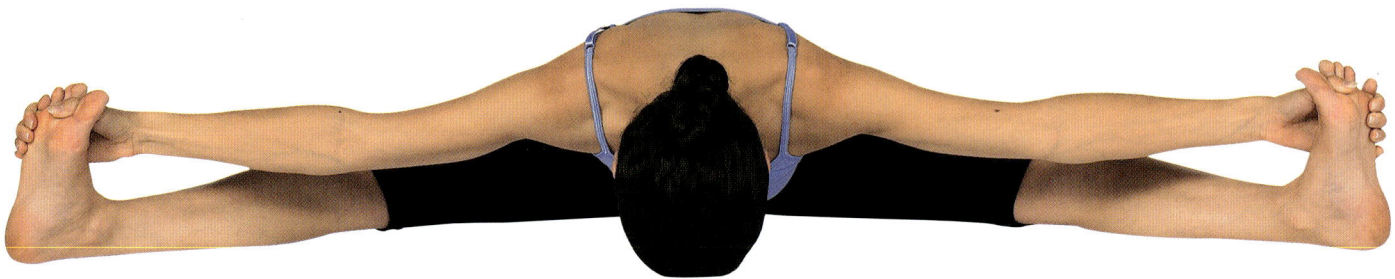

Ausatmen, die Beine strecken und weit spreizen. Die Knie müssen dabei nach oben zeigen (sie drehen sich allzu leicht nach innen). Mit langer und gerader Wirbelsäule nach vorne beugen. Die Außenseiten der Füße mit den Händen umfassen. Einatmen, Brustkorb heben, Blick nach vorne, Wirbelsäule strecken. Ausatmen, so weit wie möglich vorbeugen und fünf Atemzüge lang in dieser Position bleiben. Dies ist *Upavishta Konasana* A. Einatmen, Oberkörper und Beine für die nächste Position wieder hochheben: *Upavishta Konasana* B.

❂ Drittes Auge

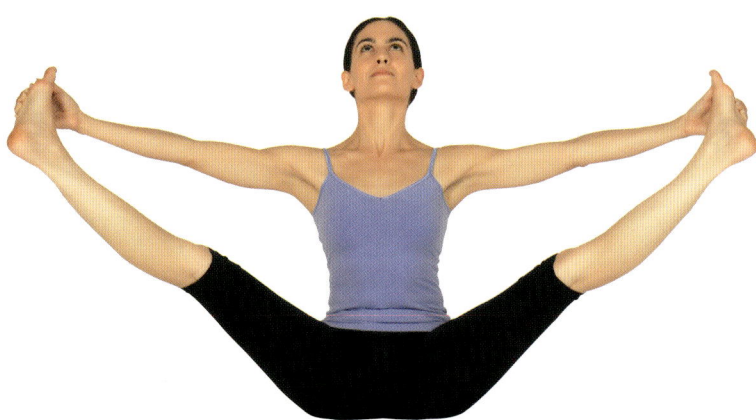

Brustkorb weiten und Schultern breit öffnen. Die *Bandhas* zur Unterstützung fest anspannen. Fünf Atemzüge lang halten. Ausatmen, Füße loslassen, Füße überkreuzen, die Handflächen auf den Boden setzen, dann zu einer Vinyasa-Bewegungsfolge übergehen.

Können Sie in *Upavishta Konasana* A die Füße nicht erreichen, halten Sie Knöchel oder Schienbeine. Ist es schwer, die Beine in *Upavishta Konasana* B zu strecken, halten Sie die Zehen bei gebeugten Knien. Arbeiten Sie an der Balance und Kontrolle der *Bandhas,* bis sich die Kniesehnen gedehnt haben. Können Sie sich nicht aus *Upavishta Konasana* B hochziehen, setzen Sie sich aufrecht hin, strecken die Arme und heben die Beine zu den Händen.

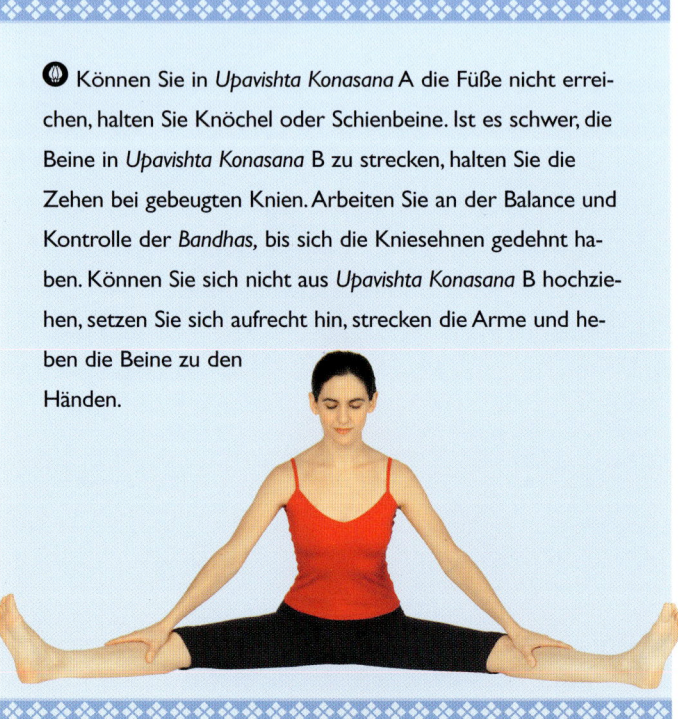

Supta Konasana

SUPTA = schlafend; KONA = Winkel; ASANA = Haltung

Dies ist eine wundervolle Haltung, die jedes Kind spontan probiert hat. Als Erwachsener braucht man eventuell etwas Ermutigung, um sich nach vorne kippen zu lassen – es ist jedoch nicht so weit!

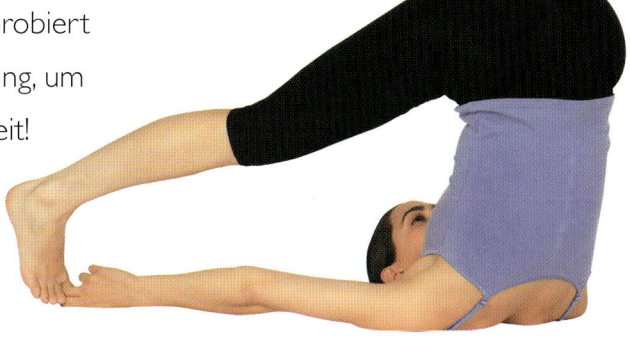

1 Ausatmen, mit weit gespreizten Beinen über die Schultern nach hinten rollen. Jeweils die große Zehe mit den ersten beiden Fingern jeder Hand umgreifen. Beine strecken, fünf Atemzüge halten.

 Nase

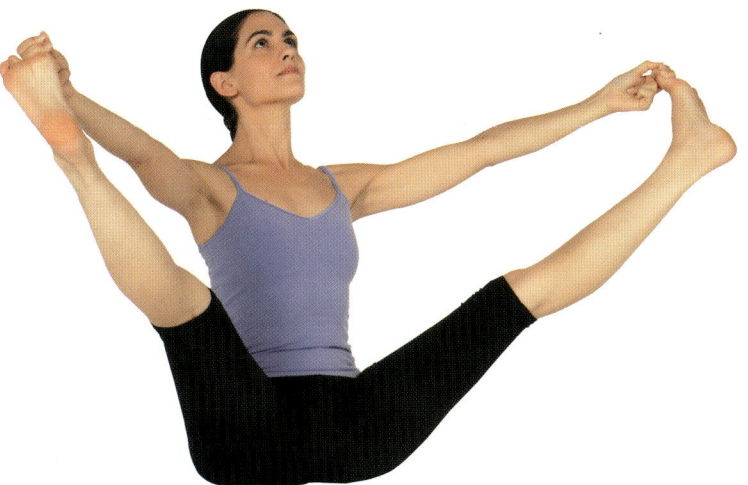

2 Einatmen, nach vorn in einer aufrechte Position rollen. Auf den Sitzbeinknochen das Gleichgewicht (wie in *Upavishta Konasana* B) in einem weiten »V« halten.

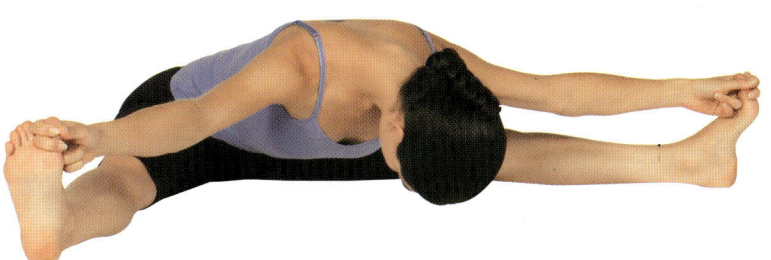

3 Ausatmen, mit gestreckten Beinen nach vorne kippen. Konzentrieren Sie sich darauf – der Reflex des Körpers tendiert dazu, die Knie dabei zu beugen und Sie müssen dies überwinden. Achten Sie darauf, zuerst mit den Waden zu landen, um das Aufkommen der Fersen abzufedern. Einatmen, Brustkorb heben, nach vorne blicken. Ausatmen und Füße lösen. Danach Vinyasa.

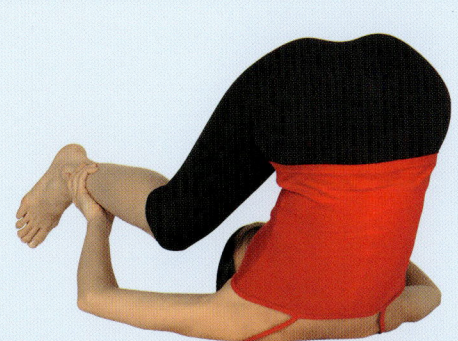

Können Sie die Zehen nicht bei gestreckten Beinen erreichen, halten Sie sie bei gebeugten Beinen oder umklammern Knöchel oder Schienbeine. Bis Ihre Beine flexibler sind, konzentrieren Sie sich darauf, in der Gleichgewichtsstellung mit aufrechtem Brustkorb tief zu atmen. Um Ihre Fersen zu schonen, lassen Sie sich mit gebeugten Beinen nicht nach vorne fallen, sondern lassen diese los und senken sie behutsam.

Supta Padangusthasana A

SUPTA = schlafend; PADA = Fuß; ANGUSTHA = große Zehe; ASANA = Haltung

Dies sind die liegenden Versionen der Balancehaltungen auf Seite 63–65. Da Sie hier kein Gleichgewicht halten müssen, können Sie sich auf das Strecken der Beine und die Stützfunktion der *Bandhas* konzentrieren.

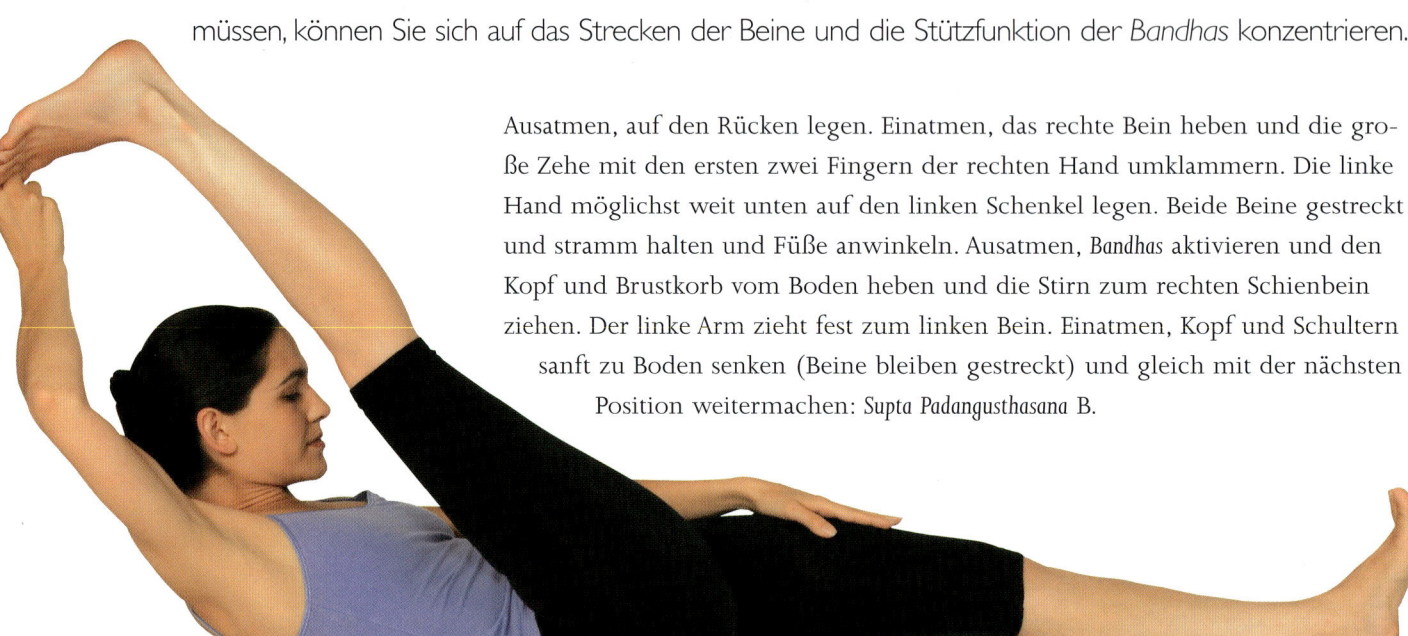

Ausatmen, auf den Rücken legen. Einatmen, das rechte Bein heben und die große Zehe mit den ersten zwei Fingern der rechten Hand umklammern. Die linke Hand möglichst weit unten auf den linken Schenkel legen. Beide Beine gestreckt und stramm halten und Füße anwinkeln. Ausatmen, *Bandhas* aktivieren und den Kopf und Brustkorb vom Boden heben und die Stirn zum rechten Schienbein ziehen. Der linke Arm zieht fest zum linken Bein. Einatmen, Kopf und Schultern sanft zu Boden senken (Beine bleiben gestreckt) und gleich mit der nächsten Position weitermachen: *Supta Padangusthasana B*.

❋ Zehen

🕉 Diese und die zwei folgenden Positionen sind die liegenden Versionen der Standhaltungen *Utthita Hasta Padangusthasana*. Hier wird der Körper durch den Boden gestützt, Sie müssen daher kein Gleichgewicht halten und können sich auf die Dehnung konzentrieren. Dies wirkt sich auch förderlich auf Ihre Ausführung von *Utthita Hasta Padangusthasana* aus.

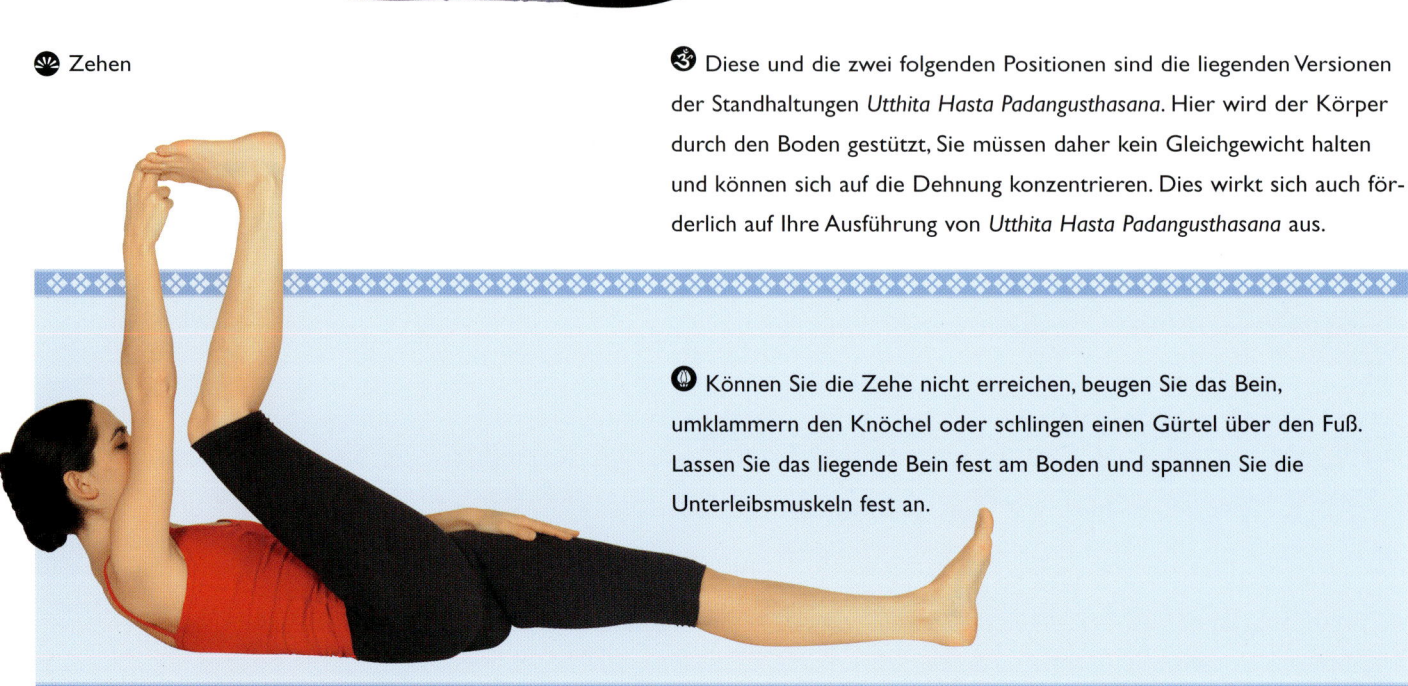

❋ Können Sie die Zehe nicht erreichen, beugen Sie das Bein, umklammern den Knöchel oder schlingen einen Gürtel über den Fuß. Lassen Sie das liegende Bein fest am Boden und spannen Sie die Unterleibsmuskeln fest an.

Supta Padangusthasana B und C

🌀 **Seitwärts**

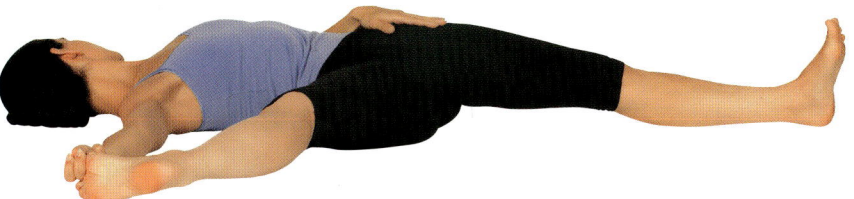

Von *Supta Padangusthasana* A ausatmen, die große Zehe umklammern, das rechte Bein zu Boden seitlich zum Boden hin senken. Den Kopf nach links drehen und über die linke Schulter blicken. Das linke Bein bleibt gestreckt am Boden, die linke Hand am linken Schenkel. Dies ist *Supta Padangusthasana* B. Fünf Atemzüge lang halten. Einatmen, das rechte Bein wieder zur Mitte heben und in die nächste Haltung gehen: *Supta Padangusthasana* C.

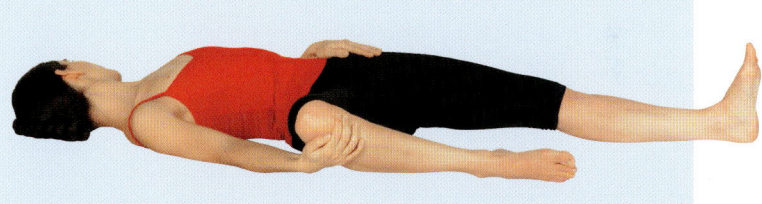

❂ Falls Sie in *Supta Padangusthasana* A die Zehe nicht mit gestrecktem Bein halten können, müssen Sie das Bein gebeugt zu Boden senken. Falls Sie einen Gürtel verwenden, senken Sie das Bein Richtung Boden, und zwar nur so weit, wie es ohne das Abheben der linken Hüfte vom Boden möglich ist.

🌀 **Zehen**

Ausatmen, rechten Fuß umfassen, Kopf und Schultern am Boden lassen. Das linke Bein ist stramm und gestreckt. Den linken Fuß abgewinkelt von sich wegdrücken. Das rechte Bein zu sich ziehen; Oberkörper, Brust und Schultern bleiben locker. Das ist *Supta Padangusthasana* C. Fünf Atemzüge lang halten. Einatmen, linkes Bein entspannen. Ausatmen, rechtes Bein senken. Nun alle Positionen auf der anderen Seite üben. Dann die Vinyasa-Folge *Chakrasana* (nächste Seite).

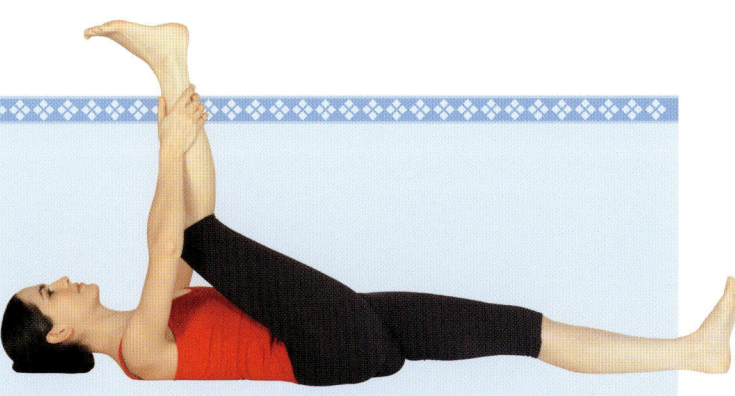

❂ Wenn Sie den Fuß nicht mit beiden Händen greifen können, halten Sie stattdessen das Bein. Sie können auch das Bein etwas gebeugt zum Brustkorb ziehen – dies ist besonders hilfreich, wenn der untere Rücken steif ist oder die Kniesehnen verkürzt sind, da es dazu beiträgt, diese Bereiche zu öffnen.

Chakrasana

CHAKRA = Rad; ASANA = Haltung

Diese Rückwärtsrolle lässt Sie nahtlos von der Rückenlage in eine sitzende Position kommen. Sie hält die Energie und das Tempo der Praxis aufrecht und ist, sobald man sie beherrscht, eine ökonomische Bewegung.

Auf den Rücken legen, Knie beugen, die Füße nah zu den Hüften ziehen und die Hände hinter den Schultern so auf den Boden setzen, dass die Finger zum Körper weisen. Knie zur Brust schwingen, Hüften vom Boden heben, sodass die Füße hinter den Kopf Richtung Boden gehen. Lassen Sie den Kopf dabei immer gerade – neigen Sie ihn nicht zur Seite, da dies den Nacken verletzen könnte. Wenn die Beine über den Kopf gehen, fest die Hände in den Boden pressen und die Arme zu strecken beginnen. Dies entlastet den Hinterkopf und erlaubt der Wirbelsäule, sich wieder auszurollen. Lassen Sie die Füße in einem sehr flachen abwärts blickenden Hund aufkommen. Mit den Händen nach vor in *Chaturanga* (siehe Seite 46) springen und dann die Vinyasa-Abfolge zuerst mit dem aufwärts blickenden Hund, dann mit dem abwärts blickenden Hund fortsetzen und in den Langsitz springen.

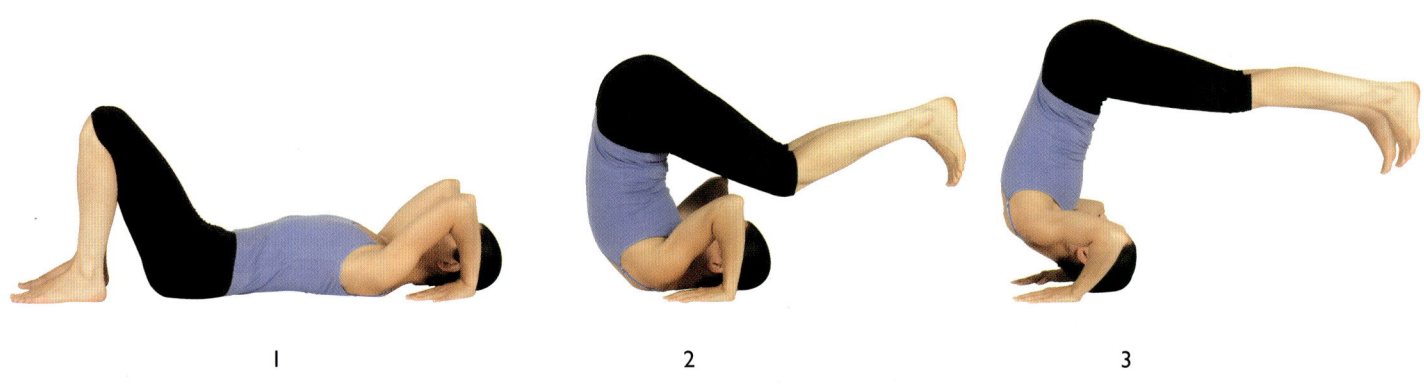

1   2   3

🕉 *Chakrasana* ist eine spezielle Form von Vinyasa, die in der ersten Serie drei Mal vorkommt, wenn Sie eine Haltung in Rückenlage beenden. Manche machen *Chakrasana* auch nach *Urdhva Dhanurasana* (siehe Seite 104). Als eine anmutige und logische Variante, um wieder in eine aufrechte Position zu kommen, besteht *Chakrasana* aus eine Rückwärtsrolle, die von einem Sprung in die *Chaturanga*-Haltung gefolgt wird – von dieser können Sie normal mit der Vinyasa-Abfolge fortsetzen. Es ist nicht möglich, *Chakrasana* sicher allein aus einem Buch zu lernen – Sie sollten dazu einen guten Lehrer um Unterstützung bitten.

CHAKRASANA 99

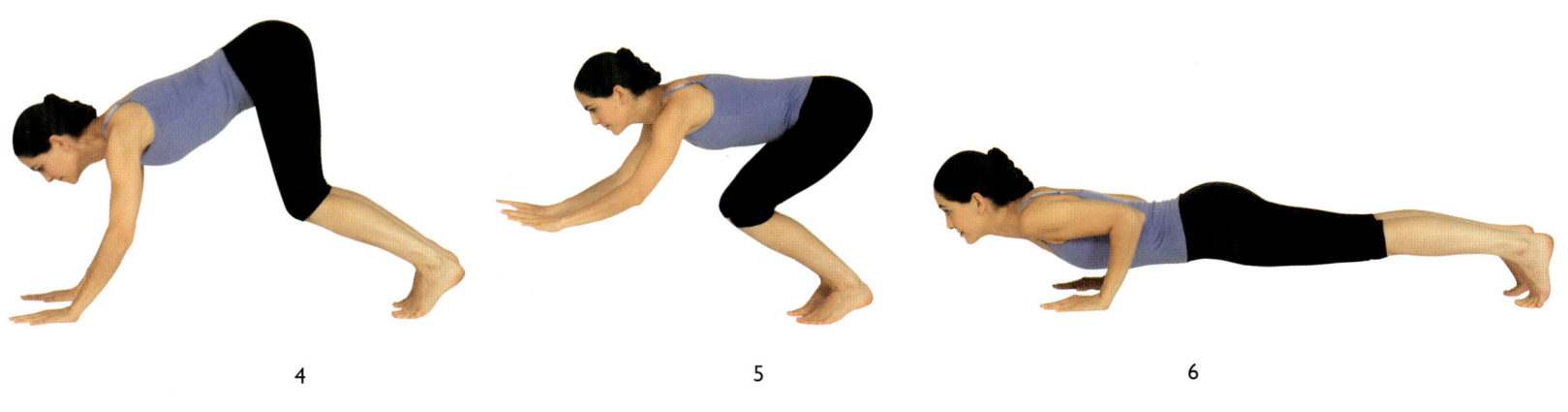

4   5   6

🌸 Obwohl es für diese Bewegungsfolge keine Übungsvarianten gibt, kann Ihnen ein Lehrer dabei helfen, sich in *Chakrasana* hochzudrücken – das ist eine großartige Weise, um Vertrauen zu gewinnen. Falls Sie keinen Lehrer oder Nackenprobleme haben, vermeiden Sie *Chakrasana*. Setzen Sie sich stattdessen einfach auf und machen Sie die übliche Form von Vinyasa.

Ubhaya Padangusthasana

UBHAYA = beide; PADA = Fuß; ANGUSTHA = große Zehe; ASANA = Haltung

Es macht Spaß, mit dieser Haltung zu experimentieren, und sie erhellt das Herz. Lassen Sie die Schultern breit. Falls Sie diese zur Brust sinken lassen, werden Sie immer wieder nach hinten rollen!

☀ Nase

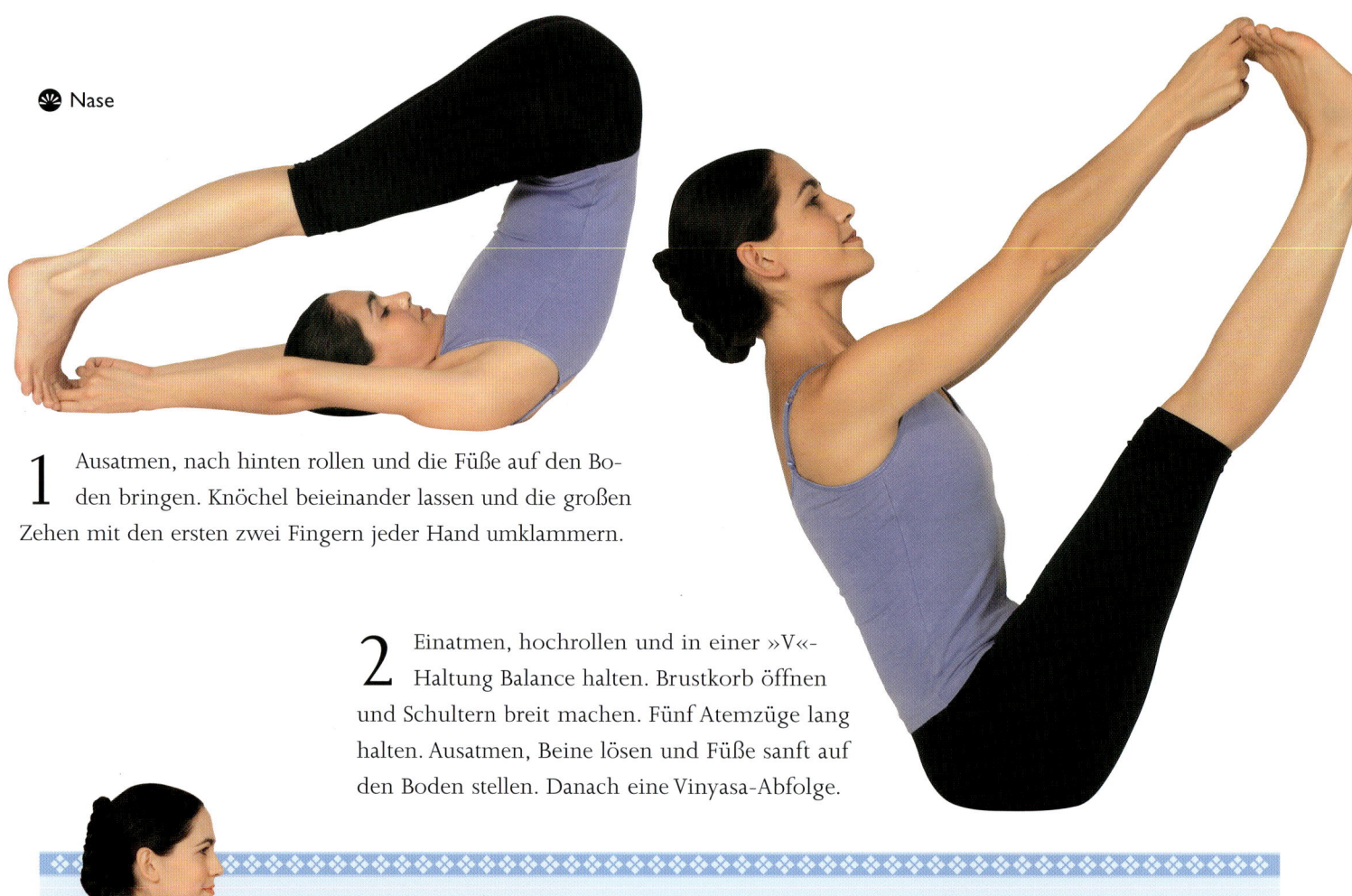

1 Ausatmen, nach hinten rollen und die Füße auf den Boden bringen. Knöchel beieinander lassen und die großen Zehen mit den ersten zwei Fingern jeder Hand umklammern.

2 Einatmen, hochrollen und in einer »V«-Haltung Balance halten. Brustkorb öffnen und Schultern breit machen. Fünf Atemzüge lang halten. Ausatmen, Beine lösen und Füße sanft auf den Boden stellen. Danach eine Vinyasa-Abfolge.

☾ Erreichen Sie die Füße nicht mit den Händen, probieren Sie, sich weiter unten an den Beinen festzuhalten. Erlaubt dies keinen festen Griff oder ist es unangenehm, dann halten Sie sich mit gebeugten Knien unten an den Beinen oder Füßen fest und bleiben mit dem Rücken in Bodenkontakt – fünf Atemzüge halten. Der Hauptzweck dieser Haltung ist, den unteren Rücken und die Kniesehnen zu dehnen, was sehr von Nutzen ist, wenn Sie in diesem Bereich verspannt sind.

Urdhva Mukha Paschimottanasana

URDHVA = aufwärts; MUKHA = Gesicht; PASCHIMA = westlich; UTTANA = Dehnung; ASANA = Haltung

Falls Sie im Nacken Verspannungen spüren, wenn Sie in dieser Haltung auf Ihre Zehen blicken, dann senken Sie den Blick etwas. Lenken Sie dafür geistig Ihre Aufmerksamkeit auf die Zehen.

● Zehen

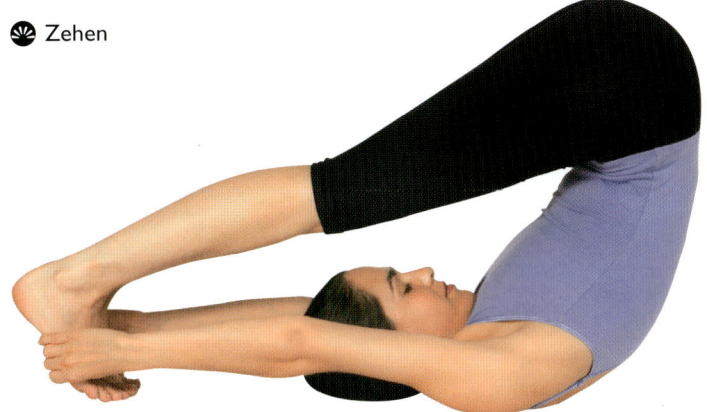

1 Ausatmen, zurückrollen, um die Füße wie in *Ubhaya Padangusthasana* zu umklammern, jedoch diesmal die Außenseiten der Füße mit den Händen umfassen.

2 Einatmen, in eine Balancehaltung hochrollen und die Zehen hochstrecken. Dabei Beine und Brust möglichst nah zueinander drücken. Fünf Atemzüge lang halten. Ausatmen, die Haltung lösen und die Füße abstellen. Danach Vinyasa.

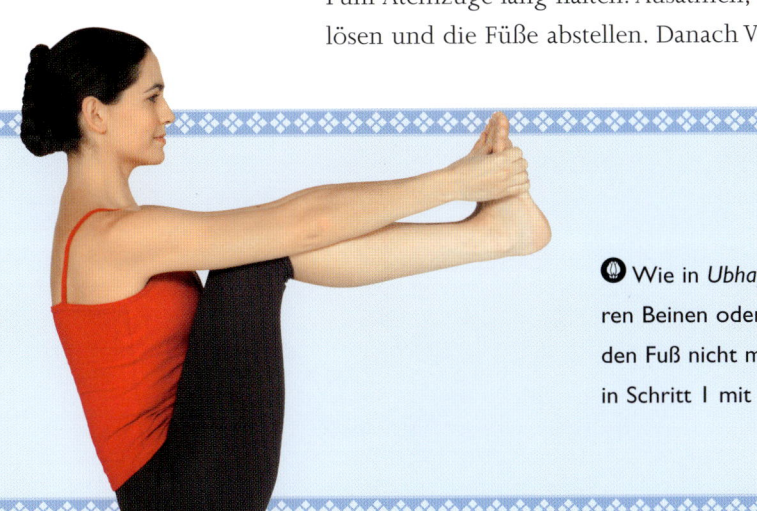

● Wie in *Ubhaya Padangusthasana* versuchen Sie sich hier an den unteren Beinen oder mit gebeugten Beinen am Fuß festzuhalten, wenn Sie den Fuß nicht mit gestreckten Beinen erreichen können. Bleiben Sie wie in Schritt 1 mit dem Rücken in Kontakt mit dem Boden.

Setu Bandhasana

SETU = Brücke; BANDHA = Gebundenheit oder Kontraktion; ASANA = Haltung

Diese Rückbeuge dient als Gegenposition zu den vorhergehenden Vorbeugen und kräftigt Beine, Nacken und Rücken. Sie sieht schlimmer aus, als sie tatsächlich ist! Üben Sie eine Variante, bis Sie sich dazu bereit fühlen.

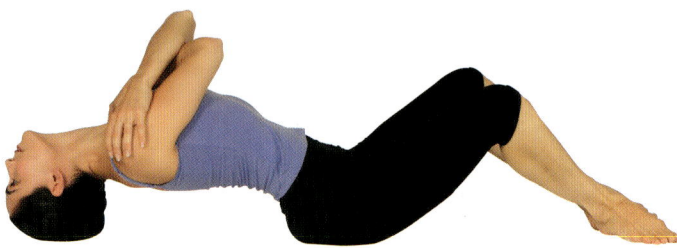
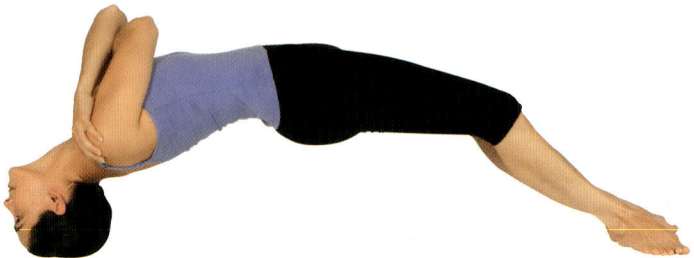

1 Rückenlage mit gebeugten Knien. Ausatmen, Füße nach außen drehen, bis die Seiten den Boden und die Fersen einander berühren. Knie zum Boden hin sinken lassen. Arme neben den Körper und Handflächen auf den Boden legen. Hände in den Boden pressen, Rücken aufbäumen und Brustkorb heben. Den Kopf nach hinten rollen, um nur auf Scheitel, Hüften, Unterarmen und Füßen zu liegen. Arme überkreuzen und Hände auf die Schultern legen.

🕉 Für diese Position brauchen Sie wirklich Kraft und Stabilität im Nacken und das Vertrauen, in diese hineinzugehen und dabei den Atem voll einzusetzen. In der Vollversion bewirkt sie eine starke Öffnung des Brustkorbes. Außerdem fühlt sich diese Haltung,

2 Einatmen, durch festen Druck der Füße die Hüften vom Boden heben. Dabei auf die Kopfoberseite oder sogar Stirn rollen. Die Arme über der Brust gekreuzt und die Hände an den Schultern lassen. Fünf Atemzüge lang halten. Ausatmen, aus der Haltung abrollen. Danach *Chakrasana*, Vinyasa und wieder zurück zum Sitzen.

❀ Nase

sobald Sie das Gleichgewicht halten können, bemerkenswert sicher an. Am besten lernen Sie diese mit Hilfe eines Lehrers, der einerseits Ihre Technik überprüft und Ihnen andererseits Vertrauen vermittelt.

💡 Bei Nacken- oder Schulterbeschwerden ist es bei dieser Haltung ratsam, eine abgeänderte Variante zu üben: Stützen Sie die Hüften mit den Händen und stemmen Sie die Ellbogen in den Boden. Oder gehen Sie nicht weiter als Schritt 1 und statt die Arme über der Brust zu überkreuzen, lassen Sie diese längs neben dem Körper am Boden ruhen.

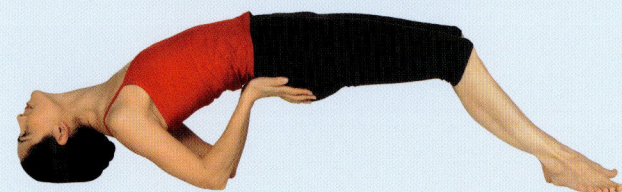
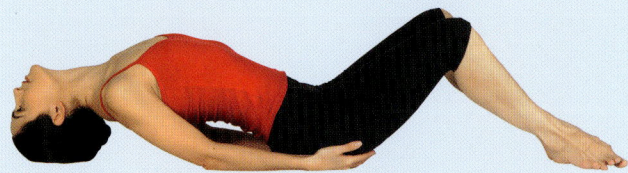

Die Abschlusssequenz

Die letzten 14 Haltungen der Übungsfolge dienen dazu, Körper und Geist nach der anstrengenden Praxis der Ersten Serie wieder in Harmonie zu bringen und zu regenerieren.

Die Abschlusssequenz umfasst eine Reihe von tiefen Rückwärtsbeugen, Sitz- und Umkehrstellungen. Der Schulterstand und die darauffolgende Haltung haben eine sehr harmonisierende Wirkung. Sie beruhigen Atmung und Herz und kehren den Geist nach innen. Der Kopfstand ist eine Gleichgewichts- und Ruheprobe, die einer starken Fokussierung und Kontrolle ohne Verspannung bedarf: eine Art eleganter, müheloser Stabilität. Das friedvolle Gleichgewicht von *Padmasana*, dem Lotossitz, wird von einer letzten großen Hürde gefolgt: *Tolasana*, die Waagschalen-Haltung.

Tolasana verlangt von Ihnen, tief nach Ihren letzten Kraft- und Ausdauerreserven zu graben. Diese Haltung sollte hundert ziemlich rasche Atemzüge lang gehalten werden; etwas, das Sie schrittweise erarbeiten sollten. Als vorletzte Haltung einer herausfordernden Serie stellt sie den letzten langen Aufstieg dar. Sie wird von der wonnevollen Ruhestellung *Savasana* gefolgt. Der extreme Kontrast zwischen diesen beiden Haltungen ist eine tiefgreifende Erfahrung. Ebenso wie von Sommerhitze in kühles Wasser einzutauchen, stellen diese beiden Haltungen zwei Pole körperlichen Empfindens dar: von konzentrierter Kraft, die nötig ist, um sich selbst vom Boden zu heben, zu vollkommener Reglosigkeit in tiefer Rast und Ruhe.

Wie viel Sie auch immer von der Ersten Serie üben, Sie müssen zumindest einige, wenn nicht alle Elemente der Abschlusssequenz in Ihre Praxis einbeziehen. Wenn Sie eine kürzere oder abgeänderte Übungspraxis durchführen wollen, so können Sie auf Seite 118–121 nachschlagen, um mehr Einblick darin zu gewinnen. Sie sollten auf jeden Fall zumindest mit *Savasana* abschließen, welche die wichtige Regenerations- und Verdauungsphase der Abschlusssequenz darstellt. Auch wenn es noch so verlockend erscheint, aufzuspringen und frisch belebt mit der Energie der Yogapraxis ins Leben zu treten, nehmen Sie sich unbedingt Zeit für *Savasana*. Diese Haltung schließt den Zyklus ab und sorgt für die Assimilation der Praxis auf einem tiefgehenderen Niveau und stellt das Gleichgewicht, das Sie für das tägliche Leben brauchen, wieder her.

Urdhva Dhanurasana

URDHVA = aufwärts; DHANURA = Beuge; ASANA = Haltung

Die Haltung soll die gesamte Vorderfront der Wirbelsäule öffnen, nicht den unteren Rücken. Bei Schmerzen hören Sie auf und üben eine der abgeänderten Varianten.

1 Ausatmen, auf den Rücken legen und Beine hüftbreit; Füße parallel. Hände hinter den Schultern flach auf den Boden setzen, Finger zeigen zu den Schultern, Ellbogen ziehen gerade nach oben. Einatmen und die Hüften vom Boden heben.

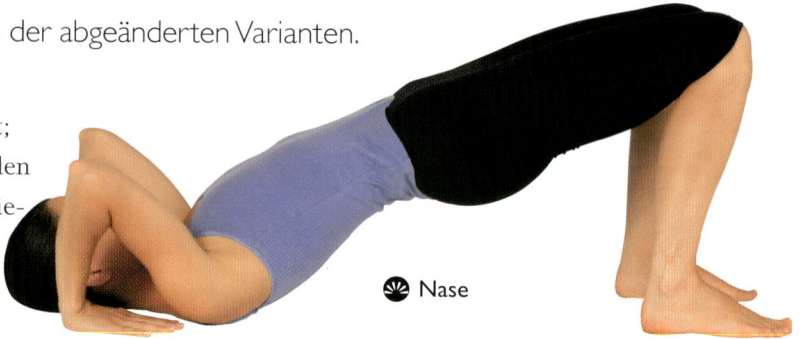
Nase

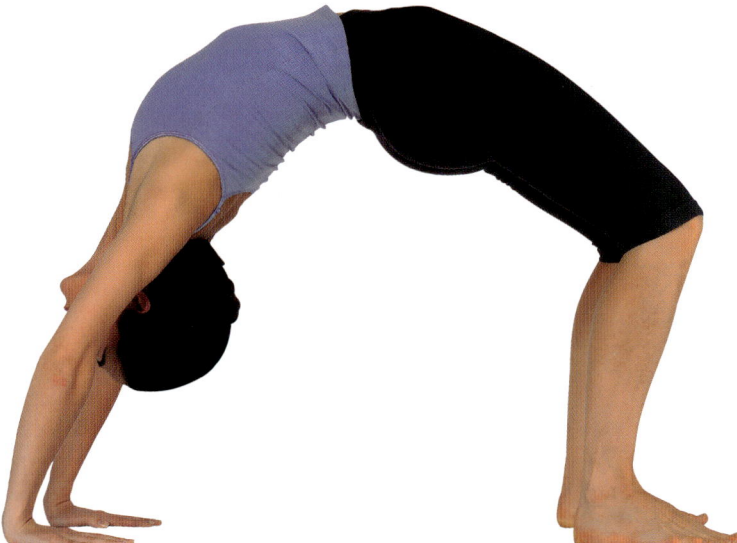

2 Mit Händen und Füßen fest hochstemmen, um mit Kopf und Schultern in die volle Rückbeuge zu gehen. Fünf Atemzüge lang halten. Ausatmen, wieder senken. Noch zwei Mal. Einatmen, wieder in den Langsitz kommen. Ausatmen, für *Paschimottanasana A* (siehe Seite 75) vorbeugen und fünf Atemzüge halten. Einatmen, Wirbelsäule aufrichten, nach vorne blicken. Ausatmen, lockern, dann eine Vinyasa-Folge.

Bei dieser Rückbeuge geht es weniger um Kraft als um eine weite Öffnung und Dehnung des Brustkorbs. Sie können die Haltung stabilisieren, indem Sie die großen Zehen und Daumen fest im Boden verwurzeln. Obwohl das Heben derselben ein Gefühl von mehr »Raum« vermittelt, ergibt dies eine instabile Position, die die Gelenke belastet.

Ist die Haltung zu schwierig, ersetzen Sie diese durch die Brücke. Dazu beugen Sie die Knie und heben die Hüften, lassen jedoch die Hände seitlich oder umfassen damit die Fußknöchel. Geht dies problemlos, dann fügen Sie die Armposition aus Schritt 1 dazu.

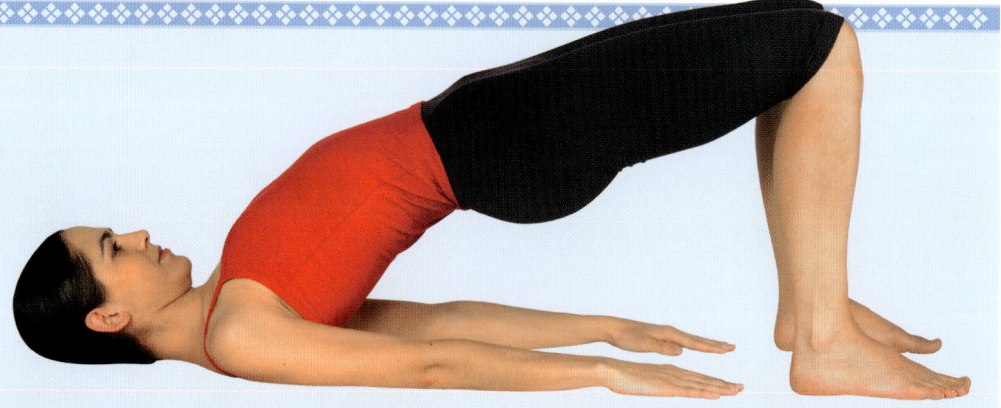

Salamba Sarvangasana

SALAMBA = gestützt; SARVA = alles oder das Ganze;
ANGA = Glied oder Körper; ASANA = Haltung

Der Rhythmus der Praxis ändert sich mit dieser Haltung, die man 25 Atemzüge lang hält. Dabei können Sie zurückschalten, doch Hitze und geistigen Fokus beibehalten.

Ausatmen, einige Atemzüge in *Savasana* (siehe Seite 117) gehen. Handflächen flach auf den Boden legen und Beine schließen. Nach einigen Atemzügen auf die Schultern rollen: Hände stützen den Rücken, Ellbogen ziehen nach innen. Einatmen, Zehen spitzen und Körper hochrecken. Möglichst lang so bleiben: allmählich von 10, 15, 20 auf 25 Atemzüge steigern. Danach direkt zu *Halasana* übergehen.

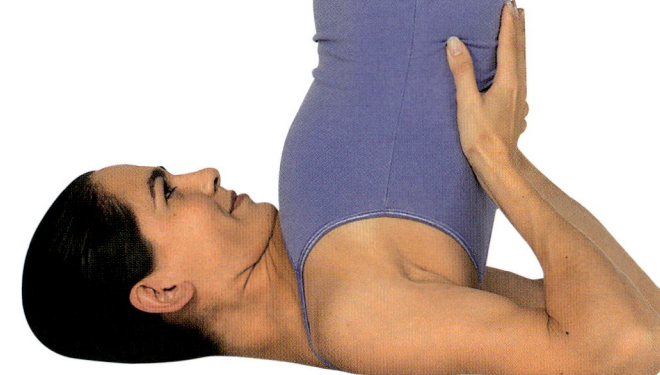

Der Schulterstand ist eine potenziell schwierige und gefährliche Haltung. Um diesen sicher und nutzbringend auszuführen, brauchen Sie genug Schulterflexiblität. Dadurch können die Schulterblätter gut unter den Rücken rollen, damit der siebte Halswirbel nicht in den Boden drückt und die natürliche Biegung des Nackens nicht flachgedrückt wird. Bei Nackenbeschwerden ist es ratsam, diese Haltung in der Begleitung eines erfahrenen Yogalehrers zu erlernen.

Nase

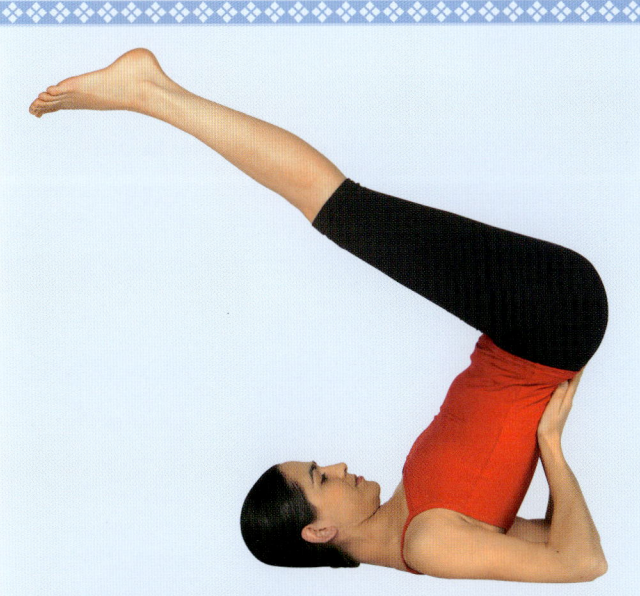

Obwohl Sie die Belastung des Nackens in dieser Haltung mit Decke oder Block reduzieren können, ist eine der Freuden von Ashtanga Yoga das Üben ohne Hilfsmittel. Ist Ihr Nacken verspannt, probieren Sie einen halben Schulterstand. Dabei heben Sie die Hüften nicht senkrecht hoch, sondern halten sie viel tiefer und stützen die Hüfte oder Taille mit den Händen ab. Oder Sie legen sich flach auf den Rücken und strecken die Beine gerade zur Decke, was den Nacken entlastet und einige Vorteile der Umkehrstellung mit sich bringt.

Halasana

HALA = Pflug; ASANA = Haltung

Diese Haltung sollte straff und gespannt sein – lassen Sie die Beine dabei stets stramm. Konzentrieren Sie sich bei *Halasana* auf die Atmung und die *Bandhas*.

Ausatmen, langsam die Füße mit gestreckten Beinen hinter dem Kopf zum Boden senken. Zehen auf den Boden senken und Hüften oben lassen, dabei die Wirbelsäule strecken. Hände vom Rücken lösen, Finger verschränken, Arme strecken und Hände hinter dem Körper zum Boden ziehen. Fünf Atemzüge so bleiben und dann direkt zu nächsten Position übergehen: *Karnapidasana*.

Halasana dehnt die unteren Rückenmuskeln tiefgehend und kann sich, trotz all der vorbereitenden Haltungen, erstaunlich stark anfühlen. Daher ist es wichtig, langsam und vorsichtig in *Halasana* hineinzugehen – plumpsen Sie nicht in die Haltung hinein. Achten Sie darauf, dass sich diese Haltung insofern vom Schulterstand unterscheidet, als dass Ihr Gewicht etwas weiter über die Schultern hinaus zum Kopf hin gerollt wird. Erstaunlicherweise scheint dies oft leichter als der Schulterstand, daher gehen viele als Vorbereitung einen Atemzug lang in *Halasana*, bevor Sie den Schulterstand üben.

Nase

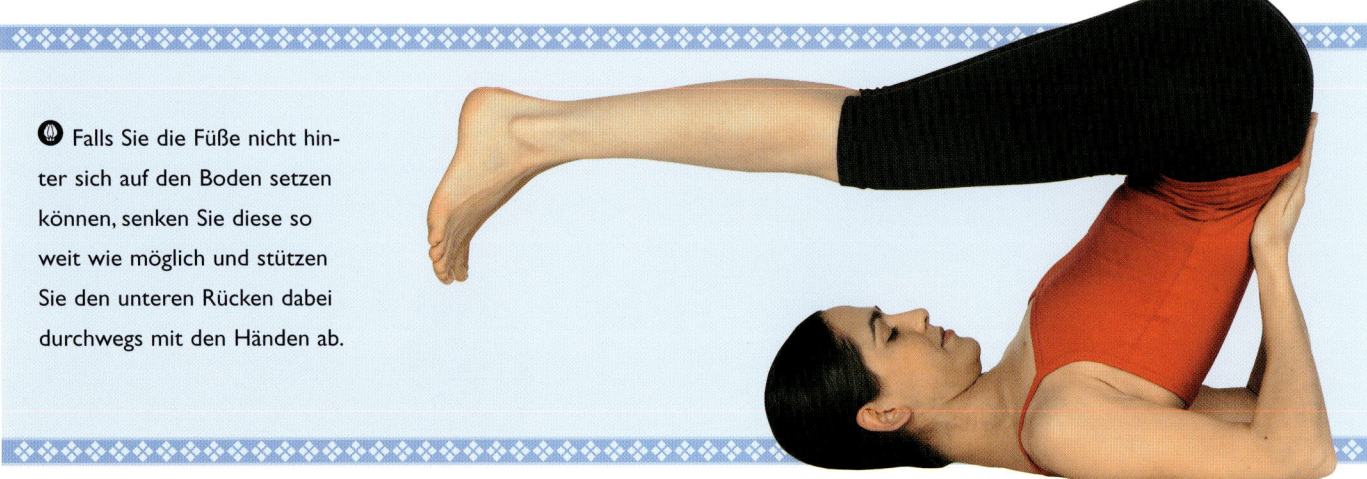

Falls Sie die Füße nicht hinter sich auf den Boden setzen können, senken Sie diese so weit wie möglich und stützen Sie den unteren Rücken dabei durchwegs mit den Händen ab.

Karnapidasana

KARNA = Ohr; PIDA = Druck; ASANA = Haltung

Bei dieser Haltung kehrt sich Ihr Fokus stärker nach innen. Lauschen Sie dem rhythmischen Klang Ihres Atems, der durch das Knie gedämpft in Ihre Ohren dringt.

Ausatmen, die Knie beugen und neben die Ohren auf den Boden setzen. Die Arme bleiben in derselben Position wie in *Halasana*. Die Knie sanft auf die Ohren drücken. Fünf Atemzüge so bleiben und dann direkt zur nächsten Position übergehen: *Urdhva Padmasana*.

❀ Nase

❸ Ob Sie eine Position einfach oder schwierig finden, hängt nicht nur von Ihrer Flexiblität und Entschlossenheit, sondern auch von der Länge und Form Ihrer Knochen ab. Wenn Sie beispielsweise einen langen Rücken und kurze Schenkel haben, haben Ihre Knie in dieser Haltung einen weiteren Weg zum Boden, und Ihr Nacken wird mehr Druck ausgesetzt. Falls dies unangenehm ist, erzwingen Sie nichts. Trainieren Sie, wie im Yoga üblich, langsam und behutsam, und erspüren Sie Ihren Weg, um eine Haltung am besten auszuführen.

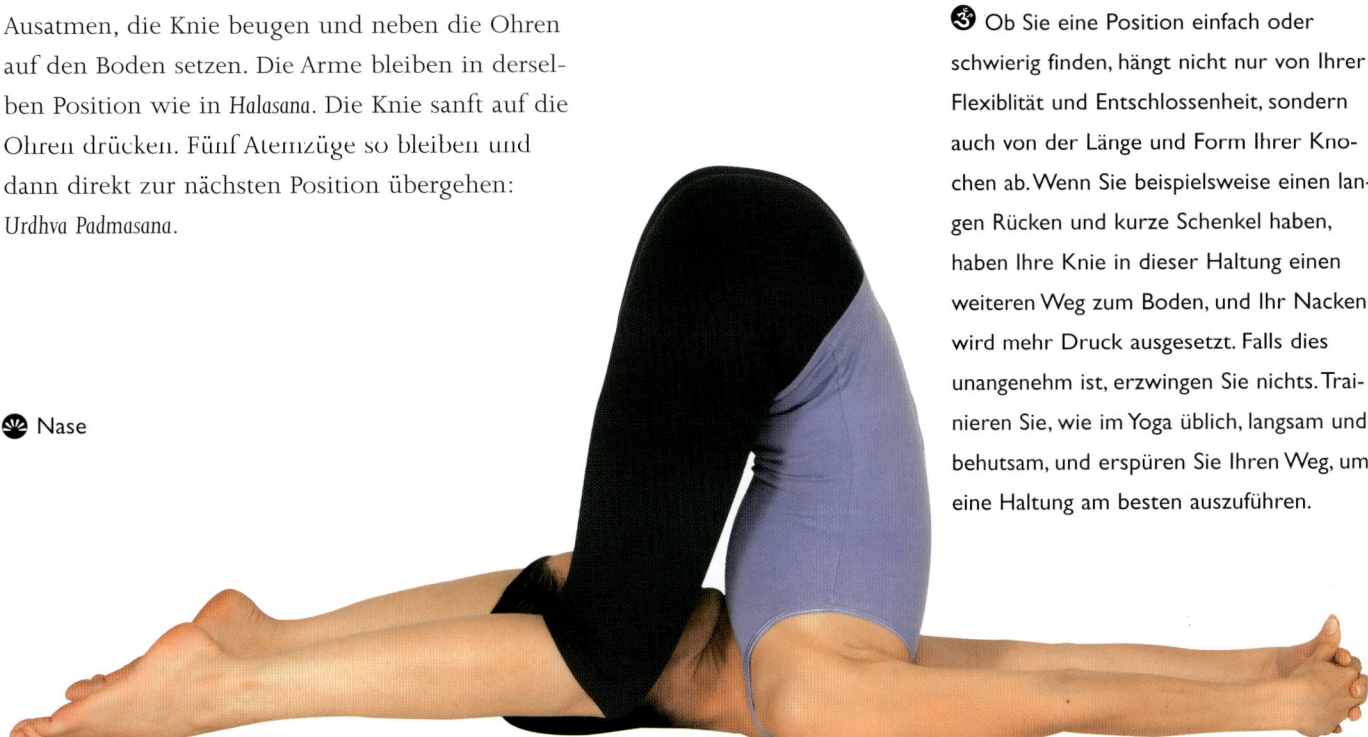

⚠ Wenn Sie beim Absenken der Knie großen Druck im Nacken verspüren, beugen Sie diese stattdessen über der Stirn und unterstützen dabei den Rücken mit den Händen.

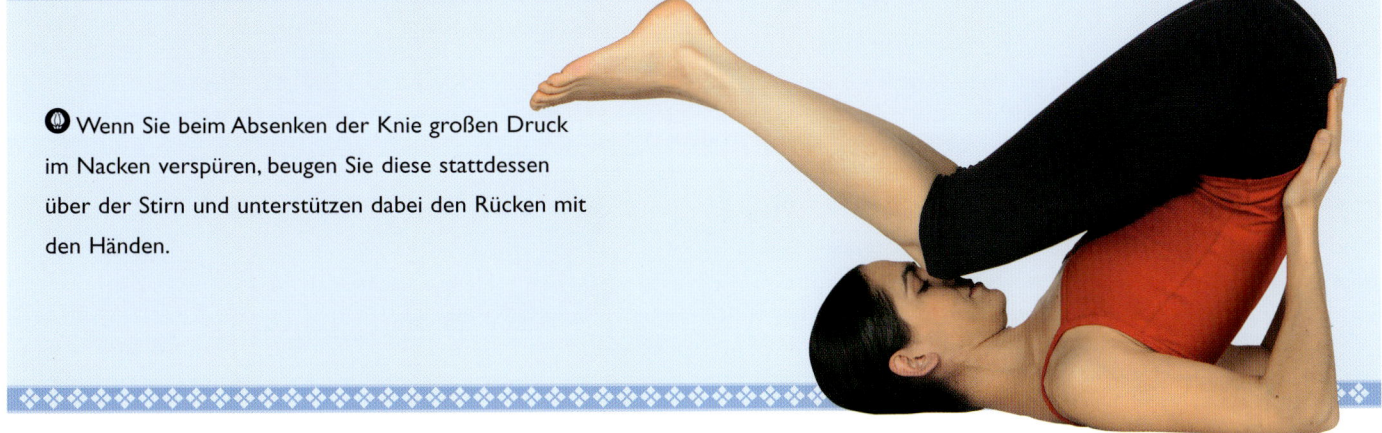

Urdhva Padmasana

URDHVA = aufwärts; PADMA = Lotos; ASANA = Haltung

Diese perfekt ausgerichtete Gleichgewichtshaltung erlaubt Ihnen relativ leichtgängig zu atmen, bevor Sie zur nächsten Variante, bei der der Körper stark ineinander gefaltet wird, übergehen.

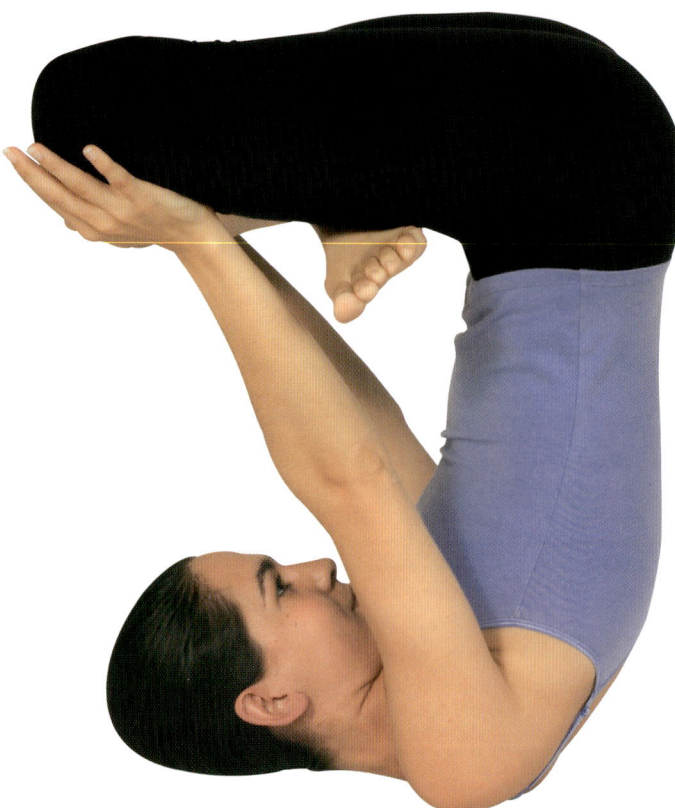

Einatmen und Beine in den Schulterstand hochstrecken. Körper stabilisieren und das Gleichgewicht finden. Ausatmen, Beine in den Lotossitz (siehe Seite 115) bringen und mit den Händen die Knie stützen. Fünf Atemzüge lang halten. Danach direkt in die nächste Position wechseln: *Pindasana*.

✿ Nase

❸ Wie *Karnapidasana* verlangt diese Haltung einen biegsamen Nacken. Falls Sie in irgendeiner Form Schmerz verspüren, ändern Sie die Haltung ab oder lassen diese vorerst aus und ersetzen sie durch einen weiteren Schulterstand. Sie müssen das Gewicht genügend weit nach hinten auf den Nacken verlagern, um das Gewicht der Knie auf den Händen balancieren zu können. Dies ist nicht möglich, wenn Sie einen steifen Nacken oder Angst haben, nach hinten zu fallen. Konzentrieren Sie sich, das Knie auf die Hände sinken und das Gewicht dort ruhen zu lassen. Ihre Schultern tragen die Haltung fast alleine. Setzen Sie zusätzlich die Bauchmuskeln zur Stabilisierung der Haltung ein.

❹ Falls Sie den Lotossitz nicht können, überkreuzen Sie einfch die Knöchel. Stützen Sie beim Überkreuzen der Füße den Rücken mit den Händen und probieren Sie danach, die Hände auf die Knie zu legen. Gelingt dies nicht, lassen Sie die Hände am Rücken.

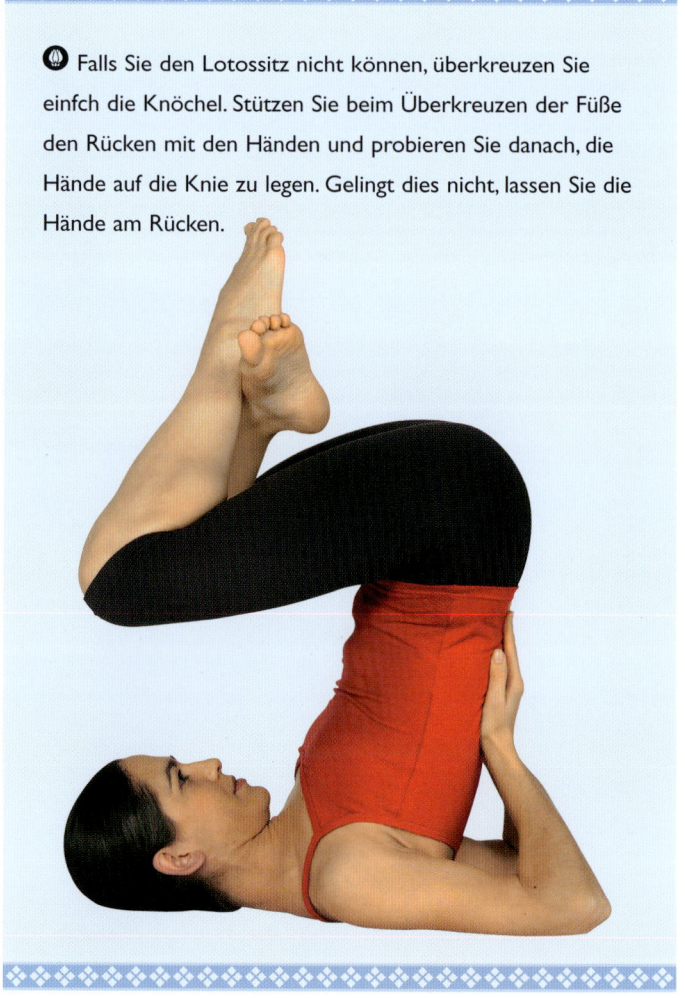

Pindasana

PINDA = Embryo; ASANA = Haltung

Bei dieser Haltung können Sie das Bewusstsein vollkommen nach innen lenken – sie vermittelt wirklich ein Embryogefühl. Dies ist die letzte Umkehrstellung – genießen Sie diese fünf ruhige Atemzüge lang.

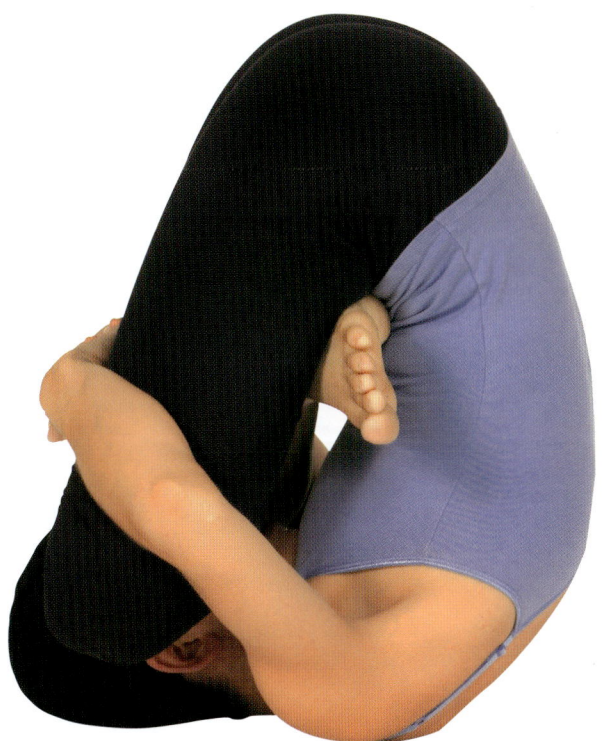

Ausatmen, die Knie zur Brust senken, die Arme wenn möglich um die Beine schlingen und die Hände verschränken. Fünf Atemzüge lang halten. Danach direkt zur nächsten Position übergehen: *Matsyasana*.

❁ Nase

🕉 Verlagern Sie in dieser Haltung etwas Gewicht über die Schultern auf den Boden, um eine stabile Unterstützung zu haben. Der Einsatz der *Bandhas* hilft Ihnen, das Gleichgewicht sehr genau zu kontrollieren. Beim Verschränken der Hände verlagert sich das Gewicht in dieser Haltung etwas nach hinten. Falls dies den Nacken überlastet, rollen Sie sofort aus der Haltung ab.

☸ Wenn Ihre Beine in der letzten Haltung überkreuzt waren, falten Sie die Beine zur Brust und verschränken die Arme um die Beine. Falls nötig stützen Sie den Rücken mit den Händen.

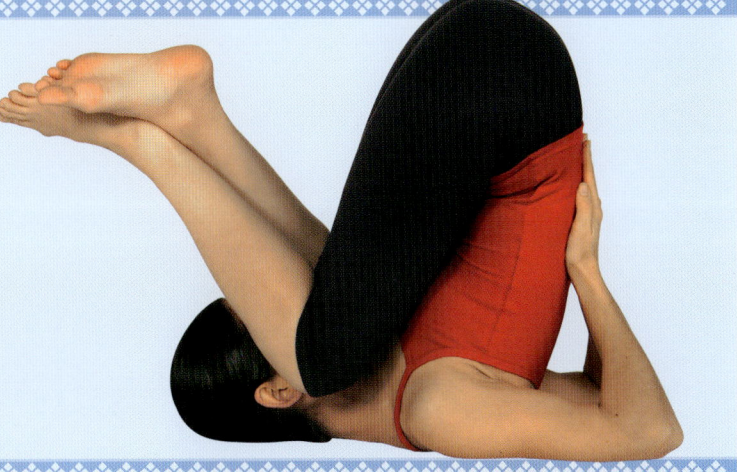

Matsyasana

MATSYA = Fisch; ASANA = Haltung

Es heißt, man könne in dieser Haltung im Wasser liegen, sodass nur der Mund und die Nase über die Oberfläche ragen. Die Öffnung der Kehle und des Brustkorbs erzeugen ein erhebendes Gefühl.

Von *Pindasana* ausatmen, die Arme lösen, Handflächen auf den Boden legen und die Wirbelsäule langsam und kontrolliert mit aktivierten *Bandhas* von *Pindasana* abrollen. Füße mit den Händen umfassen und die Ellbogen Richtung Boden ziehen (jedoch diesen nicht berühren). Brustkorb heben, Vorderseite des Körpers ausdehnen, den Kopf nach hinten rollen lassen, bis der Scheitel am Boden ruht. Am Kopf sollte nur wenig Gewicht lasten, da der Brustkorb fest nach oben zieht. Fünf Atemzüge lang halten. Danach direkt zur nächsten Position übergehen: *Uttana Padasana*.

✿ Nase

🕉 Dies ist eine langersehnte Rückbeuge nach den vielen Variationen des Schulterstandes. Sie können auch länger als fünf Atemzüge in dieser Position bleiben, wenn es Ihnen angenehm erscheint.

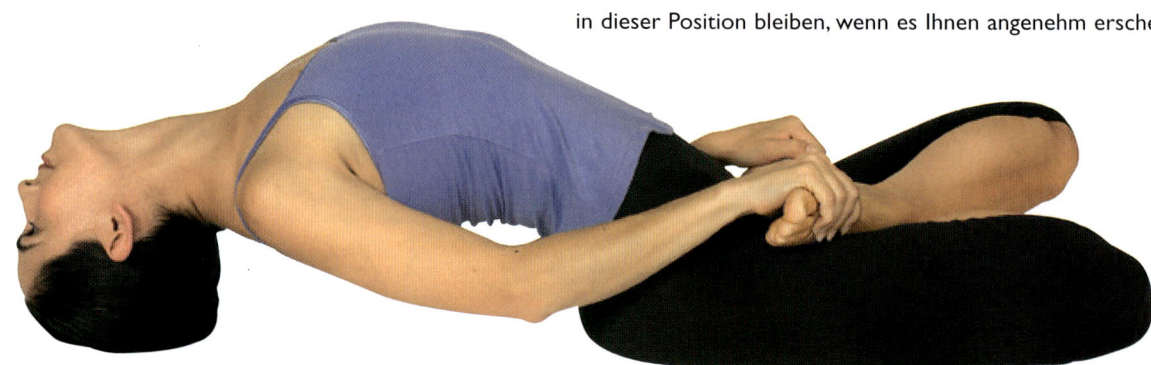

❁ Wenn Sie *Pindasana* mit überkreuzten Beinen gemacht haben, folgen Sie den oberen Anweisungen, doch umfassen Sie mit den Händen besser die Oberseite der Schenkel als die Füße. Alternativ dazu lösen Sie die Beine, strecken diese vor sich aus, legen die Handflächen unter Ihr Gesäß auf den Boden und drücken die Ellbogen in den Boden, um den Brustkorb beim Heben zu unterstützen. Belastet die Haltung zu sehr Ihren Kopf oder Nacken, lassen Sie den Kopf einfach in der Luft.

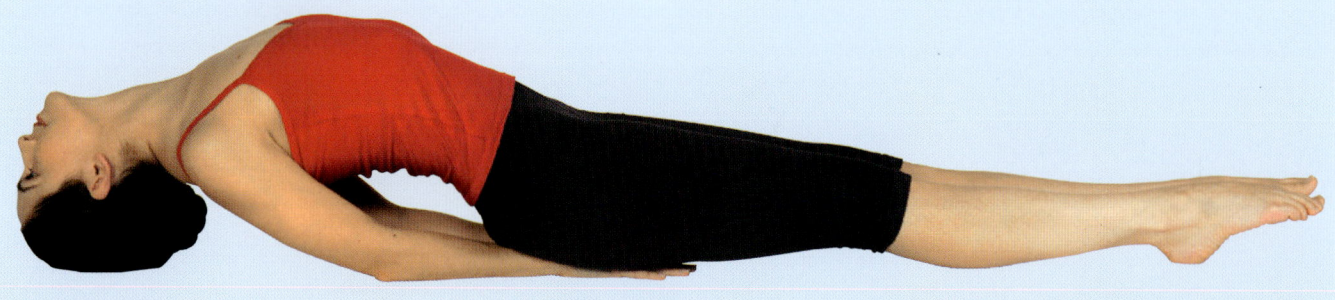

Uttana Padasana

UTTANA = erweitert; PADA = Fuß oder Bein; ASANA = Haltung

Dies ist eine erweiterte Variation der vorigen Haltung und hat eine ähnlich stimmungserhellende Wirkung wie diese.

🕉 Nase

🕉 Setzen Sie die *Bandhas* voll ein, um den unteren Rücken zu schützen und der Haltung Energie zu verleihen.

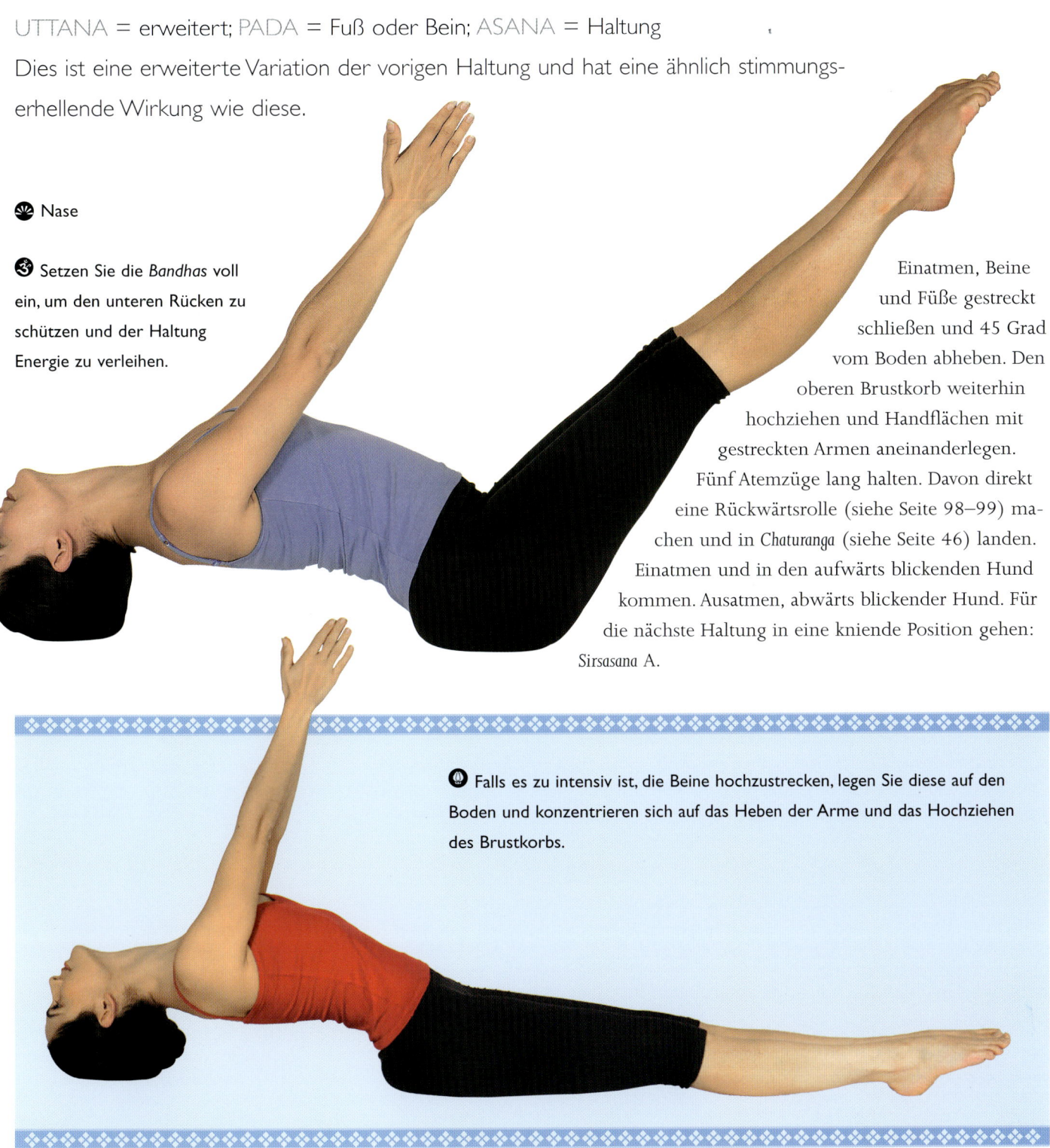

Einatmen, Beine und Füße gestreckt schließen und 45 Grad vom Boden abheben. Den oberen Brustkorb weiterhin hochziehen und Handflächen mit gestreckten Armen aneinanderlegen. Fünf Atemzüge lang halten. Davon direkt eine Rückwärtsrolle (siehe Seite 98–99) machen und in *Chaturanga* (siehe Seite 46) landen. Einatmen und in den aufwärts blickenden Hund kommen. Ausatmen, abwärts blickender Hund. Für die nächste Haltung in eine kniende Position gehen: *Sirsasana* A.

💡 Falls es zu intensiv ist, die Beine hochzustrecken, legen Sie diese auf den Boden und konzentrieren sich auf das Heben der Arme und das Hochziehen des Brustkorbs.

Sirsasana A

SIRSA = Kopf; ASANA = Haltung

Der Kopfstand, auch als »König« der Yogastellungen bekannt, folgt meist am Ende jeder Yogapraxis. Diese Reihenfolge in der Serie suggeriert, dass es dafür mehr Gleichgewichtssinn bedarf als Kraftaufwand.

❂ Nase

☉ Wenn Sie keinen Kopfstand können, üben Sie zuerst die vorbereitenden Schritte, bis Sie Vertrauen entwickeln. Fällt es Ihnen schwer, die Füße vom Boden zu bekommen, dann versuchen Sie die Beine mit gebeugten Knien zu heben – dies erfordert weniger Kraft in den Bauchmuskeln. Üben Sie ab und zu die Version mit gestreckten Beinen, um sie mit der Zeit zu lernen. Es ist besser für die Entwicklung Ihres Gleichgewichtssinns und Vertrauens, in der Mitte eines Raumes statt an die Wand gelehnt zu üben.

Niederknien und die Ellbogen schulterbreit auf den Boden legen (Sie können dies messen, indem Sie die Ellbogen mit den Händen halten). Hände verschränken und dabei den unteren kleinen Finger in die Handfläche strecken, sodass beide Hände bequem am Boden ruhen können. Ausatmen, sanft den Hinterkopf an die Handflächen, sodass der Scheitel am Boden aufliegt. Einatmen, Beine strecken und mit den Füßen so nah als möglich Richtung Kopf wandern. Schultern dabei breit und den Nacken lang lassen. Hüften nun nach hinten über den Kopf schieben, um so die Füße langsam mit gestreckten Beinen vom Boden heben zu können. Dann Beine senkrecht hochstrecken. Behutsam den Kopf und Ellbogen im Boden verwurzeln. Gleichgewicht halten. 25 Atemzüge oder so lang wie möglich bequem in dieser Haltung bleiben. Gleich zu *Sirsasana* B übergehen.

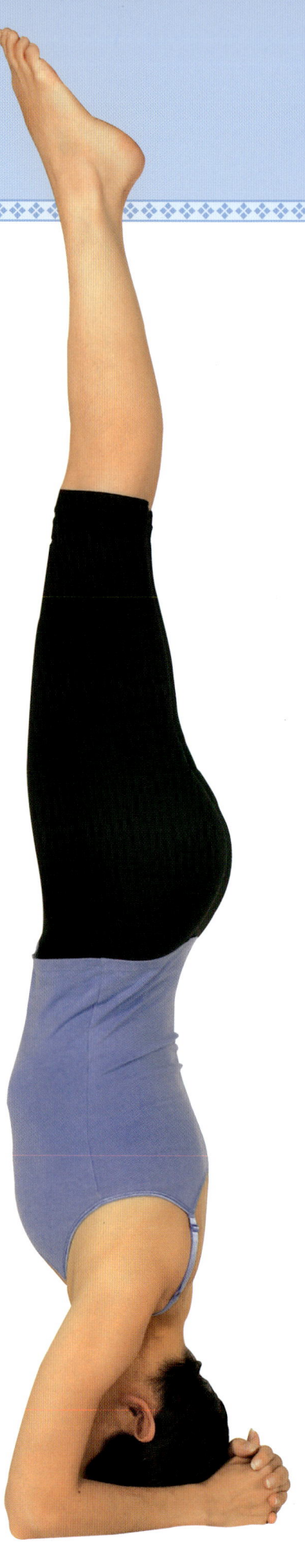

Sirsasana B

Ausatmen und Beine in eine horizontale Haltung absenken. Die Hüften als Gegengewicht etwas hinter den Kopf schieben – es braucht einige Zeit, um dies wirklich zu beherrschen. Die Haltung im Bauchbereich durch den Einsatz der *Bandhas* stabilisieren. Fünf Atemzüge lang halten. Einatmen, wieder in den Kopfstand aufrichten. Ausatmen, die Füße zu Boden senken. Noch etwas mit dem Kopf am Boden verweilen, bevor Sie zu einer Vinyasa-Bewegungsfolge übergehen.

 Nase

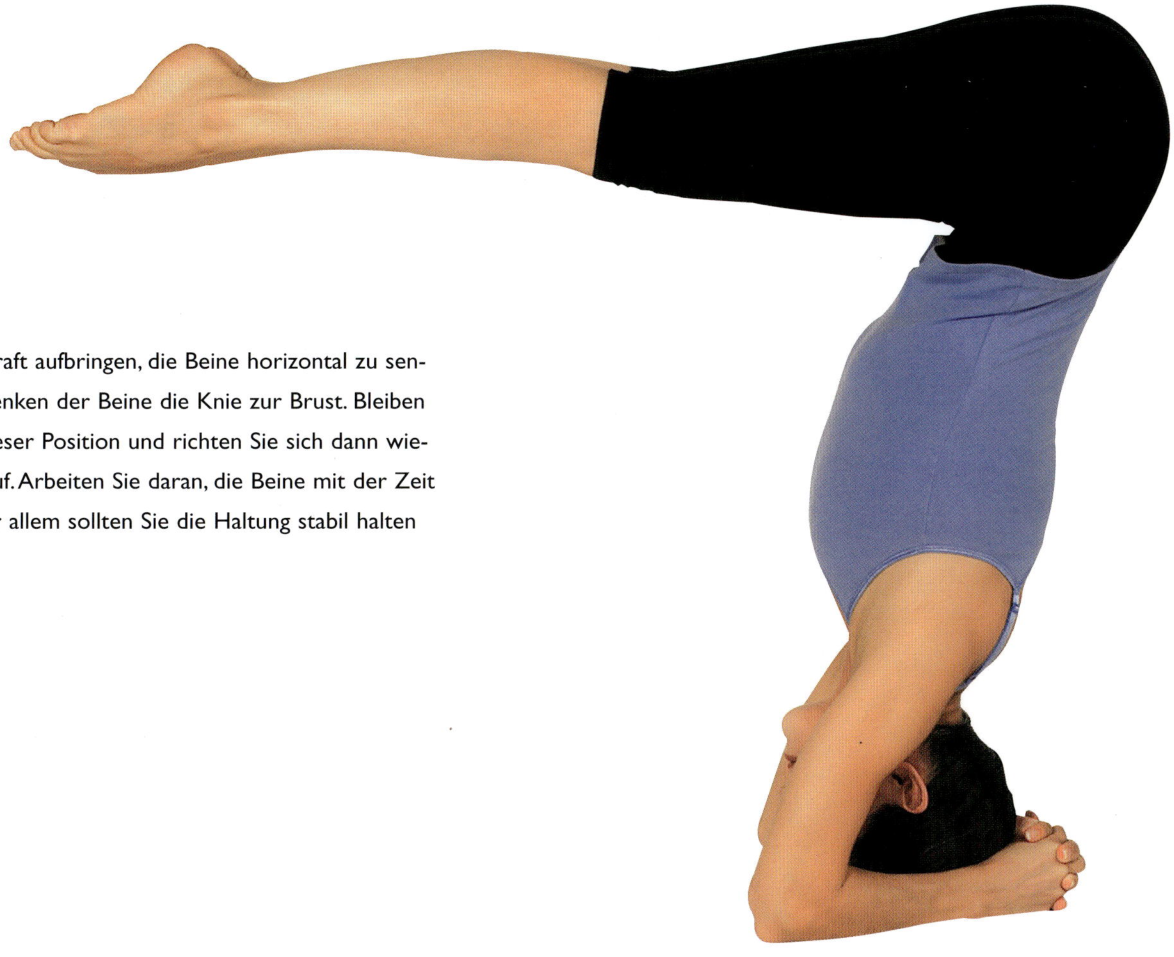

Falls Sie nicht die Kraft aufbringen, die Beine horizontal zu senken, beugen Sie beim Senken der Beine die Knie zur Brust. Bleiben Sie fünf Atemzüge in dieser Position und richten Sie sich dann wieder in den Kopfstand auf. Arbeiten Sie daran, die Beine mit der Zeit strecken zu können. Vor allem sollten Sie die Haltung stabil halten können.

Baddha Padmasana

BADDHA = gebunden; PADMA = Lotos; ASANA = Haltung

Die Serie geht mit drei auf dem Lotossitz beruhenden Haltungen dem Ende zu. Die Lotosblüte ist ein Symbol für Harmonie und Frieden. Das Gebundensein verleiht der Haltung zusätzlich Erdung und Stabilität.

Ausatmen, Lotossitz einnehmen: den rechten Fuß auf den linken Schenkel und den linken Fuß auf den rechten Schenkel legen. Beide Füße sollten möglichst nahe bei den Hüftknochen liegen. Die linke Hand hinter dem Rücken zum rechten Fuß und dann die rechte zum linken Fuß führen und die großen Zehe umgreifen. Einatmen, Wirbelsäule strecken. Fünf Atemzüge lang halten. Ausatmen, mit dem Kopf vornüber Richtung Boden beugen. Fünf Atemzüge lang halten. Einatmen, die Hände lösen und gleich hinter den Hüften schulterbreit auf den Boden setzen. Brustkorb nach hinten rollen und öffnen und den Kopf nach hinten hängen lassen. Fünf Atemzüge so bleiben. Danach direkt in *Padmasana* gehen.

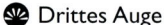 Drittes Auge

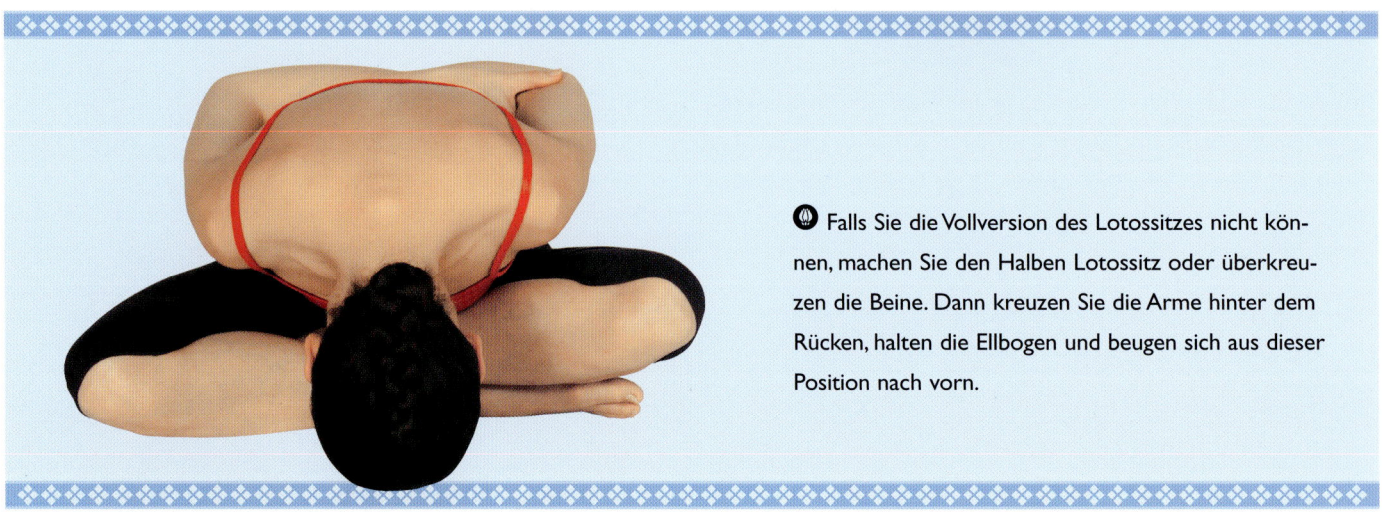

Falls Sie die Vollversion des Lotossitzes nicht können, machen Sie den Halben Lotossitz oder überkreuzen die Beine. Dann kreuzen Sie die Arme hinter dem Rücken, halten die Ellbogen und beugen sich aus dieser Position nach vorn.

BADDHA PADMASANA UND PADMASANA   115

Padmasana

PADMA = Lotos; ASANA = Haltung

Die zehn Atemzüge im Lotossitz bereiten Sie auf die folgende und letzte Herausforderung der Ersten Serie vor.

Ausatmen, die Hände auf die Knie legen und das *Chin Mudra*, das Siegel des Bewusstseins, bilden: Zeigefinger und Daumen aneinanderlegen, sodass sie einen Ring bilden. Aufrecht hinsetzen und den Kopf zur Brust drücken, um *Jalandhara Bandha*, den Kehlverschluss, zu aktivieren. Zehn Atemzüge lang halten. Dann sofort zur nächsten Haltung übergehen: *Tolasana*.

🕉 Konzentrieren Sie sich auf die Qualität Ihrer Atmung und das sanfte Hochziehen der Wirbelsäule.

✽ Nase

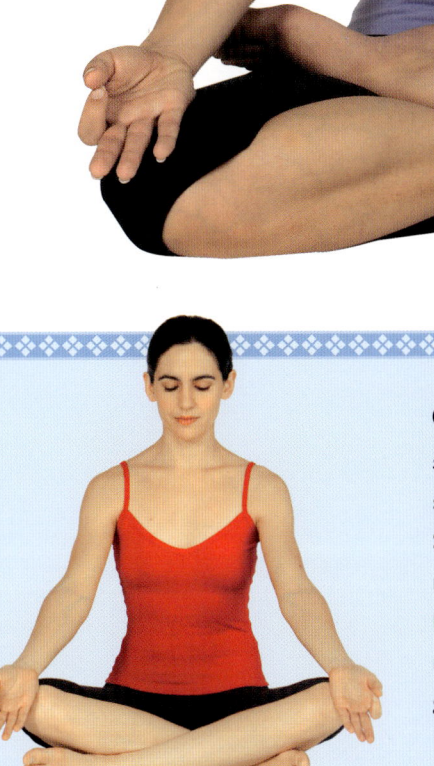

💡 Eines der wichtigsten Dinge bei *Padmasana* ist, aufrecht mit langer Wirbelsäule zu sitzen und sanft und fließend zu atmen. Sollten die Knie oder Knöchel schmerzen, nehmen Sie den Halben Lotossitz (ganz links) ein oder überkreuzen einfach die Beine, sodass die Fersen unter den Waden liegen (links).

Tolasana

TOLA = Waage; ASANA = Haltung

Dies ist der letzte Aufstieg! Hoffentlich finden Sie tief in sich die Stärke, die den Geist über die Materie siegen lässt, um die Herausforderung von *Tolasana* zu meistern.

Ausatmen, Hände neben die Hüften auf den Boden legen. Einatmen, die Hände in den Boden stemmen, die Knie zur Brust hin heben und den ganzen Körper vom Boden heben, um wie eine Waagschale das Gleichgewicht zu halten. 25 langsame Atemzüge halten. Vinyasa.

✹ Nase

🕉 Ganz gleich, ob Sie die Vollversion oder eine Variante üben, ein voll aktiviertes *Mula Bandha* hilft Ihnen, die Beine zu heben. Diese Position wird auch manchmal 100 tiefe, schnelle Atemzüge statt 25 langsamen gehalten – die Wahl liegt bei Ihnen!

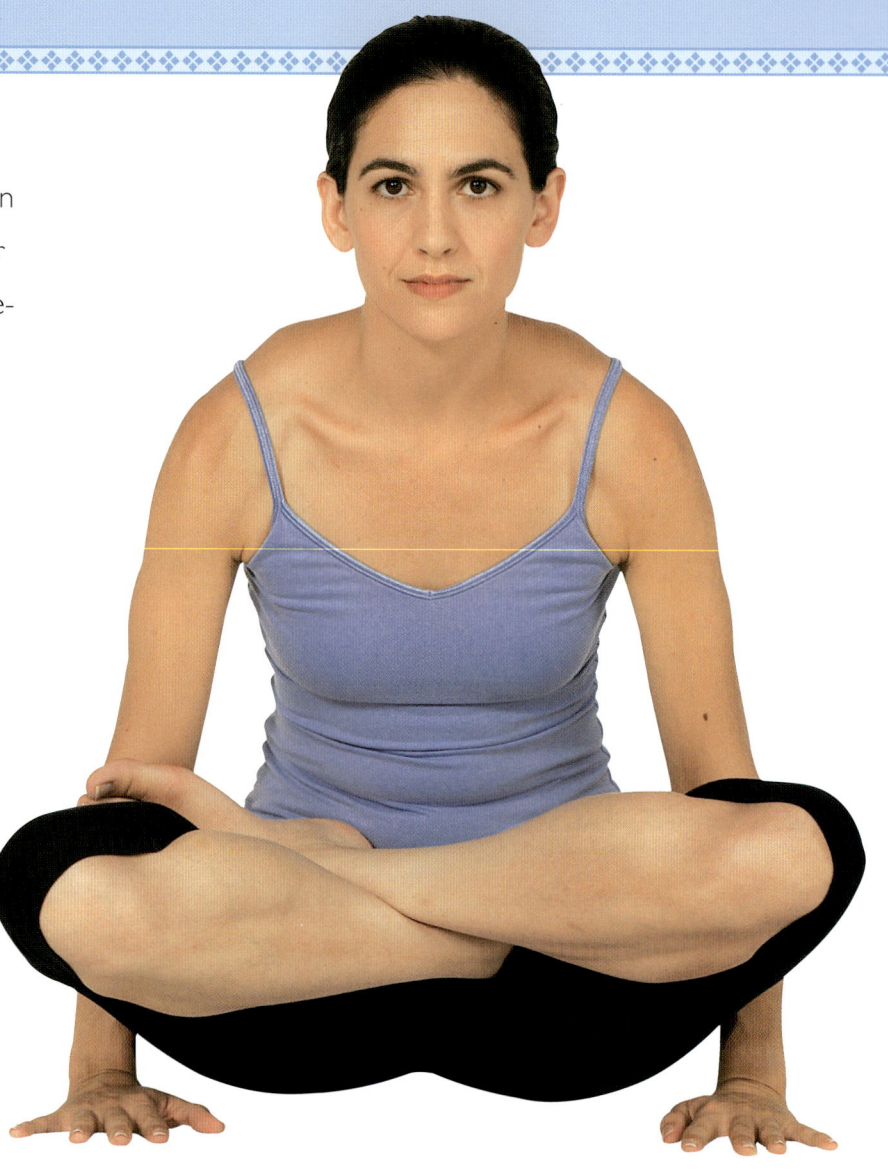

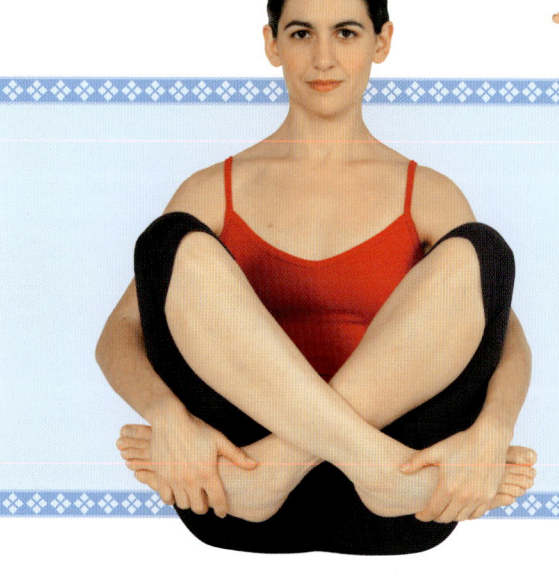

🪷 Falls Sie den Lotossitz nicht können, überkreuzen Sie die Beine, heben die Beine hoch und umfassen die Füße. Sie können auch probieren, die Hände in den Boden zu stemmen und den Körper zu heben. Dies stellt eine größere Herausforderung dar – falls Ihnen 25 Atemzüge zu viel sind, halten Sie diese, so lange Sie können.

Savasana

SAVA = Leiche; ASANA = Haltung

Nach dem unaufhörlichen Energiefluss und der Bewegung der Ersten Serie entspringt der simplen Reglosigkeit dieser Haltung eine erstaunliche Tiefe: tiefer Friede, tiefe Stille, tiefe Ruhe. Hüllen Sie sich dabei in eine Decke, da die Körpertemperatur in dieser Ruhestellung sinkt.

Ausatmen, mit leicht gegrätschten Beinen auf den Rücken legen und Arme mit nach oben weisenden Handflächen etwa 20–30 cm vom Oberkörper entfernt auf den Boden legen. Den Körper vollkommen entspannen. Nun mit der *Ujjayi*-Atmung (siehe Seite 36) aufhören und stattdessen sanft und leicht atmen. Einfach ruhen. In dieser Haltung bleiben, bis die Atmung und der Herzschlag sich normalisiert haben, und dann noch 15 Minuten oder länger liegenbleiben. Nicht einschlafen – das Ziel ist, einen tiefen, bewussten Entspannungszustand zu erreichen.

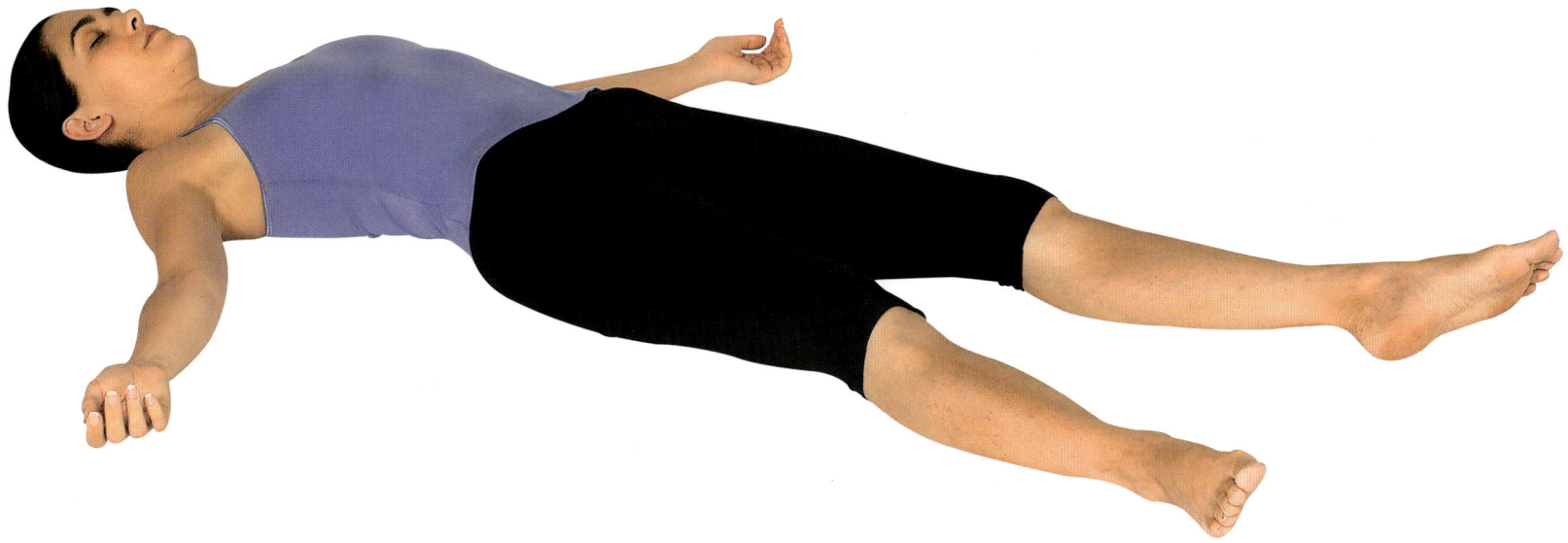

🕉 Die Erste Serie gleicht einem üppigen Mahl, das Zeit zur Verdauung braucht. *Savasana* gibt Ihnen die Gelegenheit, genau dies zu tun. Auch wenn es eine körperliche Ruhestellung ist, bedarf Sie derselben Sorgfalt und Aufmerksamkeit wie all die anderen Positionen der Serie (lassen Sie sich nicht dazu verleiten, *Tolasana* für die letzte Position zu halten). *Savasana* erlaubt Ihnen, all das Vorhergegangene auf einer physischen, mentalen, emotionalen, energetischen und spirituellen Ebene zu assimilieren. Geben Sie sich die Zeit, all die Wirkungen der Praxis aufzunehmen und in dieser wundervollen, tiefen und wohlverdienten Rast mit sich selbst eins zu werden. Das Wichtigste ist, bei *Savasana* keine Hast zu haben, wieder zur nächsten Aufgabe schreiten zu müssen.

Eine adaptierte Praxis für Anfänger

Diese kurze, adaptierte Sequenz umfasst nur 10 Haltungen der Ersten Serie, in der Reihenfolge, in der diese in der Serie erscheinen. Sie bietet ein ausgeglichenes Spektrum an Standhaltungen, Sitzpositionen, Vorbeugen, Rückbeugen, Drehungen und Umkehrpositionen für die Tage, an denen Sie keine Zeit für eine Yogaklasse haben, jedoch selbst daheim üben wollen. Diese Sequenz eignet sich auch vorzüglich für Einsteiger, die noch nicht so lange Ashtange Yoga praktizieren. Beginnen Sie mit dem Sonnengruß A und wiederholen Sie diesen fünf Mal.

SONNENGRUSS A (SEITE 46–47)

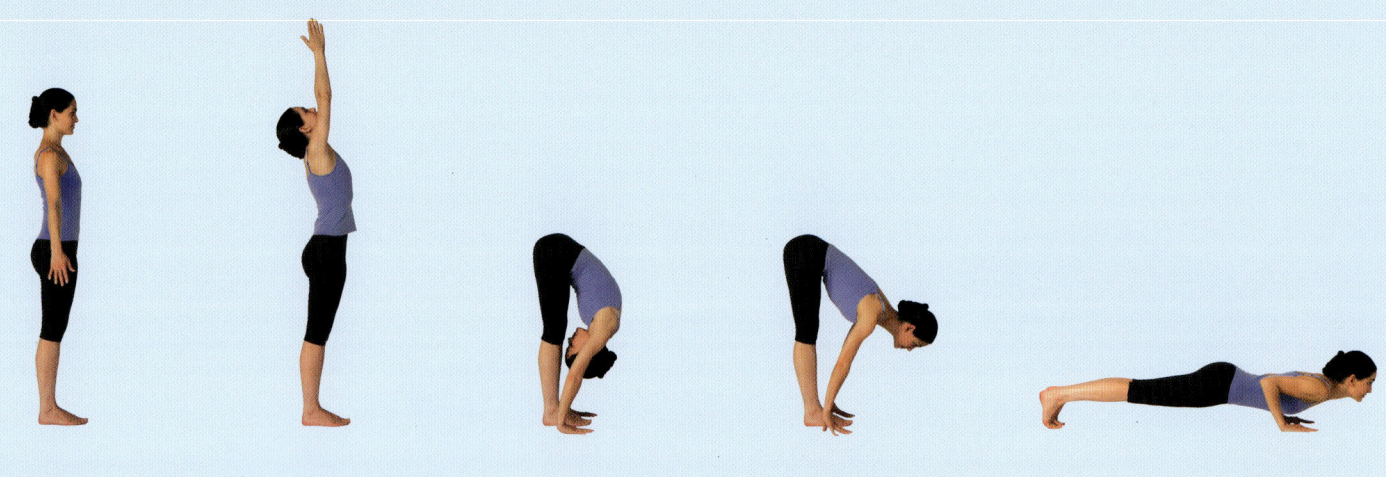

ADAPTIERTE PRAXIS FÜR ANFÄNGER

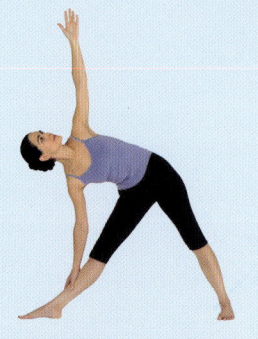 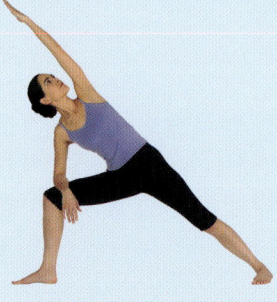 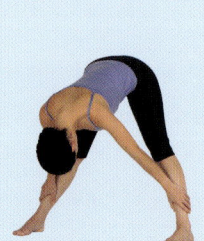 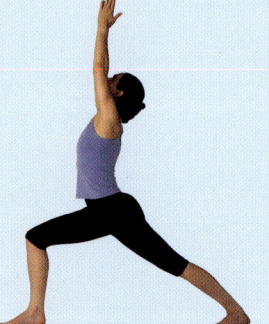 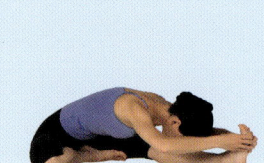

Utthita Trikonasana (Seite 56)
Utthita Parsvakonasana (Seite 58)
Prasarita Padottanasana A (Seite 60)
Virabhadrasana A (Seite 68)
Janu Sirsasana A (Seite 79)

🕉 Traditionell lernt man bei Ashtanga Yoga zuerst die verschiedenen Formen des Sonnengrußes (siehe Seite 46–53) und meistert dann eine Stellung der Ersten Serie nach der anderen. Dies erzeugt eine kontinuierliche Lernkurve und verhindert die Tendenz, sich selbst zu überfordern.

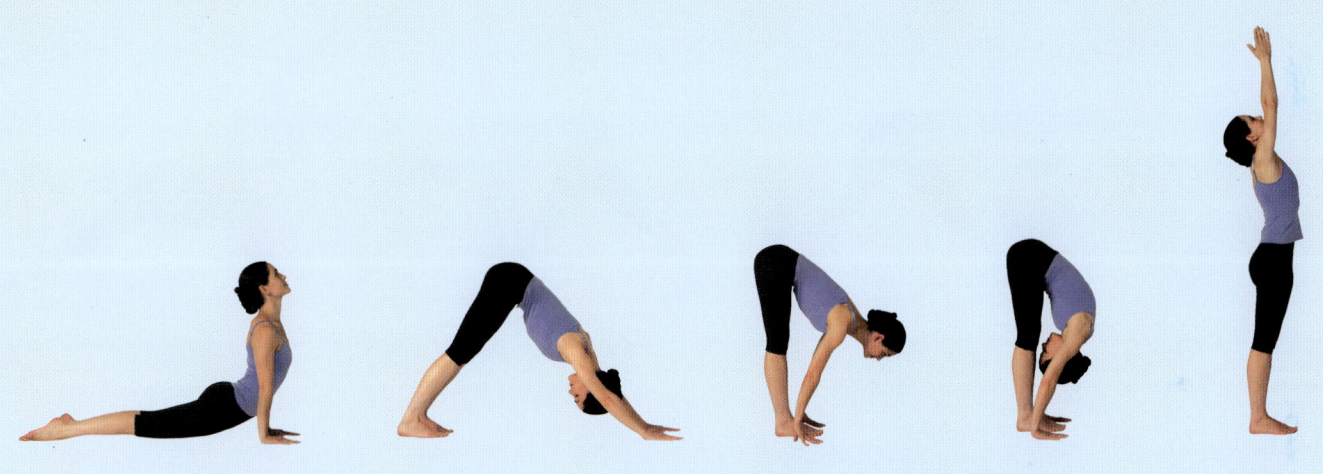

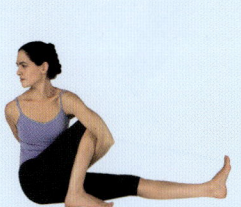
Marichyasana C
(Seite 84)

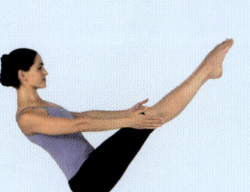
Navasana
(Seite 86)

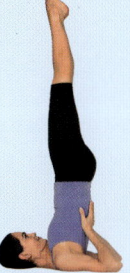
Salamba
Sarvangasana
(Seite 105)

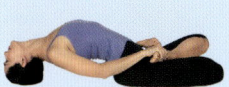
Matsyasana
(Seite 110)

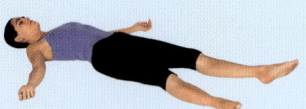
Savasana
(Seite 117)

Eine kurze Praxis für alle

Ein echter Könner braucht für die komplette Erste Serie etwa 90 Minuten. Ich brauche dafür fast zwei Stunden, und am Anfang könnte es Ihnen schwerfallen, es in weniger Zeit zu schaffen. Wenn Sie nicht so viel Zeit haben und trotzdem in die Erste Serie hineinschnuppern wollen, können Sie folgende Praxis üben, die etwa eine Stunde dauert. Alle Haltungen tauchen hier in der Reihenfolge auf, in der sie in der Ersten Serie stehen. Beginnen Sie mit dem Sonnengruß A und B (siehe Seite 46–53) und wiederholen Sie jeden fünf Mal.

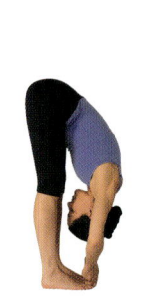

1: Padangusthasana (Seite 54)

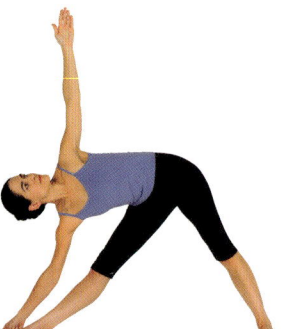

2: Utthita Trikonasana (Seite 56)

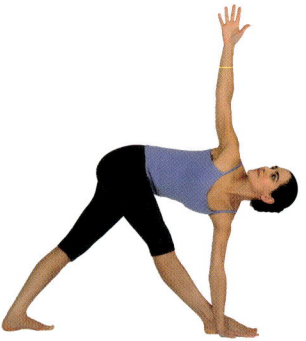

3: Parivritta Trikonasana (Seite 57)

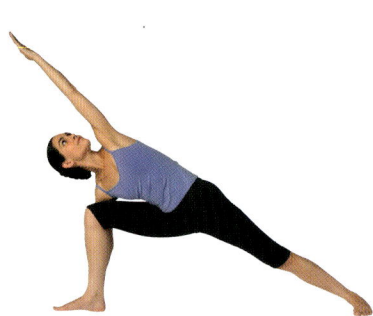

4: Utthita Parsvakonasana (Seite 58)

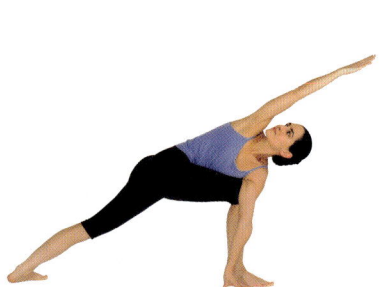

5: Parivritta Parsvakonasana (Seite 59)

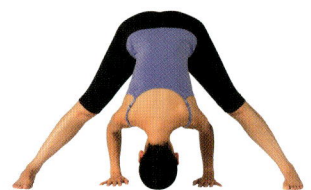

6: Prasarita Padottanasana A (Seite 60)

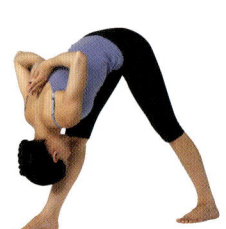

7: Parsvottanasana (Seite 62)

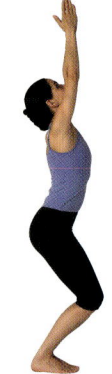

8: Utkatasana (Seite 67)

EINE KURZE PRAXIS FÜR ALLE 121

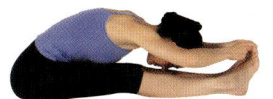

9: Paschimottanasana A
(Seite 75)

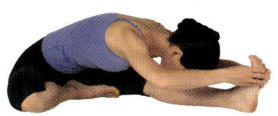

10: Janu Sirsasana A
(Seite 79)

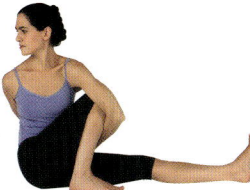

11: Marichyasana C
(Seite 84)

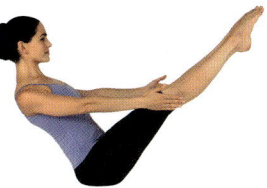

12: Navasana
(Seite 86)

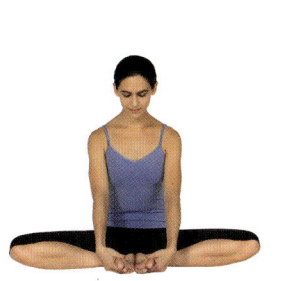

13: Baddha
Konasana A
(Seite 92)

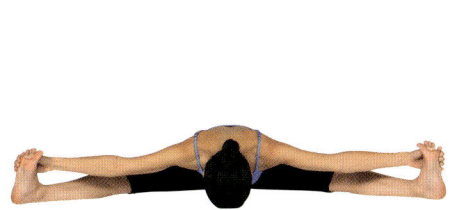

14: Upavishta
Konasana A
(Seite 94)

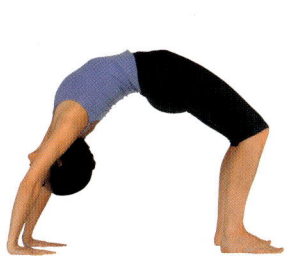

15: Urdhva
Dhanurasana
(Seite 104)

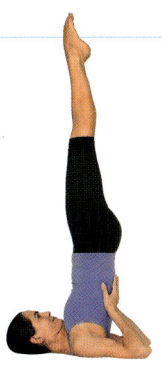

16: Salamba
Sarvangasana
(Seite 105)

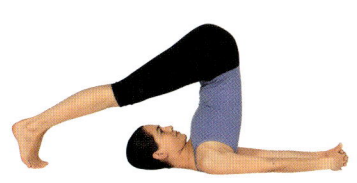

17: Halasana
(Seite 106)

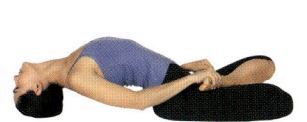

18: Matsyasana
(Seite 110)

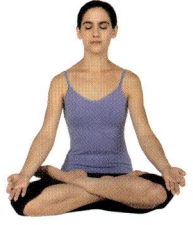

19: Padmasana
(Seite 115)

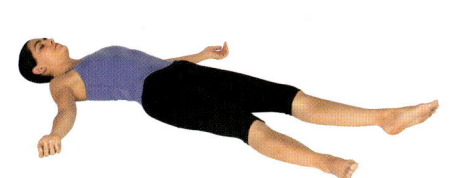

20: Savasana
(Seite 117)

Sonnengruß

SONNENGRUSS A

🕉 Das Vinyasa oder die Bewegungsabfolge jeder Sequenz ist durchnummeriert. Traditionell werden diese Zahlen bei der Praxis von einem Lehrer laut als Abkürzung für die langen Sanskritnamen ausgerufen. Darunter finden Sie die Zahlen für das Vinyasa des Sonnengrußes.

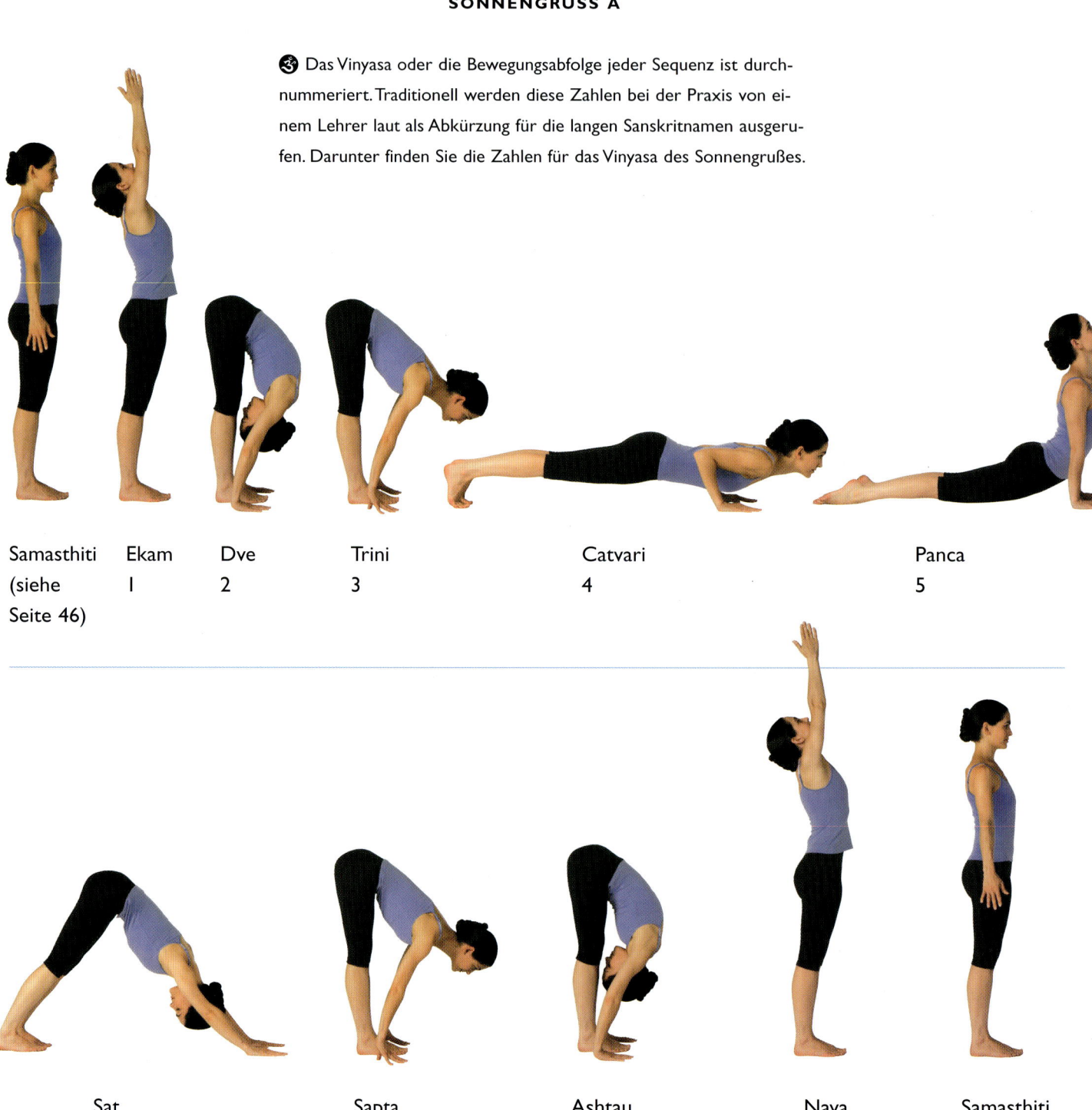

| Samasthiti (siehe Seite 46) | Ekam 1 | Dve 2 | Trini 3 | Catvari 4 | Panca 5 |

| Sat 6 | Sapta 7 | Ashtau 8 | Nava 9 | Samasthiti |

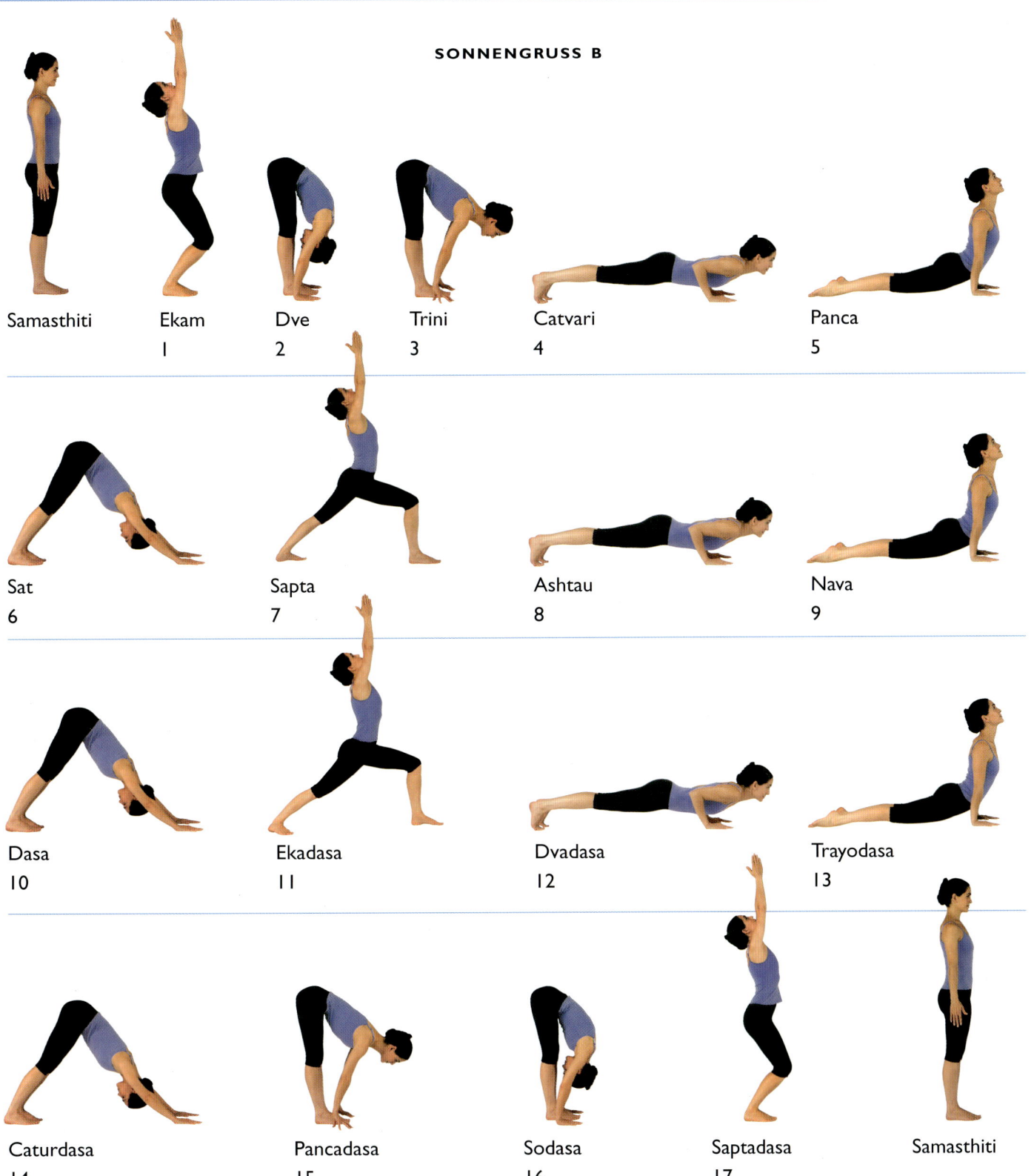

Standhaltungen

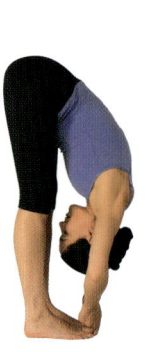

1: Padangusthasana
(Seite 54)

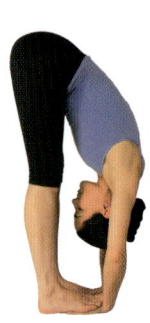

2: Padahastasana
(Seite 55)

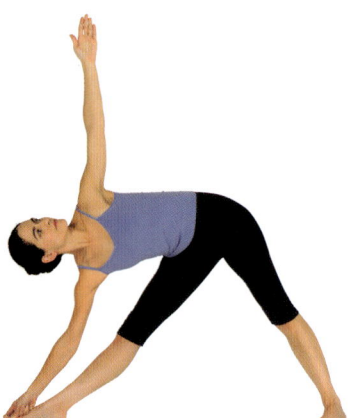

3: Utthita Trikonasana
(Seite 56)

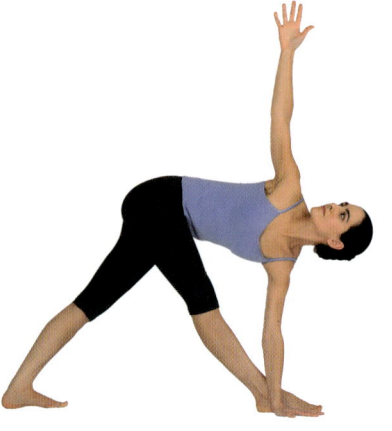

4: Parivritta Trikonasana
(Seite 57)

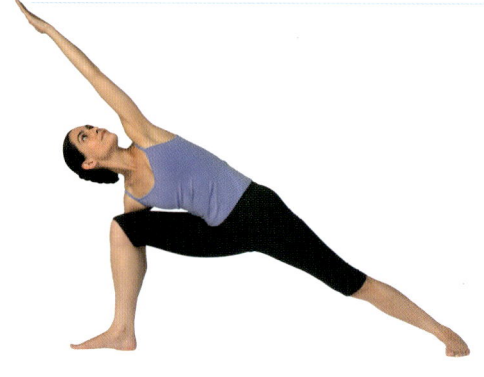

5: Utthita Parsvakonasana
(Seite 58)

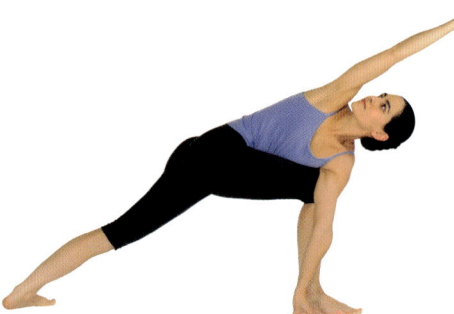

6: Parivritta Parsvakonasana
(Seite 59)

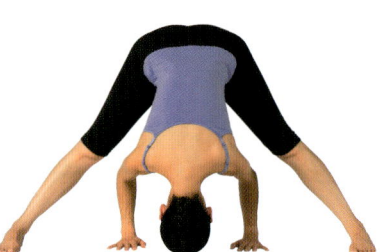

7: Prasarita Padottanasana A
(Seite 60)

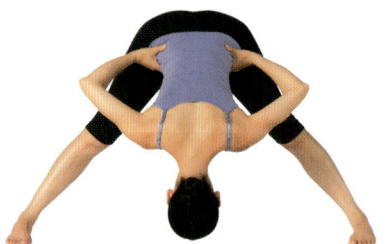

8: Prasarita Padottanasana B
(Seite 61)

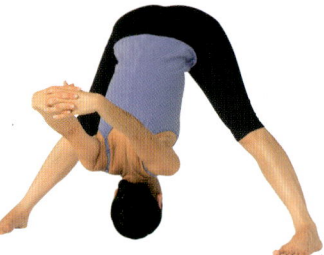

9: Prasarita Padottanasana C
(Seite 61)

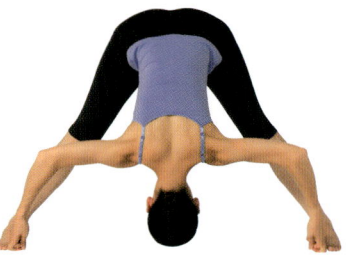

10: Prasarita Padottanasana D
(Seite 61)

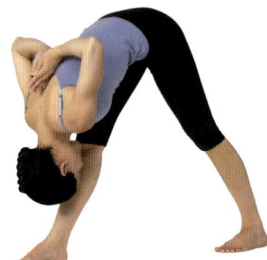

11: Parsvottanasana
(Seite 62)

STANDHALTUNGEN 125

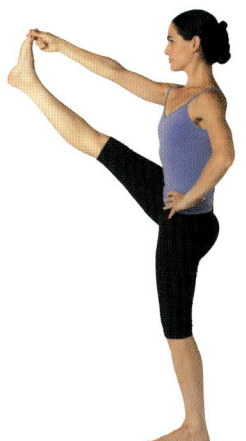

12: Utthita Hasta
Padangusthasana A
(Seite 63)

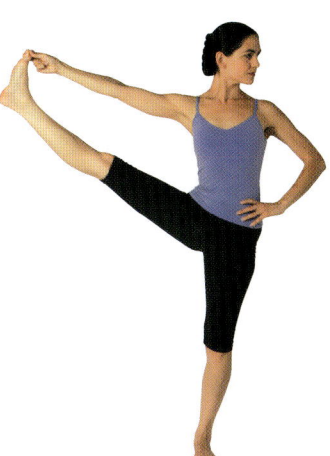

13: Utthita Hasta
Padangusthasana B
(Seite 64)

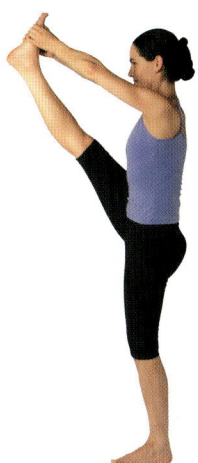

14: Utthita Hasta
Padangusthasana C
(Seite 65)

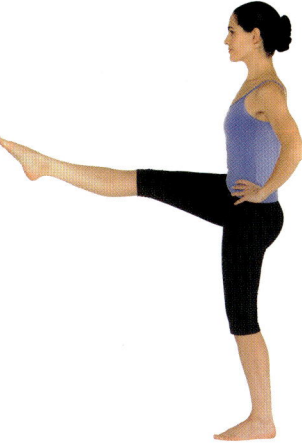

15: Utthita Hasta
Padangusthasana D
(Seite 65)

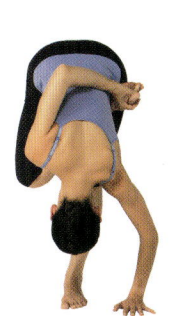

16: Ardha Baddha
Padmottanasana
(Seite 66)

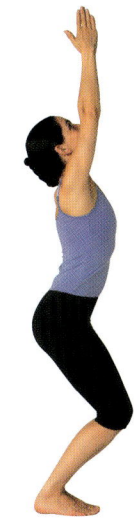

17: Utkatasana
(Seite 67)

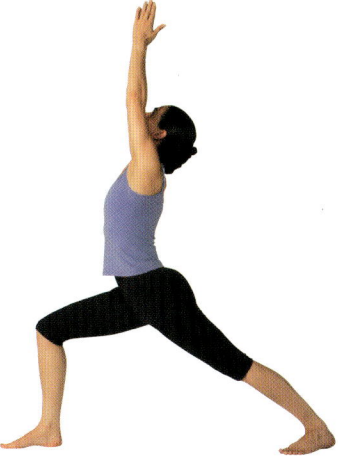

18: Virabhadrasana A
(Seite 68)

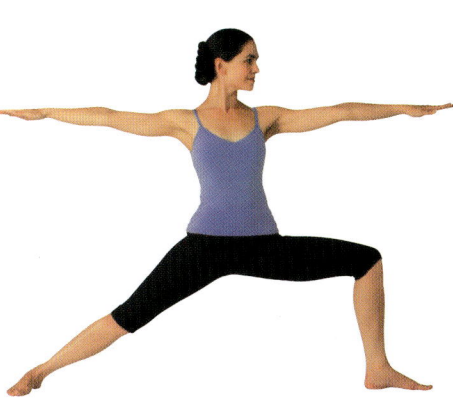

19: Virabhadrasana B
(Seite 69)

Sitzpositionen

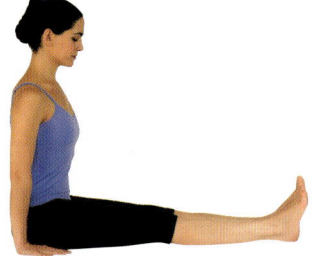
1: Dandasana (Seite 74)

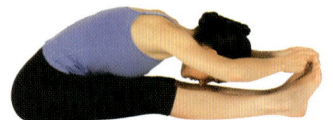
2: Paschimottanasana A (Seite 75)

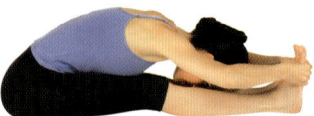
3: Paschimottanasana B (Seite 75)

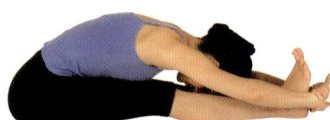
4: Paschimottanasana C (Seite 75)

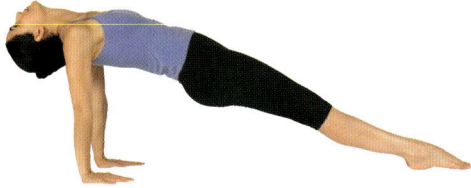
5: Purvottanasana (Seite 76)

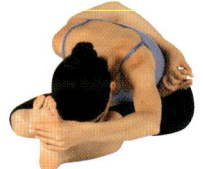
6: Ardha Baddha Padma Paschimottanasana (Seite 77)

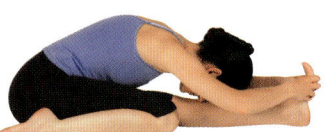
7: Trianga Mukhaikapada Paschimottanasana (Seite 78)

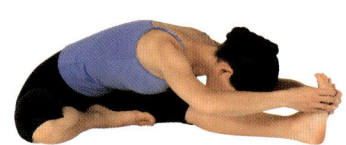
8: Janu Sirsasana A (Seite 79)

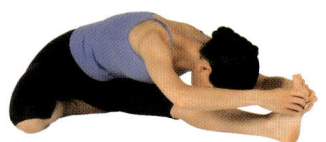
9: Janu Sirsasana B (Seite 80)

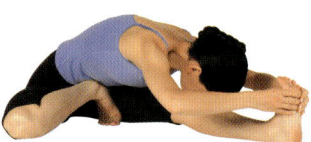
10: Janu Sirsasana C (Seite 81)

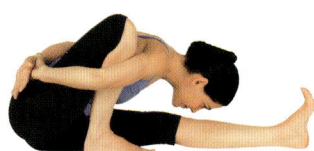
11: Marichyasana A (Seite 82)

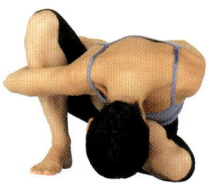
12: Marichyasana B (Seite 83)

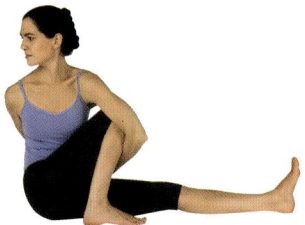
13: Marichyasana C (Seite 84)

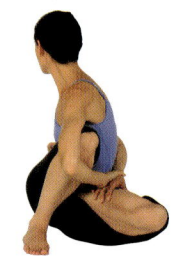
14: Marichyasana D (Seite 85)

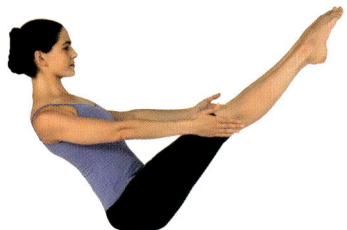
15: Navasana (Seite 86)

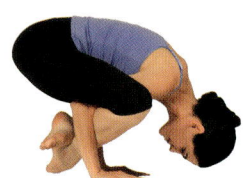
16: Bhujapidasana (Seite 87)

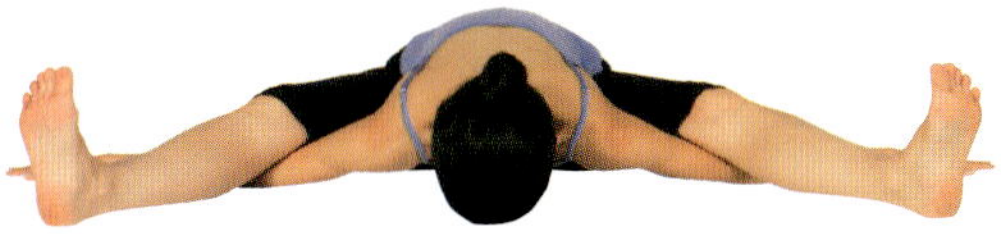

SITZPOSITIOEN 127

17: Kurmasana
(Seite 88)

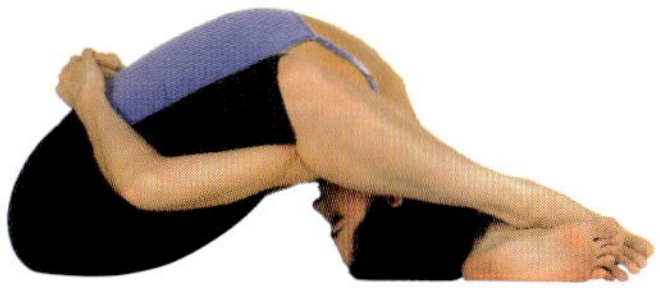

18: Supta Kurmasana
(Seite 89)

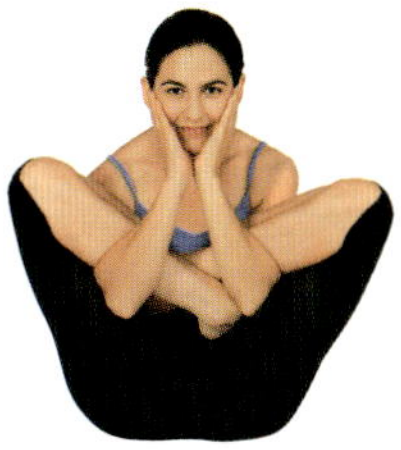

19: Garbha Pindasana
(Seite 90)

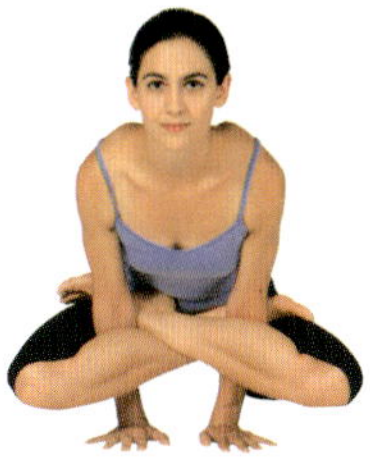

20: Kukkutasana
(Seite 91)

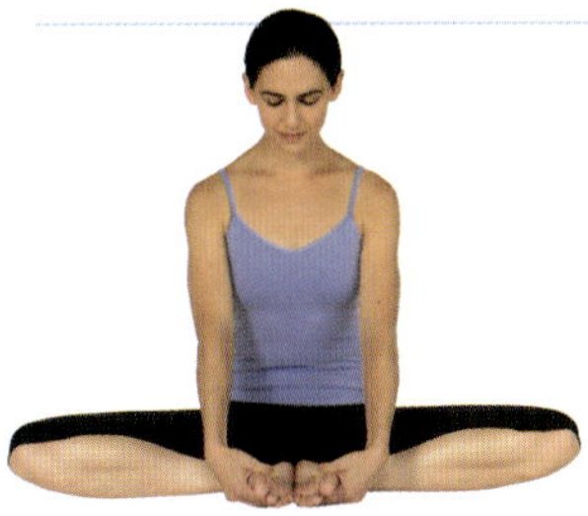

21: Baddha Konasana A
(Seite 92)

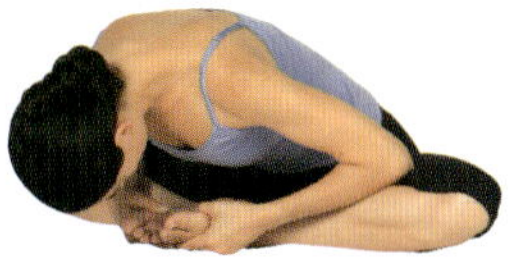

22: Baddha Konasana B
(Seite 93)

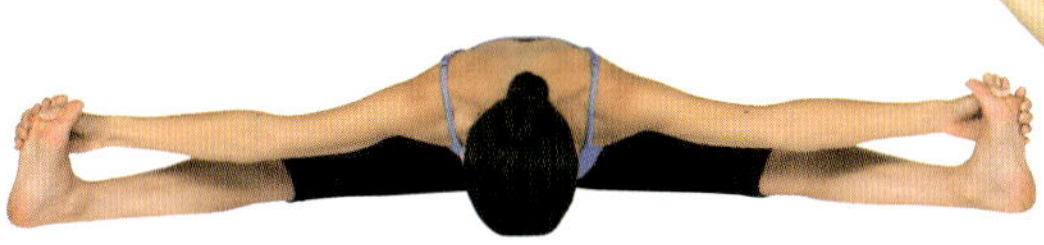

23: Upavishta Konasana A
(Seite 94)

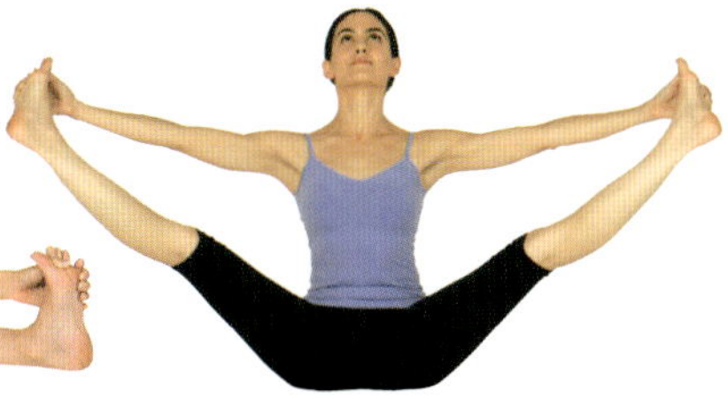

24: Upavishta Konasana B
(Seite 94)

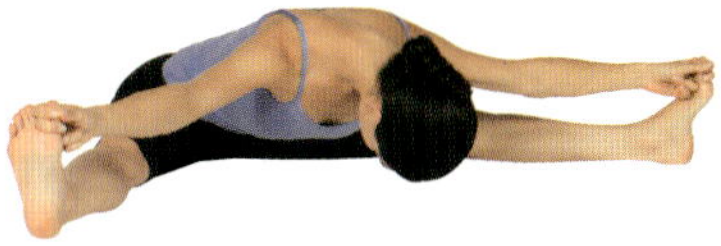

25: Supta Konasana
(Seite 95)

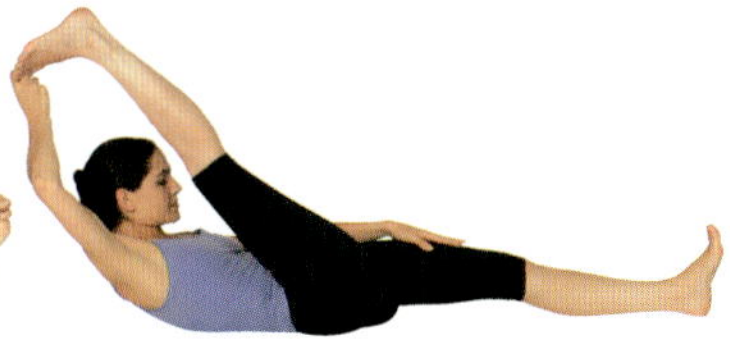

26: Supta Padangusthasana A
(Seite 96)

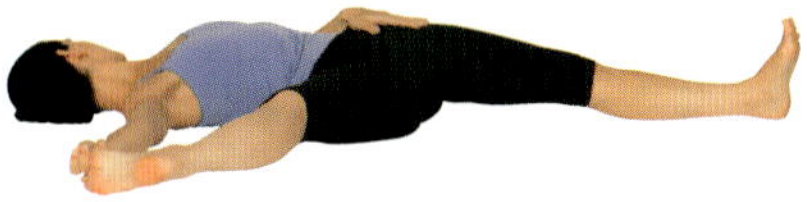

27: Supta Padangusthasana B
(Seite 97)

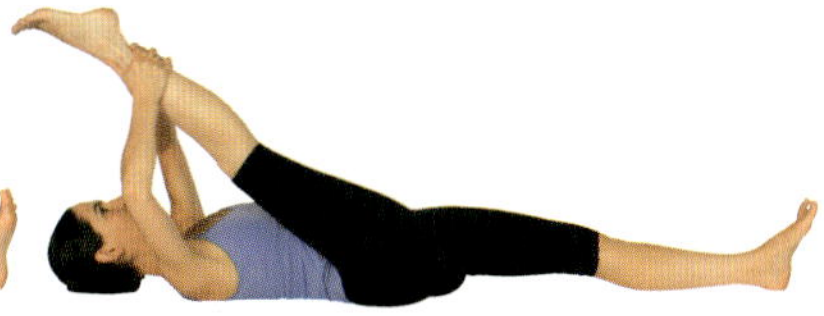

28: Supta Padangusthasana C
(Seite 97)

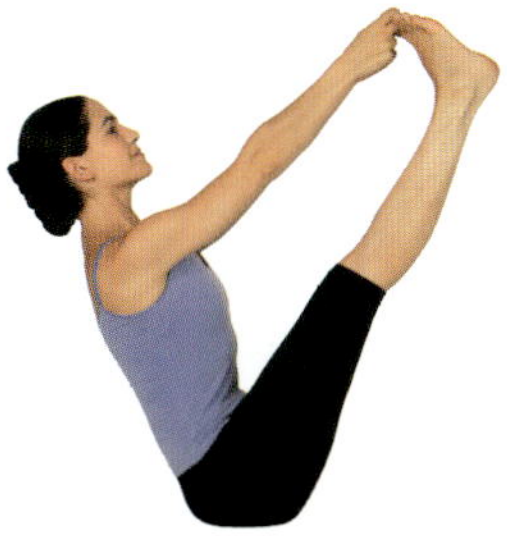

29: Ubhaya Padangusthasana
(Seite 100)

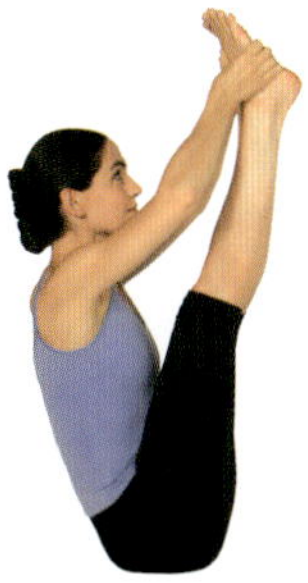

30: Urdhva Mukha
Paschimottanasana
(Seite 101)

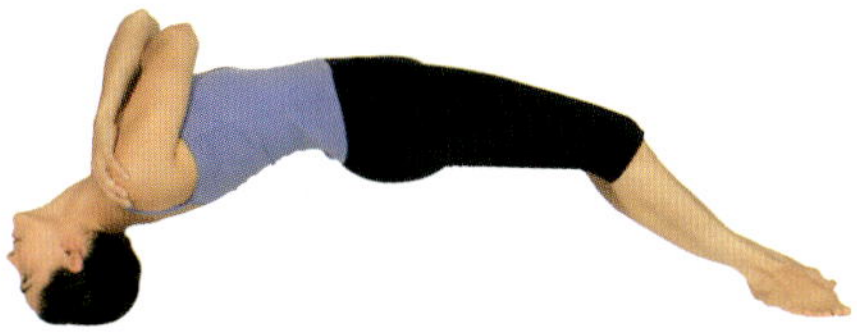

31: Setu Bandasana
(Seite 102)

Abschlusssequenz

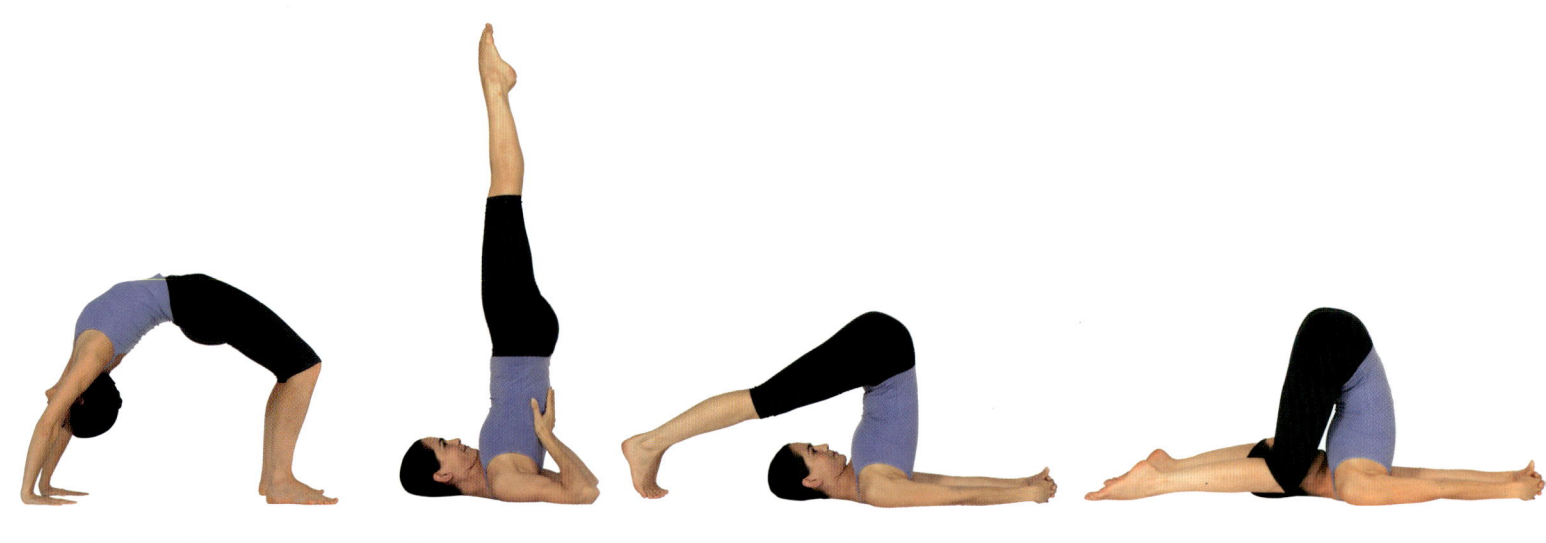

1: Urdhva Dhanurasana (Seite 104)

2: Salamba Sarvangasana (Seite 105)

3: Halasana (Seite 106)

4: Karnapidasana (Seite 107)

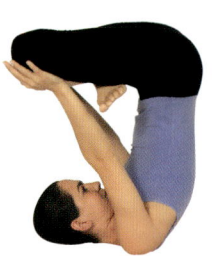

5: Urdhva Padmasana (Seite 108)

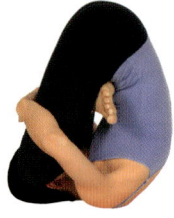

6: Pindasana (Seite 109)

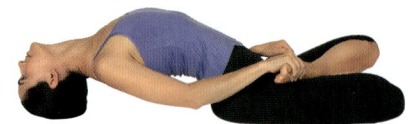

7: Matsyasana (Seite 110)

ABSCHLUSSSEQUENZ 129

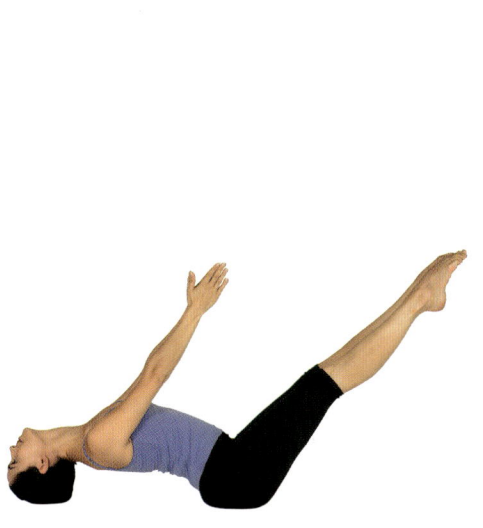

8: Uttana Padasana
(Seite 111)

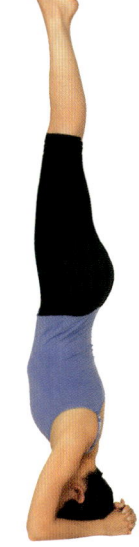

9: Sirsasana A
(Seite 112)

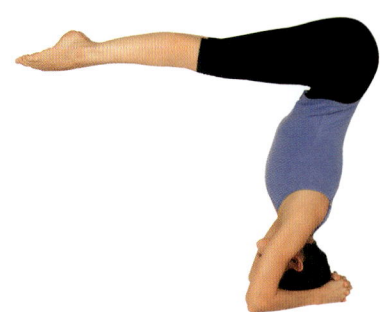

10: Sirsasana B
(Seite 113)

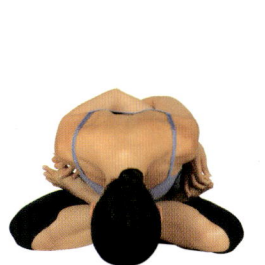

11: Baddha Padmasana
(Seite 114)

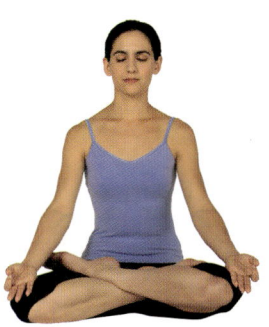

12: Padmasana
(Seite 115)

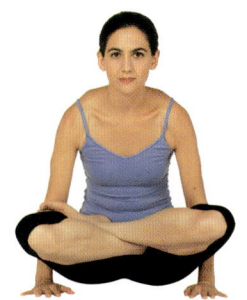

13: Tolasana
(Seite 116)

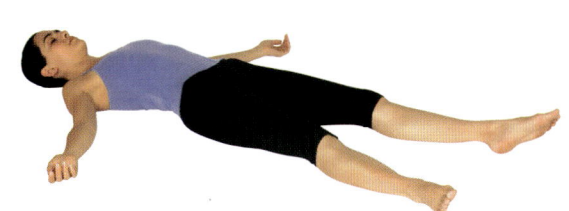

14: Savasana
(Seite 117)

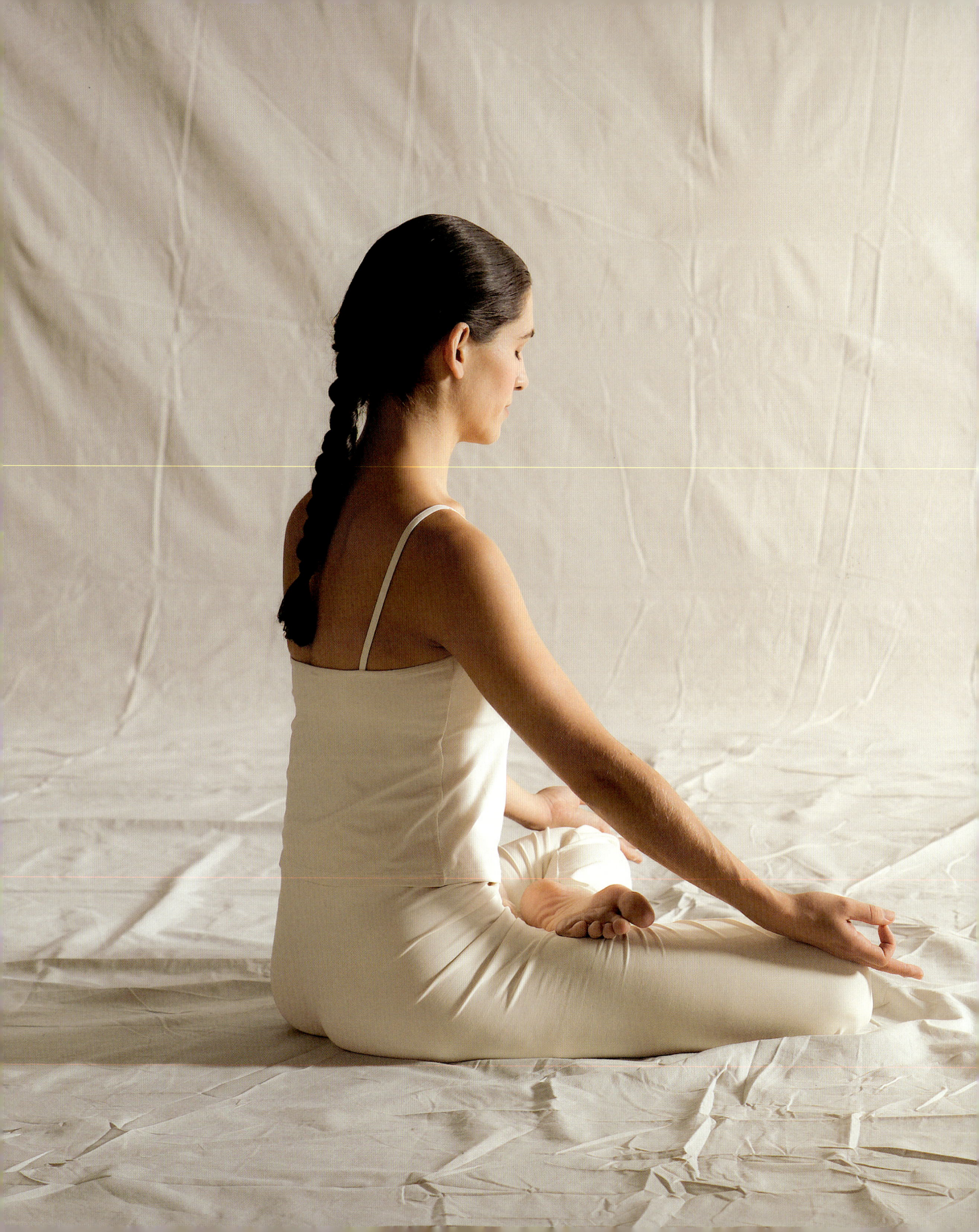

Kapitel 5

Weiteres Studium

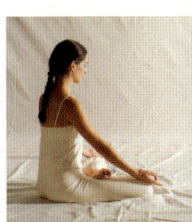

Wenn man einmal damit begonnen hat, kann Yoga einen das ganze Leben begleiten. Egal auf welchem Niveau Sie stehen, es gibt immer etwas dazuzulernen und einen Weg, die Praxis zu vertiefen. In diesem Kapitel betrachte ich die traditionelle Beziehung zwischen Yogalehrern und ihren Schülern und die Theorie der Eigenpraxis als Entwicklungsweg. Sie finden Hinweise, um eine schon routinierte Praxis zu erweitern und zu vertiefen, und eine Liste hilfreicher Adressen, an die Sie sich wenden können. Die Yoga-Gemeinschaften in der gesamten Welt unterstützen all jene großzügig, die offenen Herzens nach Wissen streben. Die Ashtanga-Yoga-Gemeinschaft ist wohl jene, die am engsten miteinander verwoben ist. Sie nutzt die moderne Technologie, um Information und Wissen auf Websites und durch E-Mails auszutauschen, und Sie werden auf der ganzen Welt bei Praxiseinheiten von den Menschen willkommen sein, mit denen Sie das Interesse an dieser einzigartigen Form der Selbstentwicklung teilen.

Einen Lehrer finden

Falls Sie noch nie Ashtanga Yoga gemacht haben, brauchen Sie dazu einen Lehrer. Ein erfahrener Lehrer hilft Ihnen nicht nur dabei, die Haltungen korrekt auszuführen, sondern auch dabei, Ihre Praxis zu verfeinern und introspektiv, reflektiv, meditativ und nährend zu gestalten. Ohne diese Verfeinerungen riskieren Sie nicht nur Muskel- oder Gelenksverletzungen, sondern entwickeln eine Praxis, die hohl, rein »äußerlich« und letztendlich langweilig ist!

Lehrerausbildung im Ashtanga Yoga

In Indien lernt man traditionellerweise oft eine beträchtliche Anzahl von Jahren bei einem Guru (Lehrer), bis der Lehrer den Schüler für erfahren genug hält, um selbst Schüler zu unterrichten. Dieses System nennt man *Guru Parampara*, was wörtlich »einer nach dem anderen« bedeutet. Der moderne Guru des Ashtanga Yoga, Shri K Pattabhi Jois, hat nur eine sehr geringe Zahl von Schülern »zertifiziert«, Ashtanga Yoga im Westen zu unterrichten – das heißt, er hat deren Praxis beurteilt und ihnen seinen Segen dazu gegeben, die Tradition des Ashtanga Yoga an ihre eigenen Schüler weiterzugeben.

Aufgrund der plötzlichen und massiven Beliebtheit von Ashtanga Yoga im Westen gibt es nicht genug zertifizierte Lehrer, um den Bedarf zu decken. Das Ausbildungssystem für Yogalehrer im Westen ist ziemlich ungeregelt, und es gibt bislang keinen Dachverband, um Ashtanga-Yoga-Lehrer auszubilden. Viele davon sind ihrem Guru treu ergeben und würden eine Ausbildung bei jemand anderem nicht in Betracht ziehen.

Auch wenn es keinen Dachverband für Ashtanga Yoga im deutschsprachigen Raum gibt, so gibt es den Berufsverband der Yogalehrenden in Deutschland (BDY). Ein qualifizierter Yogalehrer mit langjähriger Ashtanga-Erfahrung besitzt sicher ein tiefe Kenntnis von Yoga, Anatomie und Physiologie und der Beziehung zwischen Yoga und Gesundheit.

Wonach Ausschau halten

Da Ashtanga Yoga noch über kein formales Qualifizierungssystem verfügt, müssen Sie bei der Wahl des Lehrers auf Ihr persönliches Urteil und Ihren Instinkt vertrauen. Suchen Sie nach jemandem, den Sie respektieren und dem Sie vertrauen. Ein guter Lehrer nimmt Ihre Yogapraxis ernst und muss auf einen soliden Hintergrund bezüglich Praxis und Lehrerfahrung verweisen können. Oft lässt sich durch Mundpropaganda ein guter Lehrer finden.

Hüten Sie sich vor Lehrern, die im Ruf stehen, einen extremen Lehrstil zu haben – Ashtanga Yoga ist keine Performancekunst! Denken Sie auch daran, dass eine eindrückliche persönliche Praxis nicht zwangsläufig einen guten Lehrer macht.

Wenn Sie einen Lehrer, den Sie mögen, gefunden haben, bleiben Sie so lange wie möglich bei diesem. Kontinuität in der Vermittlung hat einen sehr nützlichen Effekt auf Ihre Yogakenntnisse, speziell wenn Sie Anfänger sind.

Was passiert in einer Ashtangaklasse

Ihr Lehrer wird Sie durch die Haltungen der Ersten Serie führen, indem er diese selbst vorzeigt, verbal erläutert und Sie korrigiert. Ein guter Lehrer wird langsam genug vorgehen, damit Sie die Einzelheiten jeder Position auch erfassen können. In vielen Ashtanga-Yoga-Kursen wollen die Lehrer den Fluss und die Hitze der Praxis aufrechterhalten und unterbrechen diese nicht für ausführliche Erklärungen und Korrekturen. Dies könnte Sie etwas beunruhigen, wenn Sie zuvor einen anderen Yogastil erlernt haben und nicht an ein derartiges Tempo gewöhnt sind – es kann jedoch von Vorteil sein, durch die Bewegungen zu fließen, ohne diese zu sehr zu analysieren. So bleiben sie in Ihrem Körper und nicht in Ihrem Kopf!

Ihr Lehrer wird vermutlich körperliche Hilfestellungen geben. Dies mag ein sanfter Druck sein, der Ihnen hilft, in einer Haltung besser ausgerichtet zu sein, oder auch sehr tiefe und starke Bewegungen, bei denen der Lehrer sein ganzes Gewicht

EINEN LEHRER FINDEN 133

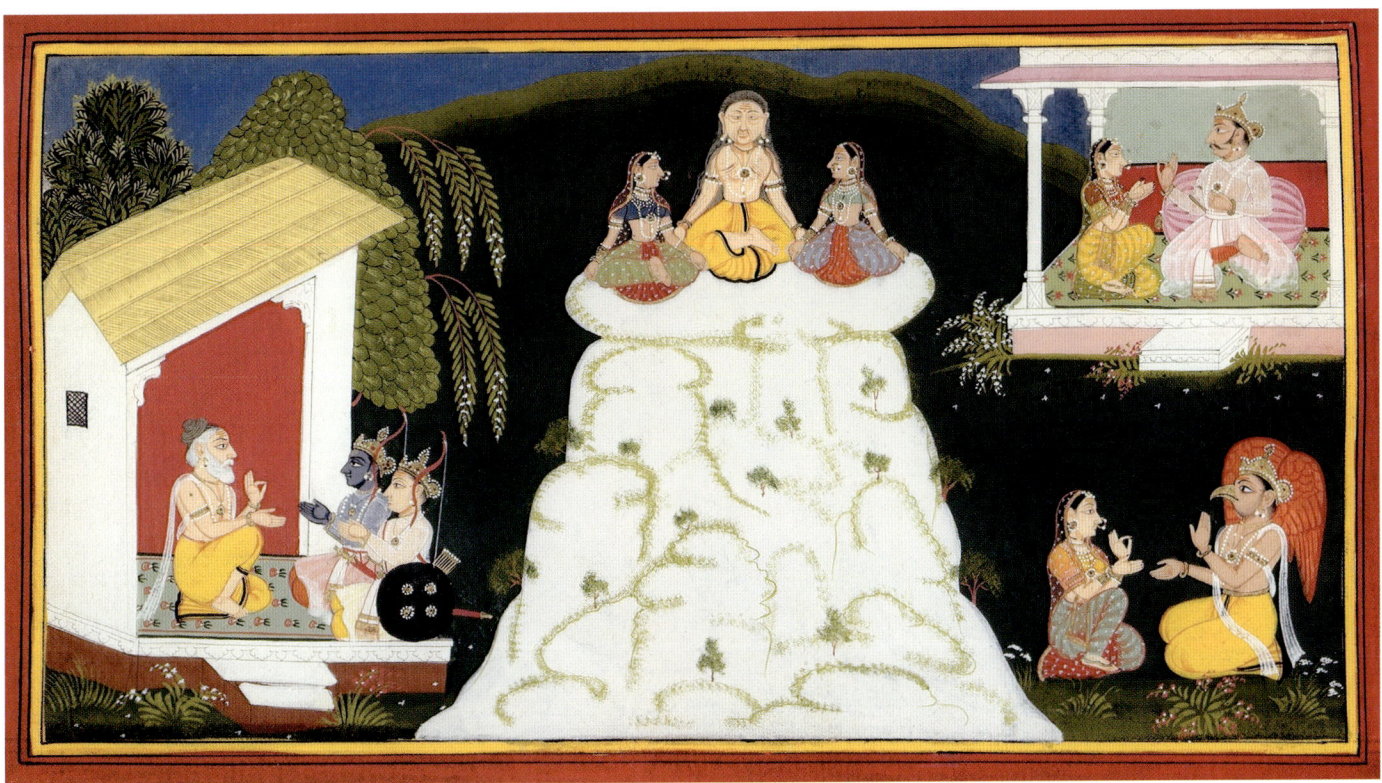

In dieser Szene des *Ramayana*, einem der größten indischen Epen, wird König Sagara (in der Mitte auf dem Hügel) beim Praktizieren von Yoga mit seinen Begleitern gezeigt, um einen Segen zu erhalten und ein Kind geschenkt zu bekommen.

auf oder gegen Sie drückt, um Sie tiefer in eine Haltung gehen zu lassen. Er wird Sie auch bei den komplizierteren Haltungen der Ersten Serie, wie dem Zurückfallen in *Urdhva Dhanurasana* (siehe Seite 104), dem Überkreuzen der Beine hinter dem Kopf bei *Supta Kurmasana* (siehe Seite 89) oder beim Kopfstand (*Sirsasana A*, siehe Seite 112), unterstützen.

Wenn sie gut ausgeführt werden, sind diese Hilfestellungen herrliche Lernerfahrungen, die ein anregendes Gefühl hervorrufen können. Werden diese jedoch schlecht oder unangebracht eingesetzt, können sie Schmerz und Beklemmung hervorrufen. Falls eine Hilfestellung für Sie zu stark ist oder Sie nicht mögen, wie sie sich anfühlt, äußern Sie dies – erlauben Sie niemals einem Lehrer, Ihnen Schmerz zuzufügen. Jeder Lehrer braucht das Feedback seiner Schüler, um selbst zu lernen. Ein guter Lehrer wird nie durch Ihr Feedback gekränkt sein.

Yogastudium in Indien

Eine Reise zum Ashtanga Yoga Research Institute in Mysore, um bei Sri K. Pattabhi Jois oder seinem Enkel Sharath zu lernen, hat sich zu einer notwendigen Pilgerschaft für ernsthafte Ashtanga-Yoga-Schüler entwickelt. Seit dem Bau der neuen Yoga-*Shala* sind die Preise fast auf westliches Niveau gestiegen, und es ist schwer, Plätze zu bekommen. Wenn Sie reisen, planen Sie genug Zeit ein. Um herauszufinden, was eine Reise nach Mysore mit sich bringt, sprechen Sie mit jemandem aus Ihrem Ashtangakurs oder schauen auf Websites, wo Menschen ihre »Mysore-Erfahrungen« veröffentlicht haben. Sri K. Pattabhi Jois und Sharath halten oft im Ausland Seminare ab. Weitere Details bezüglich Mysore oder internationalen Yoga-Aufenthalten finden Sie auf Seite 138.

Eigenpraxis

Sobald Sie zumindest den Sonnengruß (siehe Seite 46–53) beherrschen und mit den Grundlagen der *Ujjayi*-Atmung und der *Bandhas* vertraut sind, können Sie beginnen, selbst Ashtanga Yoga zu üben. Sie können entweder eine Yogaeinheit, die individuell unter der unterstützenden Aufsicht eines Lehrers praktiziert wird, besuchen oder zu Hause für sich selbst üben.

Einer der größten Vorteile der Eigenpraxis ist, dass man die Abfolge der Haltung gut lernt und mit der Zeit ein hohes Niveau an Selbstdisziplin und Selbstbeobachtung entwickelt. Eigenpraxis ist dann besonders sinnvoll, wenn Sie nicht regelmäßig einen Yogakurs besuchen können (zum Beispiel, wenn Sie viel auf Reisen sind). Sie brauchen, um selbst zu üben, nur etwas Platz, eine Yogamatte und Zeit.

Mysore-Stil-Einheiten

Der Mysore-Stil bezeichnet Einheiten, in denen die Schüler die Haltungen in ihrem eigenen Tempo üben (Mysore ist der Sitz von Sri K. Pattabhi Jois' Ashtanga Yoga Research Institute; siehe Seite 138). Die Einheiten können drei Stunden oder länger dauern. Dies bedeutet nicht, dass Sie am Anfang der Einheit kommen und volle drei Stunden üben müssen – Sie können jederzeit kommen und so lange üben, wie Sie wollen, und gehen, wenn Sie Ihre Eigenpraxis abgeschlossen haben, auch wenn alle anderen noch mittendrin sind. So können Schüler mit unterschiedlichen Vorkenntnissen – Anfänger bis zu Fortgeschrittenen, die die Zweite oder gar Dritte Serie üben – gleichzeitig nebeneinander praktizieren. Beim Mysore-Stil liegt die Rolle des Lehrers darin, Korrekturen und Hilfestellungen anzubieten, Sie jedoch selbst üben zu lassen, wenn Sie keine Unterstützung brauchen. Dies ist einer der wunderbarsten Aspekte dieses Stils; Sie können in der Gruppe üben, sind jedoch nicht gezwungen, mit den anderen Schritt zu halten, und Sie können in Ihrem eigenen Rhythmus praktizieren. Sie haben – in weniger intensiver Atmosphäre als in einer Einzelsitzung – Zugang zu dem aufmerksamen Blick und den hilfreichen Händen des Lehrers. Sie können dabei Selbstständigkeit und Selbstbeobachtung in der *Asana*-Praxis entwickeln, ohne unbewusst Ihre Fehler zu wiederholen.

Zu Hause üben

Viele besuchen jahrelang einen Yogakurs und können sich, obwohl sie immer wieder dieselbe Sequenz wiederholen, nicht an die Reihenfolge der Übungen erinnern. Falls Sie immer nur in einem geführten Kurs Yoga praktizieren, so wird ein Teil Ihres Geistes nie ganz bei der Sache sein. Daher ist es sinnvoll, selbst so oft wie möglich ohne Lehrer Ashtanga Yoga zu üben. Auch wenn die Eigenpraxis ganz anders ist als ein geführter Kurs, ist es wert, diese zu entwickeln, denn letztendlich macht dieses

MIT DER EIGENPRAXIS BEGINNEN

Falls Sie noch nie selbst Yoga geübt haben, finden Sie hier einige Hinweise, um mit der Eigenpraxis zu beginnen und diese langfristig aufrechtzuerhalten.

- Üben Sie in friedlicher Umgebung. Reduzieren Sie Ablenkungsmöglichkeiten.
- Kein überhöhter Ehrgeiz am Anfang! Einige Runden Sonnengrüße reichen für den Beginn. Wenn Sie bereit dazu sind, fügen Sie mehr Haltungen hinzu.
- Langsames und methodisches Vorgehen: Die Eigenpraxis gibt Ihnen die perfekte Gelegenheit, sich auf die eigenen Atmung zu konzentrieren, ohne von anderen abgelenkt zu werden.
- Beenden Sie immer mit der Abschlusssequenz in originaler oder abgänderter Form. Hetzen Sie nicht gleich in eine andere Aktivität – entspannen Sie sich einige Minuten und achten Sie auf die Wirkung der Praxis.

Verlassen auf sich selbst die Praxis wirklich zu Ihrer eigenen, und mit der Zeit werden Sie mit einer stärkeren und unabhängigeren Yogapraxis belohnt werden.

Viele, besonders jene, die Ashtanga Yoga beginnen, finden die Aussicht der Eigenpraxis etwas beängstigend. Es ist nicht immer leicht, sich selbst zum Üben zu motivieren, und man könnte befürchten, dass die eigenen Fehler nicht korrigiert werden. Üben Sie daher zuerst die Übungen, die Ihnen vertraut sind. Sie müssen nicht gleich die ganze Erste Serie durchführen, sondern machen Sie einfach einige Runden der Sonnengrüße.

Was die Fehler betrifft, so ist dies der beste Weg, etwas zu lernen! Wenn Sie achtsam und kontinuierlich üben, dann bemerken Sie, dass etwas falsch ist, weil es wehtut. Die Erste Serie ist sehr herausfordernd – körperlich wie geistig – und es ist unmöglich, sie von Anfang an perfekt (falls es so etwas gibt) durchzuführen. Es bedarf Jahre der konsequenten Praxis, um eine verfeinerte Form zu entwickeln. Bei Yoga geht es um den Weg und nicht um das Ziel – genießen Sie die Landschaft beim Vorüberziehen. Sich von Grenzen des physischen Körpers nicht frustrieren zu lassen stellt eine der härtesten mentalen Herausforderungen des Ashtanga Yoga dar, welcher wir alle früher oder später einmal begegnen. Es gibt ein altes Sprichwort: »Der Wald wäre sehr still, wenn nur die besten Vögel sängen.«

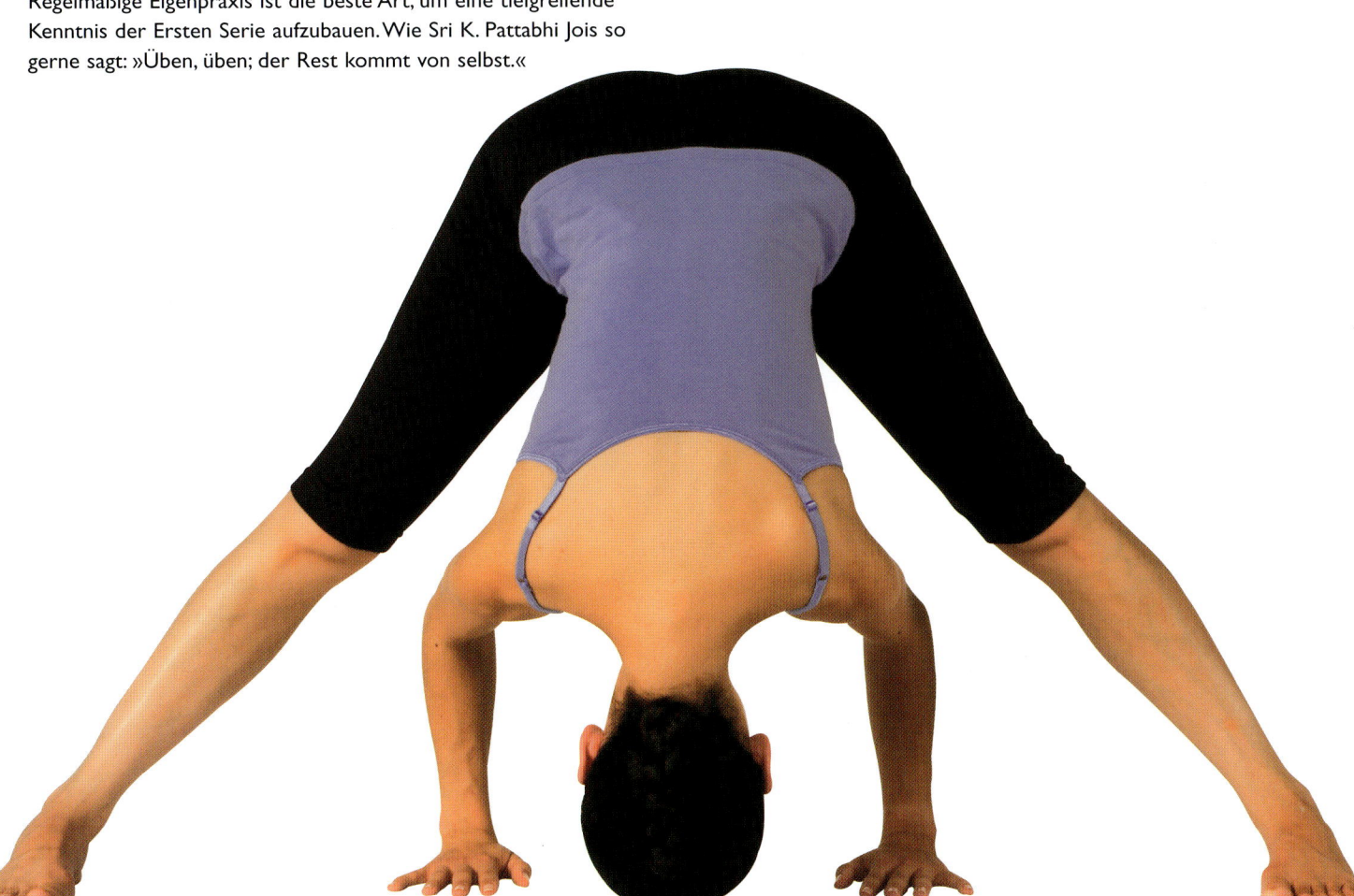

Regelmäßige Eigenpraxis ist die beste Art, um eine tiefgreifende Kenntnis der Ersten Serie aufzubauen. Wie Sri K. Pattabhi Jois so gerne sagt: »Üben, üben; der Rest kommt von selbst.«

Wege der Vertiefung

Sobald Ihre Ashtanga-Yoga-Praxis Routine wird, könnten Sie generell mehr über Yoga erfahren wollen oder Ihre Yogapraxis vertiefen wollen. Es gibt viele Facetten, die Praxis zu erforschen: von der detaillierten Erkundung jeder einzelnen Haltung bis hin zur Meditation. Auch die Lektüre und das Studium sind Wege zu einem tiefgreifenderen Verständnis von Yoga (diese sind besonders hilfreich, wenn Sie zeitweilige oder permanente körperliche Handicaps haben). Die Möglichkeiten sind endlos – hier einige Ideen für den Anfang.

Körperliche Erkundung

Falls Sie die körperlichen Aspekte jeder einzelnen Haltung der Ersten Serie erkunden wollen, so gibt es spezielle Seminare, die Sie besuchen können. Manche konzentrieren sich primär auf die Anatomie und Physiologie von Yoga, während andere sich stärker mit theoretischen und philosophischen Themen, wie etwa dem Chakrasystem beschäftigen. Viele bekannte Lehrer halten immer wieder Seminare über einen speziellen Aspekt ihrer Praxis, etwa wie man »durchspringt« oder seinen Kopfstand verbessern kann. Sie könnten auch andere Kurse, in denen ein anderer Yogastil gelehrt wird, bereichernd für Ihre Ashtangapraxis finden. Insbesondere Iyengar-Yoga-Lehrer besitzen ein reiches Wissen über die anatomische Präzision von *Asanas* und können Ihnen helfen, Ihre Haltungen zu verfeinern und Ihre Praxis klarer zu gestalten.

Pranayama stellt einen guten weiteren Schritt dar, wenn Sie die Grundlagen der *Asana*-Praxis beherrschen. Einige Lehrer sind darauf spezialisiert, diese Atemtechniken zu lehren. Ursprünglich lehrte Sri K. Pattabhi Jois diese seinen Schülern zu gleichen Zeit wie die *Asanas*, tut dies jedoch nun weniger häufig. Eventuell müssen Sie an einer anderen Yogaschule nach einem erfahrenen *Pranayama*-Lehrer suchen – es zahlt sich jedoch aus.

Eine Möglichkeit, Ihr Verständnis von Ashtanga Yoga zu vertiefen, ist, in jeder Praxiseinheit einem spezifischen Aspekt von Yoga, wie beispielsweise der Atmung, besondere Aufmerksamkeit zu widmen.

Meditation

Sie brauchen viel Konzentration, um die Erste Serie vollständig durchzuführen, und können diese einsetzen, um eine Meditationspraxis zu beginnen. Versuchen Sie nach der *Asana*-Praxis einen ruhigen und gesammelten Geist zu bewahren und jedes Mal etwas länger in diesem meditation Zustand zu bleiben. Mit der Zeit wird Ihnen auffallen, dass Sie auch ohne das Ausüben der gesamten Ersten Serie in einen solchen Geisteszustand gehen können. Unabhängig von Ihrer *Asana*-Praxis ist eine ruhige Meditation im Sitzen, beispielsweise am Abend, sehr sinnvoll.

Lektüre und Studium

Es gibt viel inspirierende Literatur über Yoga: von poetisch und mystisch bis zu praktisch und prosaisch. Viele Yogapraktizierende berichten, wie Yoga ihnen über schwere Zeiten im Leben hinweggeholfen hat. Es gibt Tagebücher von Anfängern und Experten, die zum ersten oder zum 15. Mal den *Guruji* (siehe Seite 14–15) besucht haben, und viele exzellente Handbücher (siehe Seite 139). Sie können auch die alten Yogatexte studieren. Es ist sinnvoll, mit den klassischen *Yoga Sutras*, dem achtgliedrigen Weg des Yoga von Patanjali (siehe Seite 18–19), zu beginnen. Stellen Sie sich selbst die Frage, ob Sie diese Ideale in Ihre Yogapraxis und Ihr allgemeines Leben integrieren können. *Yama* und *Niyama* (soziales und persönliches Verhalten) verfügen über ein relativ einfaches Spektrum von Richtlinien, wie Sie zu leben haben. Wenn Sie sich jede einzelne überlegen, werden Ihnen manche genießbarer als andere scheinen! Können Sie sich dem voll widmen, was Sie praktizieren, und dabei einen offenen Geist und eine freundliche Art bewahren? Oder sind Sie, seit Sie das Wunder von Ashtanga Yoga entdeckt haben, überheblich und aufgeblasen geworden und haben sich gegenüber anderen moralisierend benommen? Falls dem so ist, denken Sie nochmals darüber nach!

Die *Yoga Sutras* werden traditionell mit einem Lehrer studiert. Diese Art des Studiums erforscht das Potenzial des menschlichen Geistes. Es gibt Anfängerkurse, die nur einige Tage dauern. Falls Sie danach fortsetzen wollen, ist es ideal, die *Yoga Sutras* im Einzelunterricht mit einem Lehrer genau zu studieren.

Es gibt viele exzellente Bücher über Ayurveda (die traditionelle indische Medizin, die Yoga als Mittel zur Prävention und Heilung einsetzt). Etwas Einblick in ayurvedische Konstitutionen (siehe Seite 28–29) kann Ihnen nützliche Hinweise bezüglich Ernährung und Lebensstil geben und Ihnen helfen, Ihr Leben so auszugleichen, dass Sie den größten Nutzen aus Ihrer Yogapraxis ziehen können. Wenn Sie sich für Ayurveda interessieren, können Sie für die genauere Analyse Ihrer Konstitution einen Ayurveda-Arzt konsultieren.

EINE HALTUNG ERFORSCHEN

Versuchen Sie bei Ihrer Eigenpraxis (siehe Seite 134–135) jeder Praxiseinheit einen anderen Fokus zu geben. Hier einige Ideen:

- Konzentrieren Sie sich auf die Positionierung Ihrer Hände und Füße und darauf, wie diese Sie in einer Haltung unterstützen. Nehmen Sie bewusst den Innen- und Außenrand der Füße, die gute Erdung der großen Zehe und der Zeigefinger, speziell im abwärts blickenden Hund (siehe Seite 47), wahr. Achten Sie darauf, wie Sie mit den Füßen springen, aufkommen und über diese abrollen.
- Konzentrieren Sie sich darauf, die Schultern und den oberen Brustkorb weit und offen zu lassen. Denken Sie während der ganze Praxis daran, tief zu atmen und den Oberkörper zu erweitern. Achten Sie auf die Bewegung der Schulterblätter, wenn die Arme frei sind und wenn Sie sich darauf abstützen.
- Führen Sie eine volle Praxis durch, bei der Sie sich primär auf den Atem konzentrieren. Passen Sie die Haltungen an, um dabei immer fließend und regelmäßig atmen zu können.

Ashtanga-Yoga-Organisationen

Neuseeland
John Scott
www.johnscottashtanga.co.nz
Stillpoint Yoga
PO Box 57
Upper Moutere
NZ 7144

USA
Richard Freeman
The Yoga Workshop
2020 21st Street
Boulder
CO 80302

Eddie and Jocelyn Stern
Patanjali Yoga Shala
611 Broadway Suite 203
New York
NY 10012

David Swenson
www.ashtanga.net

Australien
Dena Kingsberg
PO Box 1443
Byron Bay
NSW 2481

Graeme Northfield
PO Box 220
Cooroy
Queensland 4563

Indien
Sri K. Pattabhi Jois
235 8th Cross, 3rd Stage
Gokulam, Mysore 570002
Karnataka
www.ayri.org

Italien
Lino Miele
Via Cassia 698
00189 Rom
Italien
www.astanga.it

Weiterführende Websites

Deutschland
Berlin, Köln: www.ashtangayoga-koeln.de
Berlin: www.ashtanga-berlin.de
Frankfurt: www.balanceyoga.de
Hamburg: www.ashtanga-hamburg.de
Hannover: www.yoga-mitte.de
Karlsruhe: www.ashtangalotus.de
Kiel: www.ashtanga-yoga-kiel.de
Köln: www.ashtanga-shala-koeln.de
Köln: www.theyogaloft.de
München: www.ashtangamunich.com
Memmingen: www.yogaqigong.de

Österreich
Wien: www.ashtanga.at
Wien: www.yoga-shala.at
Wien: www.astangayoga.at
Wien: www.ashtanga-yoga.at
Wien: www.pureyoga.at
Graz: www.ashtangayoga.at
Oberwart: www.aysh.at

Schweiz
Zürich: www.yoga-works.ch

Bibliographie und Videos/DVDs

Bücher

Bernard, Theos *Hatha Yoga* (Essence of Health Publishing, South Africa, 2001)

Bihar School of Yoga *Hatha Yoga Pradipika* (Bihar School of Yoga, Munger, India, 1985)

Bouanchaud, Bernard *The Essence of Yoga – Reflections on the Yoga Sutras of Patanjali* (Rudra Press, Portland, Oregon, 1997)

Buddhananda, Swami *Moola Bandha – The Master Key* (Bihar School of Yoga, Munger, India, 1996)

Coulter, David *Anatomy of Hatha Yoga* (Body and Breath, Honesdale, Pennsylvania, 2001)

De Michelis, Elizabeth *A History of Modern Yoga* (Continuum, London and New York, 2004)

Desikachar, TKV *Über Freiheit und Meditation. Das Yoga Sutra des Patanjali.* (mit CD) (Krishnamacharya Yoga Mandiram, Chennai, India, 2003)

Desikachar, TKV and Desikachar, Kausthub *Adi Sankaras Yoga Taravali* (Krishnamacharya Yoga Mandiram, Chennai, India, 2003)

Desikachar, TKV and Ravens, RH *Yoga. Gesundheit von Körper und Geist. Leben und Lehren Krishnamacharyas.* (Theseus Verlag, Berlin 2000)

Desikachar, TKV *The Heart of Yoga* (Inner Traditions International, Rochester, Vermont, 1995)

Fraser, Tara *Meine Yoga-Schule* (Verlag Hermann Bauer, Freiburg im. Breisgau, 2003)

Feuerstein, G *The Yoga Tradition* (Hohm Press, Prescott, Arizona, 1998)

Frawley, David *Yoga and Ayurveda* (Lotus Press, Twin Lakes, Wisconsin, 1999)

Freedman, Françoise Babira *Yoga for Pregnancy, Birth and Beyond* (Dorling Kindersley, London and New York, 2004)

Freedman, Françoise Babira and Hall, Doriel *Postnatal Yoga* (Lorenz Books, London, 2000)

Iyengar, BKS *Der Urquell des Yoga. Die Yoga Sutras des Patanjali erschlossen für den Menschen von heute* (O.W. Barth, München 1998)

Iyengar, BKS *Licht auf Yoga. Yoga Dipika. Das grundlegende Buch des Hatha-Yoga* (O.W. Barth, München 2000)

Jois, Sri K. Pattabhi *Yoga Mala* (Eddie Stern, New York, 1999)

Miele, Lino *Astanga Yoga* (Lino Miele, Rome, 1996)

Rosen, Richard *The Yoga of Breath* (Shambhala Publications, Boston, 2002)

Scott, John *Astanga Yoga* (Gaia Books, London, 2002/Three Rivers Press, New York, 2004)

Singleton, Mark. *Yoga für Kinder.* (Duncan Baird Publishers, London 2004/Thorsons, New York, 2004)

Sjoman, NE *The Yoga Tradition of the Mysore Palace* (Abhinav Publications, New Delhi, 1996)

Stern, Eddie and Summerbell, Deirdre *Sri K. Pattabhi Jois: A Tribute* (Eddie Stern und Gwyneth Paltrow, New York, 2002)

David Swenson *Astanga Yoga – The Practice Manual* (Astanga Yoga Productions, Austin, Texas, 1999; ab Ende 2006 auch in Deutsch erhältlich)

Teasdill, Wendy *Yoga for Pregnancy* (Gaia Books, London, 1999)

Videos und DVDs

Gute Videos und DVDs über das Ashtanga Yogasystem sind bei folgenden Lehrern erhältlich:
Richard Freeman
John Scott
David Swenson

Register

Die Seitenzahlen der im Detail beschriebenen Yogahaltungen sind **fett** gedruckt.

A

Abschlusssequenz 103–117, 128–129
Adho Mukha Svanasana (abwärts blickender Hund) 30, 36, **47**, **49**, 50, 51, **52,** 68, 70
 – und Bhujapidasana 87
 – bei Chakrasana 98
 – beim Sonnengruß 47, 50, 51, 52
 – bei Vinyasa 68, 69, 70–71, 98
Agni 35, 39
ältere Menschen 29–30
Amma 14
Analverschluss 35
 siehe auch Mula Bandha
Apana 38–9
Ardha Baddha Padma Paschimottanasana **77**, 126
Ardha Baddha Padmottanasana **66**, 77, 125
Asanas 18, 19
 siehe auch einzelne Haltungen
Ashwini Mudra 35
Ashtanga Vinyasa Yoga 20–21, 24–27
 – Bedeutung des Begriffs 18
 – Eröffnungs- und Schlussmantra 42–43
 – Erste Serie 12–13, 45–129
 – Gemeinschaft 131
 – Geschichte 11–17, 20
 – Grundprinzipien 33–43
 – Lehrer *siehe* Lehrer
 – Risiken 24–25, 27
 – Übungsvarianten 26, 27, 39, 41, 72–73, 118–121
 – Variationen bei 21
 – Yoga Korunta und 12–13, 15
 – Yoga Sutras des Patanjali und 18–19
Ashtanga Yoga Research Institute 15, 133, 134
Atmung und Atemlenkung 18, 19, 35, 137
 – und Mediation 40
 – Vinyasa und 41
 – siehe auch Pranayama und Ujjayi-Atem
Aufmerksamkeit 27, 137
 siehe auch Drishti
Aufwärmen 26
aufwärts blickender Hund (*Urdhva Mukha Svanasana*) 41, **46**, **49**
 – bei Chakrasana 98
 – beim Sonnengruß 46, 49, 50, 51
 – bei Vinyasa 41, 68, 70–71, 98
Ayurveda 17, 28, 29, 137

B

Baddha Konasana (Schneidersitz) 30, **92–93**, 121, 127
Baddha Padma Paschimottanasana, Ardha 77, 126
Baddha Padmasana **114**, 129
Baddha Padmottanasana, Ardha **66**, 125
Bandhas 34, **35–37**, 39, 52, 70
 – Yoga Korunta und 13
Bashyam, Sri 17
Beckenbodenmuskel 35–36, 37
Bhakti Yoga 12
Bhujapidasana **87**, 126
Boothaltung *siehe* Navasana
Brahmachari, Sri Ramamohan 12, 16, 17
Brücke *siehe* Setu Bandasana
Bücher, Gebrauch von 9, 137

C

Chakras 35, 42
Chakrasana (Rad) 97, **98–99**
Chaturanga **46**, **48**, **49**, 98
 – bei Chakrasana 98
 – beim Sonnengruß 46, 48, 49, 50, 51
 – bei Vinyasa 60–61, 68, 69, 87, 98, 111

D

Dandasana (Stabhaltung) 69, **74**, 126
Desikachar, Kausthub 42
Desikachar, TKV 17, 42
Devi, Indra 17
Dharana 18, 19, 40
Dhyana 18, 19
 siehe auch Meditation
Drishti (Blickpunkt) 39, 40
 siehe auch Fokus der Aufmerksamkeit
Dritte Serie 12, 13
Drogen 21

E

Eigenpraxis 134–135
Embryohaltung *siehe* Pindasana
Energie 20–21, 38–39
Erleuchtung 19, 40
Ernährung 21
Erste Serie 45–129
 – Yoga Korunta und 12–13
erweiterte Brustkorbatmung 35, 39
Ethik 18, 19, 21, 137

F

feinstofflicher Körper 35
Feuerstein, Georg 25
Fisch siehe Matsyasana
Fokus der Aufmerksamkeit,
  – Blickpunkt 27, 137
  siehe auch Drishti
Frauen, in der Yogatradition 17

G

Garbha Pindasana **90**, 127
Gebete 42–43
Genussmittel 21
Guru Parampara 132
Guruji siehe Jois, Sri K. Pattabhi

H

Hähnchenhaltung siehe Kukkutasana
Halasana (Pflug) **106**, 121, 128
Halber Lotossitz siehe Padmasana
Halbes Vinyasa siehe Vinyasa
Handstand **86**
Hasta Padangusthasana **63–65**, 125
Hatha Yoga 12, 13, 132
Hilfe 99, 131, 132–133, 134
Hilfehaltungen 132–133, 134
Hitze 13, 26, 34–35, 38–39
hochfliegender Verschluss siehe
  – Uddiyana Bandha
Hundhaltung siehe abwärts blickender
  Hund und aufwärts blickender Hund

I

Insektenhaltung siehe Tittibhasana A
Iyengar, BKS 17, 42
Iyengar Yoga 12, 136

J

Jalandhara Bandha 35, **36**, 115
Janu Sirsasana 78, **79–81**, 121, 126
Jnana Yoga 12
Jois, Savitramma 14
Jois, Sri K. Pattabhi 13, **14–15**,
  17, 21, 133
  – acht Glieder des Yoga 19
  – Aufwärmen 26
  – ältere Menschen 30
  – Mula Bandha 35
  – Pranayama 136
  – Praxis 14, 135
  – Schwangerschaft 31
  – *Yoga Mala* 15, 31
  – zertifizierte Schüler 132

K

Karma Yoga 12
Karnapidasana **107**, 128
Kehlverschluss siehe Jalandhara Bandha
Konasana, Baddha 30, **92–93**, 121, 127
Konasana, Supta **95**, 127
Konasana, Upavishta **94**, 121, 127
Konkurrenzdenken 20, 21
Konzentration 18, 19, 40, 137
  siehe auch Gegenstand der
  – Aufmerksamkeit
Konstitution 28, 29, 137
Kontraktionen siehe Bandhas
Kopfstand (Sirsasana) 30, 103,
  112–113, 129, 133
Körperverschlüsse siehe Bandhas
Kriegerhaltung (*Virabhadrasana*) **50–53**,
  68–69, 125
Krishnamacharya, Professor Tirumalai
  12, 13, 14, 15, 16–17, 21

  – und *Yoga Taravali* 42
Krishnamacharya Yoga Mandiram 17
Krishnarajendra Woodyar IV 14, 16,
  17
Kukkutasana (Kükenhaltung) **91**, 127
Kurmasana (Schildkrötenhaltung) **88**,
  89, 127
Kurmasana, Supta (Schlafende
  Schildkrötenhaltung) **89**, 127, 133
Kinder 28–29
Kurse 9, 21, 132–133, 136
  – individuelle Praxis 134

L

Labunskaia, Zhenia (Indra Devi) 17
Laxmipuram 15
Lehrer 9, 21, 98, 99, 132–133, 134
  – Bücher studieren mit 137
  – Theorie und Praxis 9, 14,
  136–137
Lotos siehe Padmasana
Lysebeth, Andre van 15

M

Mahamudra 31
Mantra 42–43
Marichyasana **82–85**, 121, 126
Matsyasana (Fischhaltung) **110**, 121,
  128
Matten 26–7
Meditation 18, 19, 40–41, 137
  siehe auch Mantra
Menstruation 30–31
Moral 18, 19, 21, 137
Mudras 31, 35, 115
Mula Bandha **35–36**, **37**, 39, 70
Mutterschaft 31

Mysore 14–15, 16, 133
Mysore Palace 12, 13, 16–17
Mysore-Stil-Einheiten 134

N

Nadi Sodhana 12
   siehe auch Zweite Serie
Nadis 35
Navasana **86**, 121, 126
Niyama 18, 19, 137

O

OM 42

P

Padahastasana **55**, 124
Padangusthasana **54**, 75, 120, 124
Padangusthasana, Supta **96–97**, 127
Padangusthasana, Ubhaya **100**, 127
Padangusthasana, Utthita Hasta **63–65**, 125
Padmasana (Lotos) 31, 103, **115**, 121, 129
Padmasana, Baddha **114**, 129
Padmasana, Urdhva **108**, 128
Padmottanasana, Ardha Baddha **66**, 77, 125
Parivritta Parsvakonasana **59**, 120, 124
Parivritta Trikonasana **57**, 120, 124
Parsvakonasana **58–59**, 120, 124
Parsvottanasana **62**, 120, 124
Paschimottanasana **75**, 104, 121, 126
Paschimottanasana, Ardha Baddha Padma **77**, 126
Paschimottanasana, Trianga Mukhaikapada **78**, 126
Paschimottanasana, Urdhva Mukha **101**, 127
Patanjali 12, 18–19, 24, 42, 137
Pattabhi Jois siehe Jois, Sri K. Pattabhi

Perineum, Damm 35–36, 37
Pindasana (Embryo) **109**, 128
Pindasana, Garbha **90**, 127
Pflug siehe Halasana
Praxis 25, 26–27, 134–136
   – Abfolge der 19
   – Fokus in der 136, 137
   – Theorie und 9, 14, 136–137
Prana 38–39, 41
Pranayama 18, 19, 30, 31, 136
   siehe auch Ujjayi-Atmung
Prasarita Padottanasana **60–61**, 120, 124
Pratyahara 18, 19, 40
Purvottanasana **76**, 126

Q

Qualifikationen 132

R

Rad siehe Chakrasana
Ramamohan Brahmachari, Sri 12, 16, 17
Rangaswamy, Sharath 14, 15, 133
Raum 26
Rezitation 42
Rückwärtsrolle **98**, 111

S

Salamba Sarvangasana (Schulterstand) 30, 103, **105**, 121, 128
Samadhi 19, 40
Samasthiti **46**, 47, 50, 51, 122, 123
Samsara 42
Sankara, Adi 42
Sanskrit 42
   – Zahlen 122-3

Sarvangasana, Salamba (Schulterstand) 30, 103, **105**, 121, 128
Savasana (Totenhaltung; Endentspannung) 103, 105, **117**, 121, 129
Schildkrötenhaltung siehe Kurmasana
Schlaf 21, 25
Schlafende Schildkrötenhaltung siehe Supta Kurmasana
Schmerz 133, 135
Schneidersitz (Baddha Konasana) 30, **92**, 121, 127
Schulterstand (Salamba Sarvangasana) 30, 103, **105**, 121, 128
Schwangerschaft 31
Schwitzen 13
   siehe auch Hitze
Selbsterkenntnis 19, 40
Setu Bandasana (Brücke) **102**, 127
Sharath Rangaswamy 14, 15, 133
Siddhis 19
Siegel siehe Mudras
Sinnesausblendung 18, 19, 40
Sirsasana (Kopfstand) 30, 103, **112–113**, 129, 133
Sonnengruß (Surya Namaskara) **46–53, 122–123**
   – als Basis der Praxis 134, 135
   – als Vinyasa 70, 122–123
Spazierengehen 40
spirituelle Praxis 24, 42
   siehe auch Meditation und Yoga,
   – acht Glieder des Yoga
Sprünge 52, 70
Stabhaltung siehe Dandasana
Stellung, Körperhaltung 24
Sthira Bagha 12

siehe auch Dritte Serie
Stimmungen 24–25, 41
Stress 20–21
Supta Konasana **95**, 127
Supta Kurmasana (Schlafenden Schildkrötenhaltung) **89**, 127, 133
Supta Padangusthasana **96–97**, 127
Surya Namaskara (Sonnengruß) **46–53, 122–123**
– als Basis für die Praxis 134, 135
– als Vinyasa 70, 122–123
Sutra 18

T

Tapas 34
   siehe auch Hitze
Tittibhasana A (Insektenhaltung) **87**, 89
Tolasana (Waagschalenhaltung) 103, **116**, 129
Totenhaltung *siehe* Savasana
Trianga Mukhaikapada Paschimottanasana **78**, 126
Trikonasana (Dreieck) **56–57**, 120, 124
Trikonasana, Utthita **56**, 120, 124

U

überbewusster Zustand 19, 40
Ubhaya Padangusthasana **100**, 127
Uddiyana Bandha **35**, 36, 39, 70
Ujjayi-Atmung 34, **38–39**
   – bei Jalandhara Bandha 36
   – bei Savasana 117
   – Yoga Korunta und 13
Unterleibskontraktion 36
   siehe auch Uddiyana Bandha

Unterstützung 99, 131, 132–133, 134
Upavishta Konasana **94**, 121, 127
Urdhva Dhanurasana 98, **104**, 121, 128, 133
Urdhva Mukha Paschimottanasana **101**, 127
Urdhva Mukha Svanasana (aufwärts blickender Hund) 41, **46**, 49
   – bei Chakrasana 98
   – beim Sonnengruß 46, 49, 50, 51
   – bei Vinyasa 41, 68, 70–71, 98
Urdhva Padmasana **108**, 128
Utkatasana (Stuhlhaltung) **50**, **53**, **67**, 120, 125
Uttana Padasana **111**, 129
Uttanasana (Vorbeuge im Stehen) 36, **46**, 47
Utthita Hasta Padangusthasana **63–65**, 125
Utthita Parsvakonasana **58**, 120, 124
Utthita Trikonasana **56**, 120, 124

V

Vamana 12
Verhalten 18, 19, 21, 137
Vinyasa 41, **68**, **69**, **70–73**, **97–99**
   – Yoga Korunta und 12, 13, 41
Virabhadrasana (Kriegerhaltung) **50–53**, **68–69**, 125
Vorbeuge im Stehen (Uttanasana) 36, **46**, 47

W

Waagschalenhaltung *siehe* Tolasana

Y

Yama 18, 19, 137
Yoga
   – Abfolge der Praxis 19

– acht Glieder des 18–19
– Geschichte 12–21
– Stile und Schulen 12, 13, 21
siehe auch Astanga Vinyasa Yoga
Yoga Chikitsa 12
   siehe auch Erste Serie
Yoga Korunta, im Iyengar Yoga 12
Yoga Korunta 12, 15, 16
Yogamatten 26–27
Yoga Rahasya 17
Yoga Sutras des Patanjali 12, 18–19, 24, 42, 137
   – Krishnamacharya und 16, 17
Yoga Taravali 42

Z

Zeiteinteilung 26, 27
Zweite Serie 12, 13

Danksagungen

Bildnachweis

Der Herausgeber möchte folgenden Personen, Museen und Fotoarchiven für die Erlaubnis, ihr Material zu reproduzieren, danken. Es wurde alles unternommen, etwaige Copyricht-Inhaber ausfindig zu machen. Sollten wir jedoch erfahren, jemanden übersehen zu haben, entschuldigen wir uns und werden dies in künftigen Ausgaben berücksichtigen.

Seite 12 Corbis/Liba Taylor; Seite 13 KYM Archives; Seite 15 Dinodia Photo Library, Mumbai/T S Satyan; Seite 16 Dinodia Photo Library, Mumbai; Seite 19 AKG-images/British Library; Seite 20 Dinodia Photo Library, Mumbai/T S Satyan; Seite 25 Corbis/Dennis Degnan, Seite 30 Corbis/Raoul Minsart; Seite 34 Art Archive, London/Musée Guimet/Dagli Orti; Seite 133 British Library, London.

Modell

Tara Fraser

Fotografische Beratung

Nigel Jones

Visagisten

Jo Jenkins
Fay De Bremaeker
Tinks Reding

Danksagung der Autorin

Ich bin den vielen Menschen dankbar, die mich bei diesem Buchprojekt großzügig mit Zeit, Energie und ihren Talenten direkt oder indirekt unterstützt haben.
Mein besonderer Dank geht an:
Nigel Jones, Matthew Ward, Mark Singleton, Dr Elizabeth de Michelis (DHIIR, Universität Cambridge), Dagmar Benner, Kesta Desmond, Dan Sturges, Julia Charles, Alison Batley und Autumn Jacobsen.

Tara Fraser kann kontaktiert werden unter:
Yoga Junction,
Unit 24 City North,
Fonthill Road, Finsbury Park,
London N4 3HF
020 7263 3113
info@yogajunction.co.uk
www.yogajunction.co.uk